René Koch, Frank Naumann

Mann, bist du schön!

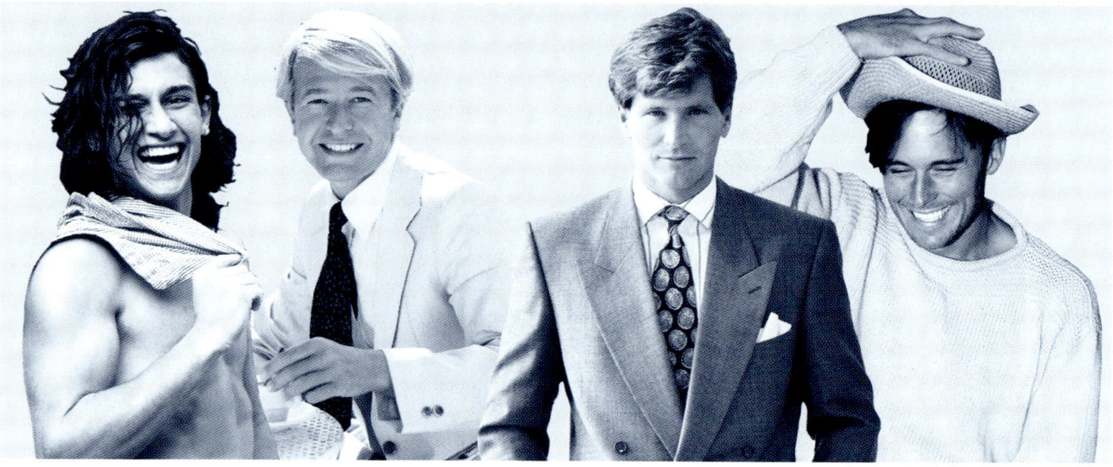

René Koch, Frank Naumann

Mann, bist du schön!

Was uns attraktiv, erfolgreich und begehrenswert macht

Verlag Gesundheit

2., überarbeitete Auflage
Juni 2001

Redaktion: Ursula Hertel
Umschlaggestaltung: Costanza Puglisi, Klaus Meyer
Umschlagfoto: Premium Stock Photography
Satz und Lithos: Realis Verlag, München
Druck und Verarbeitung: Westermann Druck Zwickau GmbH

Printed in Germany 2001

ISBN 3-333-01021-6

Inhalt

Vorwort 7

Alle suchen den neuen Mann – Gehen Sie als erster durch das Ziel! 9

Akzeptieren Sie sich wie Sie sind? – Ein kleiner Psychotest 11

Kosmetik und Mode – nichts für Männer? 14

Gesundheit: Ihr Körper und Sie – wer ist wessen Boß? 18

Wohlbefinden mit Genuß – auf die Lebensweise kommt es an 18
Genuß ohne Reue 19
Streß und Arbeitssucht – die Feinde im Mann 23
Das Alter – Weisheit oder Weißheit? 27

Ernährung: Ist der Mann, was er ißt? 33

Einige wichtige Vitamine für den Mann 36
Einige wichtige Mineralien und Spurenelemente für den Mann 37
18 zusätzliche Tips für die dauerhaft schlanke Linie 40

Fitneß: Bewegung macht müde Männer munter 43

Fitneß als Dienstleistung – die Fitneß-Studios 44
Fitneß zu Hause – ein Übungsprogramm 46
Krafttraining 46
Dehnübungen (Stretching) 49
Yoga 52
Break & Fitneß – das Pausentraining am Arbeitsplatz 54
Kondition – der Schlüssel zu mehr Vitalität 55
10 Tips für Anfänger im Ausdauertraining 56

Kosmetik: Niemand kann zweimal einen ersten Eindruck machen 58

Männerpflege von Kopf bis Fuß – das Basisprogramm 59
- Das Gesicht 59
  - Die tägliche Rasur 61
  - So pflegen Sie Ihr Gesicht 64
  - Was sollen wir Männer im Kosmetiksalon? 65
  - Mit Akupressur gegen Falten und Streß 65
  - Problemzonen im Gesicht 68
  - Zusätzliche Pflegetips für das Gesicht 70
- Exotische Kosmetika 71
- Haariges 72
- Der Körper 74
- Hände und Füße 76

Männerpflege – die Extras 78
- Düfte 78
- Make-up für den Mann? 80
- Camouflage – Schummeln ist erlaubt 81
- Tätowierungen 83
- Temptoo – die unkomplizierte Alternative 83
- Laser kontra Tattoo 84
- Haarersatz und Haartransplantationen 84
- Schönheitsoperationen – Kosmetik per Spritze und Skalpell 87
- Die wichtigsten Operationen für Männer – Chancen und Risiken 87

Kleidung: Die Hülle des Mannes – Jacke wie Hose? 94

Normen, Stil und Individualität 94
Die persönlichen Farben 98
Schnitt und Figur 100
Der individuelle Stil 103

Charisma: Das Feuer, das von innen strahlt 105

Die Psychologie des gewissen Etwas 106
Die Stimme 109

Kommunikation: Ein Mann, der lächeln kann, zieht den Erfolg magisch an 111

Körpersprache – die unbewußten Signale unserer Gefühle 111
Vom Ich zum Du – kleine Kontaktschule für Männer 115
Kommunikationsstile – noch ein Psychotest 118
Kommunikationsregeln für den Alltag 120

Sexualität: Erschaffen Sie jeden Tag die Faszination neu 124

Der Neue Mann – unerreichbares Ideal oder bald schon Wirklichkeit? 130

Anhang 132

Auswertung des Psycho-Tests »Akzeptieren Sie sich wie Sie sind?« 132
Auswertung des Fragebogens »In welchem Stil kommunizieren Sie?« 134
Adressen 136
Literaturverzeichnis 138
Personenverzeichnis 140
Sachwörterverzeichnis 141
Bildnachweis 143

Vorwort

Aussehen und Lebensstil sind für die meisten Männer dieser Welt einfach nur der Ausdruck eines modernen Lebensgefühls. Männer offenbaren sich ihrer Umwelt häufig als die tollen Burschen, die sie gerade sind. Ob Männer wollen oder nicht: Sie müssen ständig beeindrucken – nicht nur die Damenwelt, sondern auch die Mitmänner, also die Kollegen, Chefs, Freunde, aber vor allem sich selbst. Dabei realisieren manche nicht, daß bei der eigenen Fortentwicklung, dem beruflichen Erfolg und dem Reifungsprozeß auch das Äußere mithalten sollte, um weiterhin glaubwürdig und überzeugend erscheinen zu können.

Männer, die in der Lage sind, die eigenen Stärken und Schwächen selbst wahrzunehmen, zu tolerieren und umzupolen, haben einfach mehr Chancen im Leben.

Dieses Buch will Ihnen helfen, Ihre Individualität zu entdecken und auf optimale Weise nach außen darzustellen. Die Autoren – ein Stylist und ein Kommunikationsberater – verfügen über langjährige Erfahrungen in Fragen der Selbstrepräsentation von Frauen und Männern. Sie wissen aus ihrer beruflichen Praxis, was Frauen wünschen und was Männer begehrenswert macht. Eleganz, Attraktivität, selbstsicheres Auftreten und Charisma – all die Faktoren, die erfolgreiche Männer kennzeichnen – sind keine Gaben, die die Natur frei Haus liefert. Jeder Mann hat seine Stärken und seine Schwächen. Davon machen die Großen dieser Welt keine Ausnahme. Auch die berühmten Models und Stars haben ihre Makel wie jedermann. Perfekt sehen sie erst aus, sobald sie ein Heer von Stylisten, Coiffeueren und Visagisten unter ihre Fittiche genommen hat. Hinzu kommt die innere (häufig antrainierte) Sicherheit, daß sie bewundernswert sind. Charismatische Redner verdanken einen Großteil ihrer Anziehungskraft einem monatelangen Training ihrer Körpersprache, ihrer Stimme und einer Reihe rhetorischer Tricks, die eine Schar unsichtbarer Mitarbeiter im Hintergrund vorbereitet hat. Nicht zu vergessen das gekonnte In-Szene-setzen mittels Beleuchtung und Kamera.

Den entscheidenden Kick verdanken sie jedoch ihrer Fähigkeit, sich so zu akzeptieren, wie sie sind. Kluge Stylisten passen die Stars nicht einer allgemeinen Durchschnittsnorm an – was Models in der Modebranche oft so langweilig und ihre Gesichter und Figuren so auswechselbar macht – sondern unterstreichen ihre Originalität. Das Ganze ergibt dann jene unverwechselbare Selbstdarstellung, die man das Image nennt. Ein gutes Image ist immer eine Mischung aus charakteristischen Persönlichkeitseigenschaften und ihrer wirkungsvollen Aufbereitung für das öffentliche Erscheinungsbild. Bei Tom Hanks sind es Jungenhaftigkeit und Understatement, bei Boris Becker Naivität und Risikofreude, bei Harald Schmidt ein überzeugendes Selbstbewußtsein, das jeden Witz rechtfertigt – denn er lacht auch öffentlich über sich selbst. »Meine Stärken: minus 5,75 Dioptrien auf beiden Augen«, sagte er. »Meine Schwächen: Auf welcher Seite finde ich dieses Wort im Wörterbuch?«

Was macht einen Traummann aus? Wie kann der Durchschnittsmann sich dem Ideal eines Traummannes annähern? Eine Antwort, die den Anforderungen an das Mann-sein an der Jahrtausendwende entspricht, sollen Sie auf den folgenden Seiten finden. Sie werden lesen, was Frauen an Männern mögen. Sie erfahren, wie Sie als Mann im Privatleben wie im Beruf Aufmerksamkeit und Interesse wecken.

Wo immer Ihre Stärken auch liegen mögen – in Ihrem Aussehen; Ihrer Intelligenz, Ihrer emotionalen Kompetenz – dieses Buch wird Ihnen helfen, sie zu entdecken und zu ent-

wickeln. Am Ende dieses Buches werden die Männer mehr über sich selbst und die Frauen mehr über die geheimnisvolle Welt der Männer erfahren haben.
Nur Mut, meine Herren, geben Sie sich selbst eine Chance.

Mann, bist du schön...
...werde, was du bist!

Inge Geisberg
Ehrenvorsitzende des Verbandes der Imageberater Deutschlands
Regional Adviser Europe and Africa, Assoziation of Image Consultants International, AICI

Alle suchen den Neuen Mann – Gehen Sie als erster durch das Ziel!

Rauhbein Jack Nicholson sagte von sich: »Frauen wollen Wölfe. Ich bin einer.« Heiner Lauterbach behauptete vor einigen Jahren: »Treu bin ich nur dem FC Köln.« Warren Beatty, so erzählt der Hollywood-Klatsch, soll in einer Drehpause eine seiner vielen Groupies angerufen und gesagt haben: »Darling, zieh dich schon mal aus, ich hab nur zehn Minuten.«

Der knallharte Macho erregt längst nicht mehr nur Bewunderung und Neid. Wer öffentlich mit seinen Eroberungen prahlt und sich selbst für seine Heldentaten Beifall klatscht, stößt heutzutage eher auf Mitleid oder Gelächter. Seinem Gegenpol, dem schmusesanften Softie, geht es nicht besser. Nach einer kurzen Blütezeit Ende der Achtziger und Anfang der Neunziger werden zur Zeit die letzten Vertreter seiner Art unter der wenig schmeichelhaften Bezeichnung »Weichei« ausrangiert. Wer versucht, die Frauen seiner Umgebung an weiblichen Tugenden noch zu übertreffen, gilt zwar als nett und ungefährlich, vor allem aber als unverbesserlicher Langweiler.

Kein Wunder, daß so mancher Mann entnervt das Handtuch warf. Wissen die Frauen nicht, was sie wollen? Wer kennt nicht die Klage: »Sagst du, wo es lang geht, schimpfen sie dich Macho, versuchst du, es ihnen recht zu machen, nennen sie dich Weichei!« Wer so redet, hat das Entscheidende nicht begriffen. Frauen mögen keine Männer, die ihre Persönlichkeit aufgeben, um sich in ein Rollenklischee drängen zu lassen. Wer den harten Typen markiert, beweist genauso wenig Originalität wie Meister Weichherz. Dem einen mangelt es an Einfühlungsvermögen, dem anderen an innerer Stärke.

Der Kerl, nach dem die Frauen suchen, ist Mangelware. Wo ist er, der feinfühlige Kämpfer, der Stärke und Gefühl zu einer spannenden Mischung vereint? Längst haben Psychologen herausgefunden, auf welche Eigenschaften das weibliche Geschlecht bei Männern Wert legt.

Der Traummann verfügt über:

Selbstbewußtsein	»ein Mann muß wissen, was er will«
Humor	»ein Kerl muß über sich selbst lachen können«
Überlegenheit	»man muß zu einem Mann aufschauen und sich bei ihm anlehnen können«
Stärke	»ich muß mich bei ihm geborgen fühlen«
Sensibilität	»er muß zuhören können und Aufmerksamkeit ausstrahlen«.

Gefragt ist der Mann, der unbeirrt – straight away – seinen Weg geht, dessen Persönlichkeit ein individuelles Profil aufweist und der dazu steht, der seine Wünsche durchsetzt und zugleich Rücksicht auf andere nimmt. Ein Typ, wie er in der bubenhaften Unbekümmertheit eines Til Schweiger verkörpert ist.

Nicht zu tough, nicht zu weich, sondern straight – ein Ideal, das nur wenigen vom Schicksal Begünstigten offensteht? Mitnichten. Gesucht wird nämlich kein neuer Einheitstyp, sondern Individualität. Der Straightie zeichnet sich dadurch aus, daß er zu seiner Einzigartigkeit steht. Er verbirgt seine Ecken und Kanten nicht. Er versucht nicht, normal zu sein und unauffällig in der Masse zu verschwinden. Er steht zu den Besonderheiten seines Charakters und weicht Konflikten nicht aus. Aber er meistert sie mit Sensibilität. Für ihn geht es nicht um Gewinnen oder Verlieren. Er bevorzugt den Konsens, eine einvernehmliche Lösung, mit der beide leben können. Er wird nie zulassen, daß

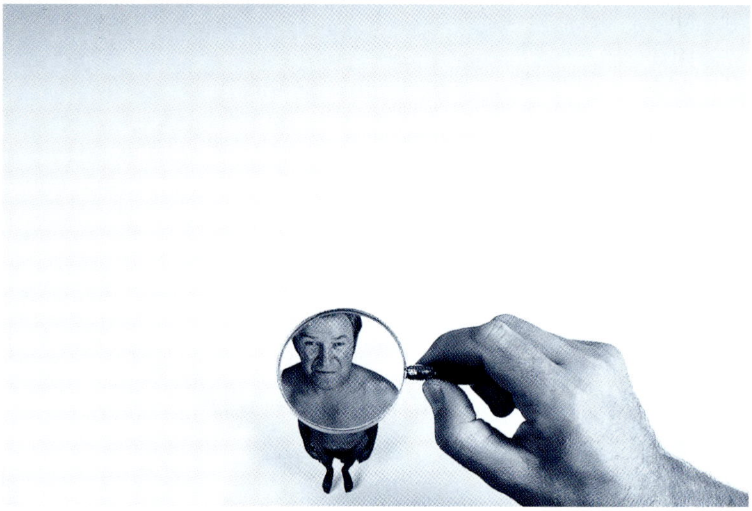

einer den anderen beherrscht. Er hat genug innere Stärke, um sich nicht die Butter vom Brot nehmen zu lassen – und zugleich anderen ihre Schrullen zu gönnen. Deswegen hat der Neue Mann auch keine Probleme mit einer selbstbewußten Partnerin.
Es wird höchste Zeit, umzudenken. Denn der Aufstand der Frauen gegen das traditionelle, männlich dominierte Establishment zeigt Erfolge. Auch wenn die obersten Führungsetagen in Wirtschaft und Politik weiterhin von Männern besetzt sind: Frauen sind auf dem Vormarsch. Jede Führungsposition, die eine Frau übernahm, mußte von einem Mann geräumt werden. Da Frauen im Durchschnitt über mehr Teamgeist und soziale Kompetenz verfügen – ein Erbe ihrer jahrhundertelangen Tätigkeit als Erzieherin und Managerin des Familienfriedens -, konnten sie dem poltrigen Autoritätsgehabe ihres Vorgängers ein mindestens ebenso erfolgreiches partnerschaftliches Miteinander nachfolgen lassen. Selbstsichere Frauen bewiesen durch ihr praktisches Beispiel, daß eine Kombination männlicher und weiblicher Tugenden einer rücksichtslosen Ellenbogenmentalität haushoch überlegen ist.
Bleibt uns Männern nur die Wahl zwischen resignativem Rückzug und der zähen Verteidigung übriggebliebener Bastionen? Militante Frauenrechtlerinnen und männliche Repräsentanten der Softie-Bewegung wie der Psychotherapeut Wilfried Wieck verlangten von den Männern Reue und Buße für die Sünden ihrer Vorväter bei der Unterdrückung der Frauen. Nur nach einem längeren Prozeß innerer Selbstreinigung und dem wechselseitigen Beichten aller jemals geäußerten Machtansprüche in Männergruppen wäre eine vorsichtige Rückkehr ins öffentliche Leben erlaubt. Zur großen Überraschung aller Beteiligten wurden die so Geläuterten eher verachtet und bemitleidet statt für ihre Selbstaufgabe bewundert. Wer seine Männlichkeit ganz aufgab, hatte die Zeichen der Zeit falsch verstanden. Nicht das Ende der Männlichkeit, sondern eine prickelnde Kreuzung aus neu und alt, aus männlichen und weiblichen Werten ist das Ziel.
Nehmen Sie die Herausforderung an! Ein neues Frauenbild erfordert auch ein verändertes Verständnis, was es heißt, ein Mann zu sein. Der Neue Mann findet jenseits aller Klischees Erfolg, in dem er Individualität beweist. Die Botschaft lautet: Sei Du selbst! Erkenne Deine inneren und äußeren Stärken und setze sie bewußt ein.
Das ist freilich leichter gesagt als getan. Die Versuchung, sich an den Erwartungsdruck von Vorgesetzten, Kollegen, der Partnerin, Freunden, Nachbarn und Verwandten anzupassen, ist sehr groß. Es ist so verdammt leicht, durch Zurückstecken eigener Ansprüche als ein netter Kerl zu gelten. Wie oft haben Sie das eine gewollt und um des lieben Friedens willen das andere getan? Oder haben Sie immer dafür gesorgt, daß Ihre Wünsche angemessen Berücksichtigung fanden?
Genauso häufig finden wir das gegenteilige Extrem. Rücksichtslose Egozentriker, die im Rausch ihrer eigenen Wünsche die Bedürfnisse anderer ignorieren, sind von Ablehnung

und Alleinsein bedroht. Wer die Rolle des einsamen Wolfs spielt, hat Schwierigkeiten im Umgang mit seinen Mitmenschen. Er tarnt hinter der übertriebenen Zurschaustellung seines Egos seine innere Zerbrechlichkeit. Es geht also nicht darum, eine neue Norm wie ein schrilles Faschingskostüm überzustreifen, sondern das vorhandene persönliche

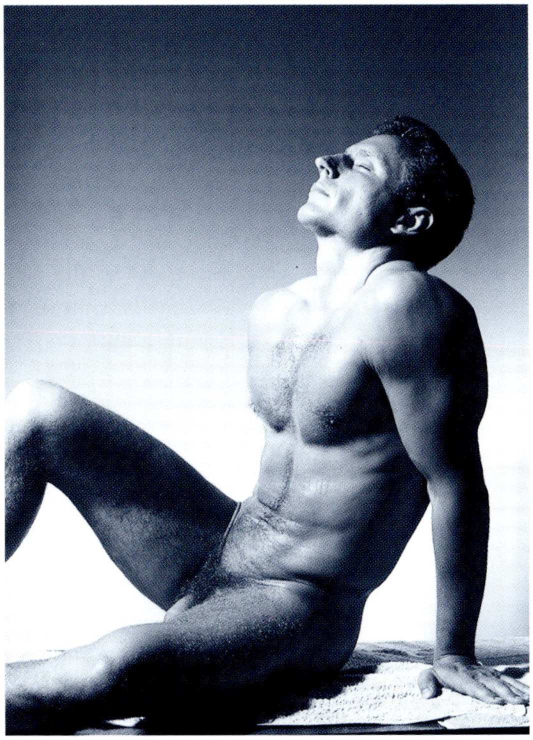

Potential zur Geltung zu bringen. Zwar besitzt jeder von uns seine unverwechselbare Individualität, aber nicht jedem ist es gegeben, sie auch zu zeigen. Bewußt oder unbewußt verstecken wir einen Teil unseres Selbst hinter der Maske der Normalität, weil wir uns unserer Wirkung unsicher sind. Das ist schade. Denn gerade in unserer Einzigartigkeit – in dem, was uns von anderen unterscheidet – liegen die größten Potenzen für unseren Erfolg, der wiederum die Voraussetzung für unsere innere Zufriedenheit ist. Akzeptieren Sie sich, wie Sie sind? Wenn Sie es wissen wollen – machen Sie einfach den folgenden Test, bevor Sie weiterlesen.

Akzeptieren Sie sich, wie Sie sind?

Ein kleiner Psycho-Test

Lesen Sie die folgenden zwölf Fragen durch, und kreuzen unter den Antworten a) bis e) diejenige an, mit der Sie sich am ehesten identifizieren können. Die Auswertung finden Sie am Ende des Buches im Anhang.

1. Ihre gegenwärtige Tätigkeit üben Sie aus, weil

a) Sie Glück hatten, diesen Job zu bekommen
b) Sie bisher nichts Besseres gefunden haben
c) sie eine Reihe von Annehmlichkeiten mit sich bringt
d) sie Ihnen ein inneres Bedürfnis ist
e) alle Welt Ihnen geraten hat, die Finger davon zu lassen.

2. Sie sind gestorben, aber dürfen in Tiergestalt auf die Erde zurückkehren. Man stellt Ihnen fünf Tiere zur Auswahl. Sie entscheiden sich für die Wiedergeburt als:

a) Nachtigall: Sie werden in einem Käfig gehalten, aber verzaubern alle mit Ihrem Gesang. Es fehlt Ihnen an nichts.
b) Katze: Wer versucht, Sie zu streicheln, dem fahren Sie mit Ihren Krallen über das Gesicht.
c) Fuchs: Man stellt Ihnen eine Falle, aber Sie sind schlauer und schlagen dem Jäger ein Schnippchen.
d) Schildkröte: Man stößt Sie mit dem Fuß, aber Sie ziehen sich in die Sicherheit Ihres Gehäuses zurück.
e) Wolf: Wer versucht, Sie zu zähmen, den zerreißen und verschlingen Sie ohne Pardon.

3. Sie müssen am nächsten Tag eine wichtige Rede vor zweihundert Leuten halten. Sie denken sich:

a) Und wenn ich mich krank schreiben lasse?
b) Typisch, wieder hat mein Chef das Unangenehme auf mich abgeschoben.
c) Den Typen da unten im Saal werde ich gründlich meine Meinung sagen.
d) Ich habe schon ganz andere Katastrophen gemeistert.
e) In solchen Situationen lernt man was fürs Leben.

4. Ihre Frau (oder Ihre Freundin) hat sie wegen eines anderen verlassen. Sie sagen sich:

a) Er ist attraktiver und hat mehr Geld als ich.
b) Sie ist labil und wankelmütig.
c) Er versteht es, Frauen zu verführen.
d) Sie hat mich niemals geliebt.
e) In letzter Zeit habe ich es versäumt, ihr meine Liebe zu zeigen.

5. Ihr Chef, sonst eine Seele von Mensch, sagt plötzlich zu Ihnen: »Sie sind ein Versager!« Was ist los mit ihm?

a) Er sollte mal mit seinem Psychoanalytiker reden.
b) Er macht Sie für sein eigenes Versagen verantwortlich.
c) Er müßte mal ein Kommunikationsseminar für Führungskräfte besuchen.
d) Er hat Probleme und hat sie am ersten besten ausgelassen, der ihm über den Weg lief.
e) Sie haben in der Tat einen wichtigen Auftrag in den Sand gesetzt.

6. Sie haben Ihren Dispo-Kredit hoffnungslos überzogen. Ihre Bank hat schon mehrere Mahnungen geschickt, den Saldo auszugleichen. Jetzt fordert Ihre Bank die Rückzahlung innerhalb von zehn Tagen. Ihre Reaktion:

a) Sie entwerfen einen persönlichen Sparplan und verhandeln mit Ihrer Bank über eine Stundung Ihrer Schulden.
b) Sie pumpen alle Freunde an, derer Sie habhaft werden können.
c) Sie tanzen singend durch den Regen.
d) Sie suchen eine Schuldnerberatung auf.
e) Sie formen eine Wachspuppe des Bankdirektors und durchbohren Sie mir Nadeln.

7. Nachdem Ihre Frau (oder Freundin) Ihnen plötzlich davon gelaufen ist, möchten Sie am liebsten

a) demonstrativ ein Leben als fröhlicher Single führen und einen One-night-Stand nach dem andern folgen lassen
b) sich mit Schicksalsgefährten in der Kneipe treffen und Erfahrungen über die Schlechtigkeit der Frauen austauschen
c) die Zeit zurückdrehen bis zu dem Punkt, als mit Ihrer Partnerin noch alles in Butter war, und es beim zweiten Versuch besser machen
d) sich nach einigen Wochen Selbstbesinnung eine neue Liebe suchen
e) ein Buch schreiben mit dem Titel »Wie man die wahre Liebe findet.«

8. Jemand macht sich lustig darüber, wie lange sie jeden morgen vor dem Spiegel verbringen, um sich herzurichten. Sie antworten:

a) Gepflegte Männer haben mehr Erfolge bei Kunden und in der Karriere.
b) Sich pflegen bedeutet sich wohl fühlen.
c) Wer schön sein will, muß leiden.
d) Äußere Schönheit ist ein Zeichen für innere Schönheit.
e) Es macht mir Spaß.

9. Sie haben einen Gegenstand für mehrere hundert Mark gekauft und gestehen sich im Nachhinein ein, daß es ein Fehlgriff war. Sie denken sich:

a) Kein Wunder, die Verkäuferin war aber auch hübsch!
b) So geht mir das immer.
c) Beim nächsten Kauf werde ich mein Gehirn einschalten, bevor ich die Kreditkarte zücke.

d) Ich muß einen Vorwand finden, um das Ding so schnell wie möglich umzutauschen.
e) Die Warenhäuser, die Werbung, das sind alles Betrüger.

10. Sie sind Gänsevater und erzählen Ihren Gänsekindern eine Gutenachtgeschichte. Am Ende formulieren Sie als Moral:

a) Versucht nicht, einen Fuchs zu imitieren. Ihr werdet nie besser sein als das Original.
b) Wenn ihr schnell genug mit den Flügeln schlagt, werdet ihr abheben und euren Feinden entkommen.
c) Obwohl das Wasser weich ist, wird es euch tragen. Ihr müßt nur Vertrauen haben und losschwimmen.
d) Das Leben ist herrlich, aber ihr endet als Weihnachtsbraten.
e) Schnattert so laut ihr könnt, und man wird euch zuhören.

11. Während eines Bewerbungsgesprächs prüft Sie der Personalchef auf Herz und Nieren.

a) Sie umgehen alle Aspekte, die Ihrer Meinung nach gegen Sie sprechen.
b) Sie setzen eine getönte Brille auf, um Ihre Augenringe zu verdecken.
c) Sie legen ihm ein dicke Mappe mit Referenzen und eigenen Projektentwürfen vor.
d) Sie sprechen ausführlich über Ihre Fähigkeiten und Erfahrungen, bis die Zeit um ist.
e) Sie prüfen Ihrerseits den Personalchef auf Herz und Nieren.

12. Sie haben bei der Glücksgöttin Fortuna eine Gunst frei. Zur Auswahl stehen:

a) die Chance, das versunkene Atlantis zu finden
b) Selbsterkenntnis
c) eine Nacht mit einem Supermodel
d) der Schlüssel zum Glück
e) ein Lottogewinn.

Sie wissen jetzt, wie es um Ihre Selbstakzeptanz bestellt ist und daß Sie eventuell dafür noch etwas tun müssen. Ohne ein ordentliches Maß an Selbstakzeptanz fehlte auch der gekonntesten Imagepflege die Substanz. Nur Echtheit überzeugt. Kaum jemand bringt von Natur zugleich atemberaubende Attraktivität, eine sportliche Figur, Intelligenz, innere Gelassenheit und ein magisches Lächeln mit.

Auch ein Sean Connery – für viele Frauen der Inbegriff männlicher Attraktivität – könnte darüber klagen, daß andere Männer größer und muskulöser sind. Daß er kaum noch Haare auf dem Kopf hat. Statt dessen hat er seine Stärken entfaltet und sogar seine Schwächen in Vorzüge umgewandelt. Denn Selbstakzeptanz heißt nicht Selbstzufriedenheit.

Ein erfolgreicher Mann arbeitet ständig an seinem Aussehen und seinem Auftreten. Sean Connery rief Schauspiellehrer, Fitneßtrainer und Maskenbildner zu Hilfe. Die Rolle des muskelbepackten Superhelden überließ er Arnold Schwarzenegger. Statt dessen eroberte er die Sympathien seines Publikums als Gentleman-Agent mit Herz und Verstand.

Der erste Schritt auf dem Weg zur erfolgreichen Persönlichkeit besteht in der Verinnerlichung der Überzeugung:
Ich bin wie ich bin, und ich stehe dazu. Ich habe es nicht nötig, fremde Vorbilder zu kopieren und eine Rolle zu spielen. Ich bin fehlerhaft – na und? Ich kenne meine Stärken und setze sie bewußt ein. Meine Schwächen akzeptiere ich. Wenn ich sie nicht in Stärken verwandeln kann, werde ich sie entschärfen. Ich habe das Recht und den Willen, erfolgreich zu sein, und werde deshalb die Wirkung meiner Persönlichkeit nicht länger dem Zufall überlassen.

Kosmetik und Mode – nichts für Männer?

Leider gilt es unter uns Männern immer noch als Makel, die eigene Wirkung gezielt zu planen. Frauen wird ohne weiteres zugestanden, daß sie mit Make-up, Lippenstift und Eye-Liner ihrem Teint den Eindruck von Frische und ihren Gesichtszügen Konturen verleihen. Eine New Yorker Umfrage ergab, daß sogar 83 Prozent der überzeugten Feministinnen ganz selbstverständlich täglich ein Make-up auflegen. Männer dürfen bestenfalls zum After Shave greifen. Da haben sie die Ausrede, daß sie ihre Rasur damit abrunden – eine rein männliche Hygienemaßnahme – obwohl das After Shave nichts weiter ist als ein Duftwasser, ein Parfüm. In den letzten zehn, fünfzehn Jahren ist zwar die Kosmetik für Männer auf dem Vormarsch, aber nur eine kleine Minderheit der Männer wendet diese Produkte regelmäßig an. Noch geringer ist die Zahl derer, die es auch zugeben würden. Während Frauen nichts dabei finden, ihre Erfahrungen mit bestimmten Cremes, Gesichtswasser und Maniküre auszutauschen, ist dieses Thema unter Männern weitgehend tabu. Und daß, obwohl die von ihnen bewunderten Kinohelden nie ohne Make-up, Farbberatung und individuell gestylte Kleidung vor eine Kamera treten würden.

Daß Männer, wie wir es heute gewohnt sind, weniger geschmückt, gesalbt und angemalt durch den Alltag laufen als Frauen, ist eher ein Ausnahmefall der Geschichte als die Regel. Während des überwiegenden Teils der Menschheitsentwicklung waren es die Männer, die prächtigen Schmuck und Bemalungen trugen, während die Frauen neben Ihnen unauffällig wirkten. Auch heute dokumentieren bei den Naturvölkern Männer ihre Stellung in der sozialen Hierarchie durch ein auffälliges, farbenfrohes Äußeres und bemühen sich zugleich, begehrenswert und schön zu wirken – je nach den Schönheitsidealen ihrer Kultur. Ähnlich hartnäckig wie manches Rassenvorurteil hält sich die Annahme, daß Kosmetik und Stilberatung für Männer uns in die Nähe von Tunten und Transvestiten rückt. Darin steckt – neben dem Mißtrauen gegenüber anderen Spielarten der Sexualität – die Furcht, sich die weibliche Seite in uns einzugestehen. Sie wissen sicher, daß jeder Mann auch weibliche Hormone und jede Frau männliche Hormone in sich trägt. Nur die Mischung ist unterschiedlich. Ohne den jeweils anderen Anteil würde die Biochemie unseres Körpers nicht funktionieren. Forscher der Universität von Illinois fanden beispielsweise, daß ohne Östradiol (ein weibliches Hormon), die Samenkonzentration sinkt. Unfruchtbarkeit ist die Folge. Der Verlust an Östradiol durch Umweltgifte könnte schuld daran sein, daß weltweit die Samenkonzentration beim Mann und damit die Fruchtbarkeit zurückgeht. Die Spermienzahl von Deutschlands Männern hat in sechzehn Jahren um ein knappes Drittel abgenommen (in den letzten fünfzig Jahren sogar um die Hälfte), die Beweglichkeit der Spermien um 20 Prozent.

Die wechselseitige Anziehungskraft der Geschlechter beruht gerade darauf, daß jeder von uns – gesteuert über Hormone – im anderen die Züge der eigenen Geschlechtsidentität wiedererkennt. Deswegen wirkt eine Frau, die selbstsicher auftritt, auf Männer attraktiver als ein schüchternes Mauerblümchen. Ein Mann, der Anlehnung, Zärtlichkeit und Sensibilität zuläßt, hat mehr Ausstrahlung auf Frauen als ein muskelstrotzendes Rauhbein.

Manchmal hört man die Ausrede, daß Frauen viel mit ihrem Aussehen ausrichten können, daß es bei Männern aber allein auf die inneren Werte ankommt. Überlegen Sie selbst: Wie viele Menschen kennen sie so gut, daß Sie mit Sicherheit sagen können, wie es um ihre inneren Werte – zum Beispiel

Zuverlässigkeit, Treue oder Hilfsbereitschaft – bestellt ist? Wahrscheinlich können Sie deren Zahl an einer Hand abzählen. Bei der überwiegenden Anzahl unserer Kontakte verlassen wir uns auf Äußerlichkeiten: Bei dem neuen Arzt, den wir das erste Mal aufsuchen, auf den Doktortitel und die Solidität, die seine Praxiseinrichtung und der weiße Kittel ausstrahlen. Bei dem Finanzberater unserer Bank auf die Seriösität, die er durch dunklen Anzug und die Krawatte und die kostspielige Einrichtung der Filiale unterstreicht. Würde er in einer Baracke hausen und Ihnen in Jeans und T-Shirt entgegentreten, würden Sie vermutlich zögern, ihm Ihre sauer verdienten Ersparnisse anzuvertrauen, auch wenn Sie gern selbst in Jeans und T-Shirt herumlaufen. Um die inneren Werte eines Menschen zu entdecken, müssen wir erst einmal mit ihm in Kontakt treten. Und das tun wir nur dann, wenn sein Äußeres Vertrauen und Sympathie ausstrahlt. Die Entscheidung, ob unser Gegenüber vertrauenswürdig ist, treffen wir in den ersten dreißig Sekunden – und zwar allein aufgrund von Äußerlichkeiten. Wer uns in dieser kurzen Zeitspanne nicht überzeugt, wird nie die Gelegenheit erhalten, uns an seinen inneren Werten teilhaben zu lassen. Wahre Schönheit mag von innen kommen, bleibt aber unentdeckt, wenn das Äußere uns nicht neugierig macht.

Diese Wirkung des Äußeren wurde in zahlreichen Experimenten nachgewiesen. Vier Beispiele:

- Systematische Beobachtungen ergaben, daß schöne Kinder beider Geschlechter von Lehrern seltener bestraft und als besser beurteilt werden als die übrigen.
- An einer amerikanischen Universität wurden Psychiologiestudenten 226 Fotos von Menschen mit unterschiedlicher Attraktivität vorgelegt. Sie sollten deren Kompetenz beurteilen. Die wenig attraktiven wurden als den Anforderungen nicht gewachsen eingeschätzt, die gut aussehenden als überzeugend und einflußreich.
- Unter gleich qualifizierten Kollegen erhalten die gepflegteren leichter eine Gehaltserhöhung. Chefs bieten zudem flott gekleideten Stellenbewerbern bis zu dreißig Prozent mehr Gehalt an als gleich qualifizierten Konkurrenten.
- Interviewer erweisen attraktiven Menschen mehr Respekt und versuchen unbewußt, sie der Öffentlichkeit in einem besseren Licht zu präsentieren. Das ergab eine Studie der Universität Pittsburgh.

Sie sind klein, unscheinbar, picklig, haben eine krumme Nase, dünnes oder gar kein Haar und abstehende Ohren? Sie glauben deshalb, jede Arbeit an Ihrer äußeren Wirkung wäre vergebliche Liebesmühe? Welch ein Irrtum! Denken Sie an Stefan Raab von TV-Total oder an Marcus Maria Profitlich von der SAT 1-Wochenshow. Niemand könnte weiter vom Schönheitsideal eines Adonis entfernt sein als diese beiden, und doch – was für eine Ausstrahlung! Ob Sie sie mögen oder nicht – Persönlichkeit können Sie den beiden nicht absprechen. Auch die Anti-Helden besitzen Charisma. Das Entscheidende ist: Auch sie haben Spaß an ihrer Selbstdarstellung. Sie genießen es, die Abkehr vom herkömmlichen Männlichkeitsideal zu personifizieren. Damit haben wir eine weitere Eigenschaft des Neuen Mannes entdeckt: Statt mit seinem Schicksal zu hadern, genießt er es, so zu sein wie er ist.

Er versteckt sich nicht mehr hinter seiner sozialen Position, seinen Aufgaben oder irgendwelchen Vorschriften, um sich durchzusetzen, sondern vertraut der Wirkung seiner Persönlichkeit. Er liebt es sich darzustellen. Er möchte seine Wirkung sich selbst verdanken und nicht einer fremden Autorität, die ihm seine Position in der sozialen Hierarchie verleiht. Was gibt es Spannenderes als die Entdeckung der eigenen Individualität und der Reaktionen, die man mit ihr in der Umwelt auslöst? Er findet Genuß an sich selbst und seiner Selbstdarstellung. Welch ein interessantes Feld für die Entfaltung der eigenen Kreativität! Der Neue Mann betrachtet sich als sein eigenes Kunstwerk.

Das oberste Ziel besteht darin, Ihre persönlichen Stärken zu fördern – und die liegen bei jedem auf einem anderen Gebiet. Möglicherweise genügen schon kleine Veränderungen, um Sie auf die Gewinnerseite zu befördern. Aber auch größere Schwierigkeiten lassen sich bewältigen, wenn Sie sich realistische Ziele stecken und sich ihnen schrittweise nähern. Das Verbessern der eigenen Wirkung soll keine Arbeit, sondern ein Vergnügen sein. Und das stellt sich unter Garantie ein, wenn Sie Schritt für Schritt mehr Beachtung und Sympathie finden. Wenn Ihnen ein unerwartetes Lächeln entgegenstrahlt. Wenn selbst langjährige Bekannte Ihnen mit neu erwachtem Interesse entgegentreten.

Frauen haben es uns vorgemacht, wie frau mit einer geschickten Selbstdarstellung zu Erfolgen gelangt. Und sie genießen es, sich für Ihre Auftritte in der Öffentlichkeit zurechtzumachen! Lernen wir von ihnen!

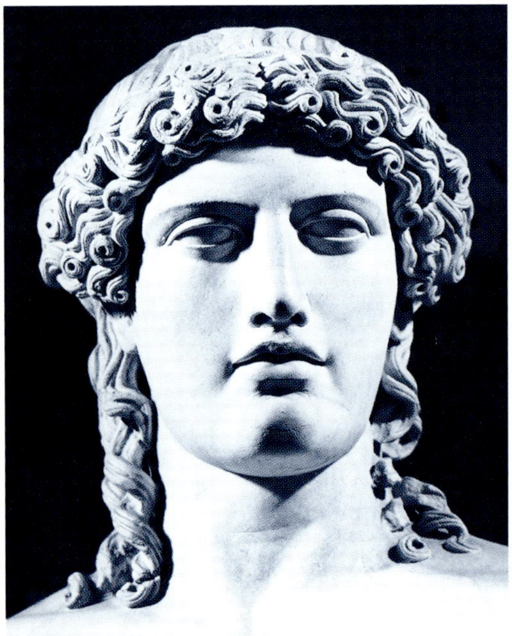

Zum Schönheitsideal der Antike gehörten lockige Haare (Der »Kasseler« Apoll-Kopf der Statue)

Blick in die Historie

Die ältesten Dokumente über Haar- und Körperpflege sowie kosmetisches Geheimwissen stammen aus dem 6. und 5. Jahrtausend v. u. Z. Im alten Ägypten bedienten sich vor sechstausend Jahren bereits beide Geschlechter hochentwickelter Techniken zum Haarkräuseln, Blondieren, Perückenmachen und Frisieren. Männer wie Frauen nutzten Crememasken, aromatische Badesalze, Haarfärbe- und Enthaarungsmittel. Unter Ramses III. (etwa 1196 – 1165 v. u. Z.) streikten sogar die Sklaven, als ihnen ihre tägliche Ration Salböl verweigert wurde.

Im antiken Athen und in der römischen Republik kamen bei Männern gelockte Haare in Mode. Männer, denen die Naturkrause fehlte, ließen sich von ausgebildeten Sklavinnen mit dem Calamister, dem tönernen oder bronzenen Ondulierstab, die begehrten Locken in die Haare drehen.

Auch unsere germanischen Vorfahren kannten schon Seife und Haarfärbemittel. Über phönizische Händler versorgten sie sich mit Ohrringen, Spangen, Ketten und anderem Schmuck.

Im Mittelalter unterlag die Kleiderordnung politischen Vorgaben. Wer reich war, durfte sich auch reich kleiden. Hermelinpelz und Purpurrot beispielsweise waren nur den Fürsten gestattet.

Mit dem Aufblühen der Städte leistete sich auch das wohlhabende Bürgertum elegante Kleidung. Brokat, Leder, Pelze und Seide in prächtigen Farben waren bei Männern hochbegehrt. Auch damals gab es schon wechselnde Moden, beispielsweise bei den Haaren. Um das Jahr 1000 ließen sich die Männer die Haare im Nacken kurz schneiden. Später wurden schulterlange Haare aktuell. In der Renaissance war zeitweise bis zur

Brust reichendes, lang herabwallendes Haar in Kombination mit einem schräg aufgesetzten, großen Barett die Tracht eines jungen Edelmannes.
Zu allen Zeiten trugen Männer Perücken – auch im scheinbar so finsteren Mittelalter. Sie dienten nicht zum Kaschieren von Haarausfall, sondern als Schmuck. Chlodwig, der Frankenkönig, erschien im Jahre 496 zu seiner Taufe beim Übertritt zum Christentum mit einer parfümierten Perücke. Erst als ihm der fromme Remigus, Bischof von Reims, entsetzt Vorhaltungen machte, verzichtete der König auf seinen Kopfschmuck. 692, auf dem Konzil von Konstantinopel wurde die Perücke feierlich exkommuniziert – ohne nachhaltigen Erfolg. Im 12. Jahrhundert machte gar ein Sittenrichter der Geistlichkeit und späterer Heiliger, der Bischof von Clairvaux, durch den Umfang seiner Perücke von sich reden.
Hundert Jahre später ließ Papst Alexander III. erneut die Perücke verdammen, und 1440 exkommunizierte sie der Heilige

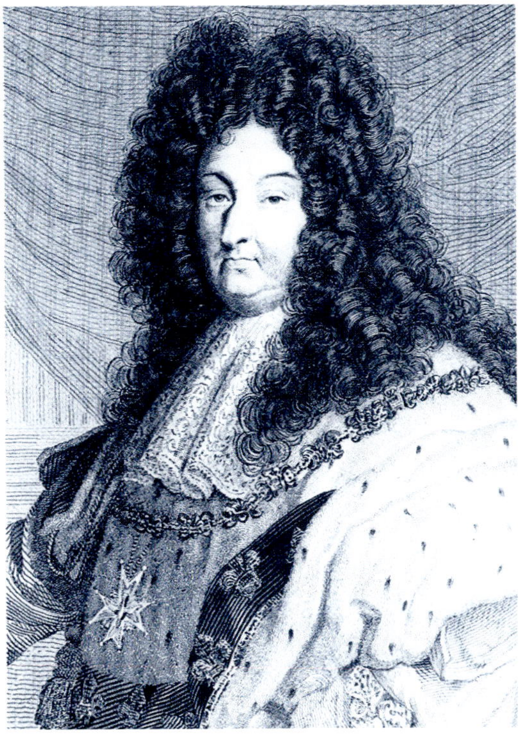

Ludwig XIV. mit einer seiner prächtigen Perücken

Bernhardin von Siena ein weiteres Mal. Doch die Perücke überlebte. Ihren Höhepunkt fand sie – und die europäische Männermode überhaupt – am Hofe Ludwig XIV. Manche Perücken waren so dicht und lang, daß sie gut ein Kilo wogen. Um 1655 standen 200 Perückenmacher gleichzeitig im Dienst des französischen Hofes. Erst der Sieg des Bürgertums in der Folge der Französischen Revolution beendete die Blütezeit der Männermode. Arbeit und Pflichteifer statt eitlem Müßiggang hießen nun die Ideale, die Männer auch äußerlich in einfacher, zweckmäßiger Kleidung darstellten. Zwar gab es immer wieder Versuche, die Männermode zu beleben – etwa in der Kultur des »Dandys« Ende des 19. Jahrhunderts – aber bis heute hat sie noch nicht wieder ihre frühere luxuriöse Blüte erreicht.

(Quelle. Kleinhempel/Soschinka 1996)

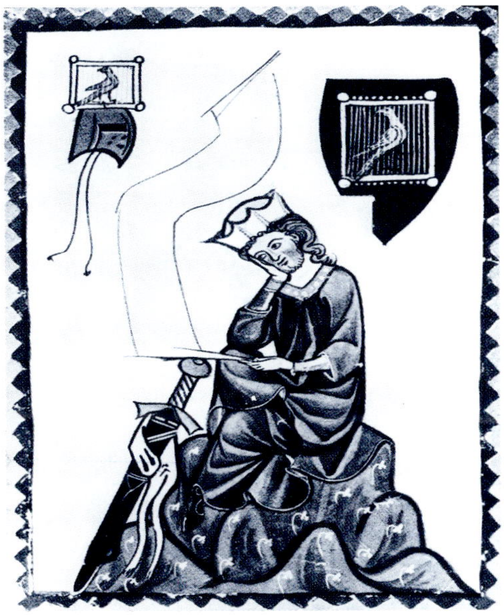

Walther von der Vogelweide trug sein Haar schulterlang

Gesundheit: Ihr Körper und Sie – wer ist wessen Boß?

Wohlbefinden mit Genuß – auf die Lebensweise kommt es an

Ihr Chef hat Ihnen gerade eine heikle Aufgabe anvertraut. Für den Fall, daß Sie sie mit Bravour meistern, hat er Ihnen eine Beförderung nebst Gehaltserhöhung in Aussicht gestellt. Gerade wollen Sie sich mit Elan an die Arbeit machen – da meldet sich der Backenzahn, der Ihnen früher schon Kummer bereitet hat. Sie kämpfen tapfer weiter mit den Akten, aber nach einer Stunde müssen Sie sich eingestehen, daß Ihre Aufmerksamkeit nur noch einer einzigen Wahrnehmung gilt – dem ziehenden Schmerz in ihrem Unterkiefer.

Wir wünschen Ihnen natürlich, daß das eben beschriebene Szenario niemals eintreten wird. Dennoch – Sie wissen, wie leicht plötzliche Rebellionen unserer Biologie einen Strich durch unsere Pläne machen können. Seit Jahrzehnten bestätigen Umfragen, daß der höchste Wert unseres Lebens die Gesundheit ist. Wir möchten, daß unser Körper unsere Vorhaben mit seiner Leistungskraft unterstützt und wissen zugleich, daß wir uns nur in Grenzen darauf verlassen können. Bevor wir auf andere attraktiv wirken, müssen wir uns erst einmal selbst wohlfühlen. Obwohl das körperliche Wohlbefinden ein derart kostbares Gut ist, gehen die meisten Menschen ziemlich verschwenderisch damit um. Streß, Alkohol, Nikotin, zu fettes, zu süßes, reichliches Essen, zu wenig Bewegung, unregelmäßiger Schlaf – wir kennen die Risikofaktoren und verstoßen trotzdem regelmäßig gegen die Ratschläge wohlmeinender Ärzte.

Wenn Sie sich gerade mit schlechtem Gewissen an einem saftigen Steak nebst einem halben Liter Bier gesättigt haben – wir senden Ihnen eine Entwarnung! Die Zweiteilung der Bevölkerung in selbstmörderische Eisbein- und Tortenverschlinger und langlebige Tofu- und Salatknabberer ist überholt. Allzu vertraut sind uns inzwischen die Schattenseiten von Diäten, zum Beispiel:

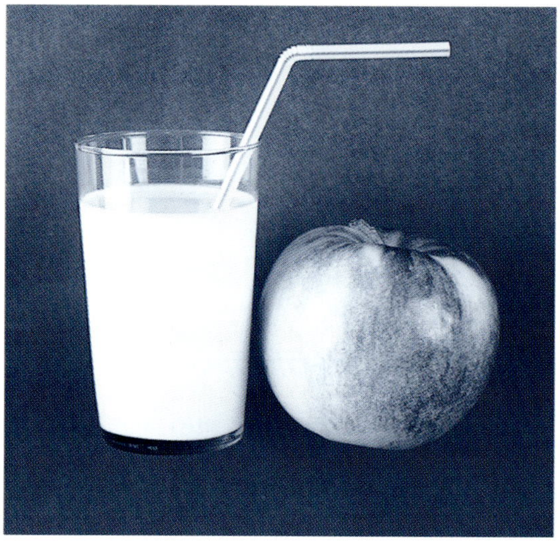

- **Jo-jo-Effekt.** Je weniger man ißt, desto besser nützt der Körper die wenige Nahrung aus. Nach einigen Fastentagen legt man mit der ursprünglichen Nahrungsmenge nicht weniger, sondern mehr Gewicht zu als vorher. Männer, die häufig zu- und abnehmen, haben ein höheres Sterblichkeitsrisiko als solche mit konstantem Gewicht.
- **Suchtgefahr.** Wer über den Jo-jo-Effekt Sieger bleiben will, muß seine Nahrungsmenge immer weiter reduzieren – bis er regelrecht hungert. Die Schwelle zur Magersucht oder (je nach Veranlagung) zur Bulimie – Freßanfälle mit anschließendem Erbrechen des gerade Verschlungenen – ist schnell überschritten. Bei der Magersucht endet jeder zehnte Fall tödlich.
- **Depression.** Der tägliche Kampf gegen den eigenen Appetit schwächt die seelische

Stabilität. Unzufriedenheit, Labilität und Depressionen sind unter Menschen, die sich Diäten unterziehen, spürbar häufiger anzutreffen als unter Normalessern.

Zwei von fünf Deutschen haben schon eine Diät gemacht, aber zwei Drittel ohne Erfolg. Jeder Zehnte wog im Anschluß sogar mehr als vorher. Besonders erfolglos sind gekaufte Fertigdiäten. Die Ursache: Diese Fertigprodukte entziehen dem Körper Wasser, wodurch man in wenigen Tagen ein paar Pfunde verliert. Sobald wieder normal gegessen wird, ist alles wie vorher – nur der Geldbeutel hat abgenommen.

Es ist längst wissenschaftlich nachgewiesen, daß das gesündeste Essen dasjenige ist, daß man mit Genuß auf der Zunge zergehen läßt. Der Kult, der Schönheit mit Untergewicht gleichsetzt, ist in zweifacher Hinsicht lustfeindlich und folglich ungesund. Wenn jede »unnötige« Kalorie mit Angst und Selbstvorwürfen heruntergewürgt wird, leidet die Psyche unter Streß. Und der schlägt bekanntlich auf den Magen. Zum anderen fehlen Hungernden lebenswichtige Stoffe.

Wer den Diätaposteln folgt, sorgt in der Regel für Vitamine und Mineralien. Der Körper benötigt aber außerdem Kohlenhydrate als Energielieferanten. Deshalb lesen wir neuerdings, daß wir Kartoffeln, Nudeln und Reis ohne Sorgen in normalen Mengen zu uns nehmen dürfen. Eine ausgewogene, gesunde Kost liefert eine Reihe weiterer Stoffe, die für das seelische Wohlbefinden wichtig sind. Vanille und Schokolade enthalten beispielsweise organische Verbindungen, die man als natürliche Stimmungsaufheller bezeichnen kann. Wir kennen das sogenannte Glückshormon Noradrenalin, das Gefühlshormon Dopamin, das Schlafhormon Serotonin oder das uns euphorisch stimmende Beta-Endorphin.

Schlankheitsfanatiker haben nicht nur wegen der Mühen ihrer Diäten oft schlechte Laune, sondern auch, weil sie an einer Unterversorgung mit diesen Naturdrogen leiden.

Genuß ohne Reue

Das Geheimnis einer blühenden Gesundheit liegt also nicht im fanatischen Verfolgen irgendwelcher modischen Fasten- oder Fitneßprogramme. Alles kann nützlich sein: Essen und zeitweiliger Essensverzicht, körperliche Anstrengung und Ausruhen – entscheidend ist das Maß. Je mehr Sie sich bewegen, desto mehr Gewicht können Sie sich leisten. Wir besitzen eine sensible innere Waage, die uns Bescheid gibt, wenn das Faß am Überlaufen ist. Diese Waage nennt sich – je nach Kontext – Vergnügen, Spaß oder Genuß. Solange wir einer Tätigkeit angeregt und mit Begeisterung nachgehen, ist alles in Ordnung. Sobald sich Unlustgefühle einstellen – sei es, daß wir uns weiter quälen, wo das Maß des Erträglichen überschritten ist, sei es, daß wir nicht aufhören können zu essen, zu trinken oder träge auf dem Sofa zu lümmeln, obwohl der Zeitpunkt des höchsten Vergnügens weit hinter uns liegt – wird es Zeit, aufzuhören und sich einem anderen Hobby zuzuwenden.

Genußforscher sagen uns, worauf es ankommt:

- **Sich Zeit nehmen.** Unter Druck und negativem Streß wird jede Tätigkeit ungesund, egal ob es sich um Arbeit, Autofahren, die morgendliche Toilette oder die Mahlzeiten handelt. Hast schädigt die Psyche.
- **Mit allen Sinnen teilnehmen.** Wer gleichzeitig ißt, fernsieht, telefoniert und in einer Zeitung blättert, kann nichts davon genießen. Genußvoll speisen bedeutet nicht nur, jeden Bissen auf der Zunge zergehen zu lassen, sondern auch mit Augen und Nase zu tafeln. Sogar das Gehör und der Tastsinn haben ihr Vergnügen an einer geschmackvoll präsentierten Speise. Das Krachen eines frischen Brötchens, wenn wir hineinbeißen, die rauhe Oberfläche

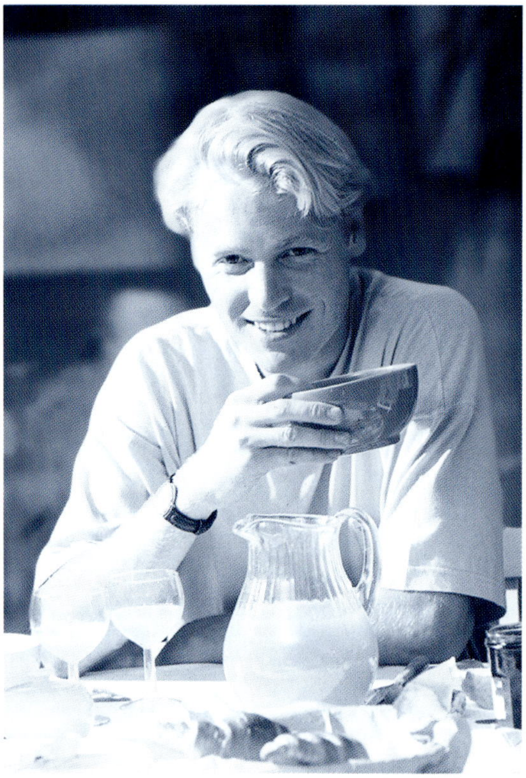

Beginnen Sie Ihren Tag mit einem Vergnügen: genußvoll frühstücken

der Apfelsine, die wir gerade schälen, das Sprudeln des Champagners im Glas – all das kann Quelle von Genuß werden. Wer nur daran denkt, in Eile seinen Magen zu füllen und zugleich die Zeitung zu lesen, bevor er in die nächste mehrstündige Sitzung spurtet, nimmt nur grobe Sinnesreize wie salzig oder süß wahr. Er schlingt viel zu große Mengen hinein, weil sich das Sättigungsgefühl erst zwanzig Minuten nach Beginn der Mahlzeit einstellt. Die großen, schlecht gekauten Bissen verlangen dem Magen Schwerstarbeit ab. Mit dem bekannten Resultat, daß das Blut in die Verdauung fließt und dem Gehirn fehlt – Konzentrationsmängel und Müdigkeit sind die Folge.

- **Wechsel zwischen Bescheidenheit und gezieltem Genuß.** »Clicking« nannte eine amerikanische Forscherin dieses Prinzip. Starken Genuß bereiten nur die seltenen Höhepunkte. Ein Vergnügen, dem man sich täglich hingibt, endet in langweiliger Routine oder schlimmer: in der Sucht. Dem First-Class-Dinner am Sonntag folgen Knäckebrot mit Kräuterquark am Montag. Drei Ruhetage zu Beginn des Urlaubs werden abgelöst durch eine Ganztageswanderung durch die Berge. Der Jogger, der gestern fünfzehn Kilometer durch das Naherholungsgebiet im Laufschritt zurücklegte, verzichtet heute auf jede körperliche Anstrengung, damit seine Muskeln sich regenerieren.
- **Feste Gewohnheiten bilden.** Wer an eine regelmäßige Lebensführung gewöhnt ist, kann gelegentliche Exzesse ohne weiteres verkraften. Nur wo Seele und Körper das Gewöhnliche kennen, können sie das Außergewöhnliche als solches genießen. Wer im Chaos lebt, bei wem das Außergewöhnliche zum Gewöhnlichen wird, der wird selbst die raffinierteste Sinnenorgie als langweilig und anstrengend empfinden. Eine Gewohnheit wird nur dann als solche wirksam, wenn man sie mindestens ein halbes Jahr durchhält. Das gilt auch für weniger Essen, mit Rauchen aufhören, feste Tagesrhythmen oder das persönliche Fitneßprogramm.

Wer fünfzig Kilo Übergewicht hat, dem ist natürlich eine Diät anzuraten – vorausgesetzt, er nimmt – unter fachärztlicher Anleitung – allmählich ab und bleibt dauerhaft bei seinen veränderten Ernährungsgewohnheiten. Wer an Kreislaufbeschwerden, Knochen- und Muskelschwund leidet, benötigt unbedingt ein körperliches Ausdauertraining. Nur leider neigen insbesondere wir Deutsche dazu, von einem Extrem ins andere zu fallen. Zuviel essen ist eine Sucht – zuwenig essen auch. Wer zum Beispiel jahrzehntelang unter Hänseleien wegen seiner kugeligen Figur gelitten hat, träumt vom perfekten Körper, der ihn ein für allemal vor jeder zukünftigen Kritik schützt. Hat er einmal den Entschluß zu einer Diät gefaßt, kann das Streben nach Perfektionismus einen unheilvollen Kreislauf in Gang setzen. Sobald das Idealgewicht endlich erhungert wurde, treibt die Furcht vor erneuter Zunahme den Fanatiker dazu, noch ein paar Kilo mehr zu verlieren, damit die nächste Feier mit Gänsebraten und Sahneeis das mühsam Errungene nicht wieder zunichte macht. Manche finden dann kein Ende mehr.

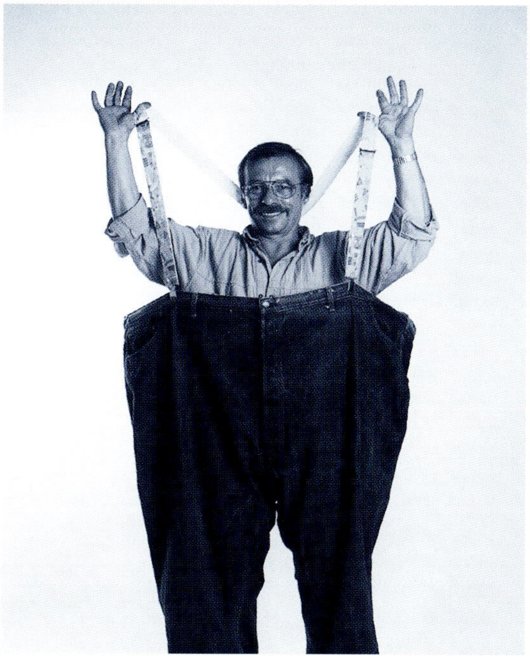

Gesundheit, Schönheit, Jugend und alle andere Ideale, denen Menschen in ihrem Leben nachjagen, liegen aber nicht in einem Möglichst-Viel oder Möglichst-Wenig, sondern in einem optimalen Durchschnitt. Bewegungsmangel macht krank, aber exzessiver Sport auch. Mangel an Sonnenlicht verursacht Depressionen und Vitamin D-Mangel, der die Knochenstabilität vermindert. Zuviel Sonnenlicht läßt unsere Haut schneller altern und löst mit mehrfach erhöhter Wahrscheinlichkeit Hautkrebs aus. Zuwenig Vitamin A erzeugt Appetitlosigkeit, trockene Haut und Nachtblindheit, zuviel Vitamin A erzeugt ebenfalls Appetitlosigkeit und trockene Haut, außerdem das Sehen von Doppelbildern, Haarausfall und Kopfschmerzen. Bei schwangeren Frauen besteht die Gefahr von Mißbildungen am Kind. Mangel an Vitamin C hat Zahnfleischbluten und Anfälligkeit für Erkältungen zur Folge. Ein Überschuß an Vitamin C fördert Durchfälle und die Bildung von Nierensteinen. Ähnliches gilt für Mineralstoffe. Kaliummangel zeigt sich in Muskel- und Antriebsschwäche, Kaliumüberschuß in Kreislauf- und Hörstörungen. Eisenmangel zeigt sich in Blässe, Müdigkeit und brüchigen Haaren und Nägeln. Überschüssiges Eisen lagert sich in den Organen ab und führt zu Spätfolgen wie Leberzirrhose oder Diabetes.

Ziemlich hartnäckig hält sich der von Illustrierten und Ratgebersendungen genährte Glaube, daß ein Mensch entweder gesund oder krank sei. In Wahrheit ist jeder von uns etwas krank und etwas gesund. Gehen Sie als kraftvoller Mittzwanziger zum Arzt und lassen Sie sich gründlich untersuchen. Wetten, daß er irgendwas findet? Hier ist ein Blutfettwert erhöht, da der Leukozytenwert des Urins nicht im Normbereich. Menschen, bei denen alle Zähne kariesfrei bleiben, das Fußbett nicht abgeflacht ist, die Schilddrüse genug Hormone produziert und zugleich der Blutdruck stimmt, sind so selten wie Lottogewinner. Nun schauen Sie sich einen gebrechlichen Rentner kurz vor dem achtzigsten Geburtstag an. Möglicherweise leidet er unter Rheuma, Prostatakrebs, Vergeßlichkeit, Arthritis in den Kniegelenken und Arterienverkalkung. Die Tatsache aber, daß er lebt und sich auf seinen runden Geburtstag freut, beweist, daß er nicht nur krank ist. Sein Herz, sein vegetatives Nervensystem und tausend andere Funktionen, über die er nicht nachdenkt, sind gesund genug, um die Körpermaschine am Laufen zu halten.

Wir assoziieren Jugend mit Gesundheit und Alter mit Krankheit. In Wahrheit ist nur das Maß verschieden, und das auch nicht immer. Auch als junge Menschen liegen wir manchmal elend darnieder, während die Oma von nebenan beim wöchentlichen Kaffeekränzchen fröhlich Unmengen von Kuchen in sich hineinschaufelt. Noch deutlicher wird dieser Zusammenhang, wenn wir uns Krankenstatistiken anschauen.

In Deutschland mit einer Bevölkerung von rund achtzig Millionen haben nach Angaben des Medizinstatistikers Walter Krämer

Bluthochdruck, Rheuma oder Rückenschmerzen	mehr als zehn Millionen
Gallensteine	fünf Millionen
Leberschäden	vier Millionen
Chronische Bronchitis	drei Millionen
Knochenschwund	zwei Millionen
Hörschäden, die ein Hörgerät erforderten	zehn Millionen
Übergewicht	fünfzehn Millionen
Allergien	jeder Dritte.

In dieser Aufzählung sind noch nicht die Zivilisationskrankheiten Diabetes, Krebs sowie Herz- und Kreislaufstörungen enthalten. Nur die Tatsache, daß etliche Leute an mehreren dieser Krankheiten zugleich leiden, erklärt, daß es trotz dieser Zahlen noch Menschen gibt, die man als im Großen und Ganzen gesund bezeichnen darf.
Nach absoluter Gesundheit zu streben ist Unsinn, weil unrealistisch. Viel wichtiger ist es, die Stärken und Schwächen des eigenen Körpers genau zu kennen. Der eine hat einen optimalen Blutdruck, aber jede Aufregung schlägt ihm auf den Magen. Ein anderer hat Probleme mit dem Knie, ist aber resistent gegen Erkältungen. (Relativ) gesund ist, wessen Körper und Seele sich wohl fühlen – trotz gelegentlicher Störungen und bestimmter empfindlicher Organe.
Wie ist das zu erreichen? Dafür gibt es mehrere Varianten, je nach Problem und eigenen Möglichkeiten.
1. Am besten ist natürlich die vorbeugende, individuell gewählte, gesunde Lebensweise. Ein Beispiel. Viele Ratgeber empfehlen acht Stunden Schlaf. Das ist aber ein Durchschnittswert, der von Mensch zu Mensch, aber auch im Laufe der Jahre variiert (bekanntlich braucht man im Alter weniger Schlaf als in der Jugend). Dem einen genügen sechs Stunden oder weniger, ein anderer fühlt sich erst nach zehn Stunden frisch und ausgeruht. Würde nun jeder versuchen, konsequent acht Stunden zu schlafen, wäre letzterer noch unausgeschlafen, während der

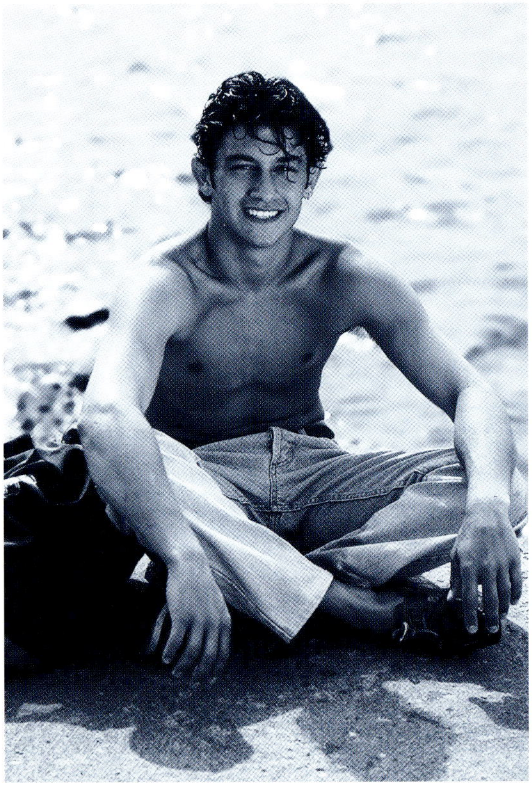

Rundum wohl fühlen – Körper und Seele in Harmonie

andere mit Kopfschmerzen und schlechter Laune aufstehen würde. Außerdem gibt es Morgen- und Abendtypen. Der erste fühlt sich am besten, wenn er früh aufsteht und früh schlafen geht, der andere erreicht erst gegen Abend sein Leistungshoch. Es ist daher sinnvoll, mit dem persönlichen Tagesablauf ein wenig herum zu experimentieren, um das individuelle Optimum herauszufinden. Das gleiche gilt für das Körpergewicht und die tägliche Nahrungsmenge. Zwar essen die meisten zuviel Fett und nehmen zuwenig Flüssigkeit zu sich, aber da enden auch schon die Gemeinsamkeiten. Alles übrige ist eine Frage des individuellen Wohlbefindens. Grundsätzlich gilt: Je mehr Sie sich bewegen, desto mehr Gewicht dürfen Sie sich leisten. Streng genommen, zählen nicht die Kilos im Verhältnis zur Körpergröße, sondern der Anteil des Körperfetts am Gesamtgewicht. Wenn Sie also relativ viel Muskelmasse besitzen – sei es, daß Sie körperlich schwer arbeiten, sei es, daß Sie ein intensives Training betreiben – kann ein mäßiges Übergewicht (gemessen am Bevölkerungsdurchschnitt) trotzdem gesund sein.

2. Bei Krankheiten nehmen Sie selbstverständlich ärztliche Hilfe in Anspruch. Vorbeugung – etwa vor Karies – ist vielfach sinnvoller als das Reparieren entstandener Schäden. Viele Männer – insbesondere, wenn sie in stressigen Berufen arbeiten – nehmen die Medizin aber als allgemeines Gegenmittel gegen jede Art von Unwohlsein in Anspruch. Gefahren wie Tablettensucht oder Kunstfehler machen jedoch deutlich, daß weniger manchmal mehr sein kann. Über ständig wachsende Beiträge der Kassen finanzieren wir alle den Mißbrauch mit. Welches Land gibt das meiste Geld für die Gesundheit aus? Natürlich das reichste Land, die USA: 14 Prozent des Bruttosozialprodukts. (Bei uns sind es neun Prozent.) Die Amerikaner sind aber keinesfalls gesünder als Griechen oder Portugiesen, die nur sechs Prozent ausgeben. Die höchste Lebenserwartung haben die Japaner, deren Gesundheitsausgaben mit sieben Prozent auch deutlich hinter den unsrigen zurückbleiben. Wir leisten uns teure Ärzte und Apparate, weil wir ein reiches Land sind, und vergessen, daß die Medizin für die Hilfe im Notfall einer Erkrankung erfunden wurde. Die Gesundheitsausgaben werden uns über den Kopf wachsen, wenn wir nicht lernen, wieder selbst für unser Wohlbefinden die Verantwortung zu übernehmen.
Wehleidige Männer sind absolut unerotisch! Zwar haben es Frauen einfacher: Ein Gen auf ihrem achten Chromosom sorgt dafür, daß sie weniger schmerzempfindlich sind als Männer. Entscheidend ist aber, wie man mit seinen weniger glücklichen Stunden umgeht. Wer als starker Mann gelten will, aber bei Kopfschmerzen gleich nach einer Kernspintomographie verlangt (Bericht einer Ärztin, die anonym bleiben möchte), kann nicht verlangen, daß er in seiner Männlichkeit geachtet wird. Begehrenswert kann nur der sein, der für seine Gesundheit durch eine entsprechende Lebensweise selbst sorgt, und sich den Arztbesuch für unentbehrliche Vorsorgemaßnahmen, Krankheiten und Notfälle aufhebt. Da der Trend dahin geht, mit den wachsenden Kosten der ärztlichen Versorgung zunehmend die Patienten selbst zur Kasse zu bitten, schont ein solcher Stil außerdem das eigene Konto. Wenn Zahnersatz in Zukunft vorrangig selbst finanziert werden muß, lohnt es doppelt, gegen Karies und Parodontose vorzubeugen. Der Präsident der Deutschen Gesellschaft für Versicherte und Patienten, Dr. Ekkehard Bahlo: »Ich ahne, daß viele mit Zahnlücken herumlaufen werden.« Nicht gerade ein Zugewinn an Attraktivität!

3. Nun gibt es jedoch Gesundheitsschäden, die sich weder durch die Lebensweise noch durch ärztliche Kunst aus der Welt schaffen lassen. Nicht jede chronische Krankheit ist selbst verschuldet. Die Zunahme dauerhafter Störungen ist der Preis, den unsere Zivilisation für die höhere Lebenserwartung zu entrichten hat. Wer mit Jugenddiabetes, einem Herzklappenfehler oder Behinderungen auf die Welt kommt, wird sich mit Einschränkungen in seiner Lebensführung anfreunden müssen.

Streß und Arbeitssucht – die Feinde im Mann

Ende Dreißig, sprungbereit auf seinem Büroessel, in einer Hand einen Telefonhörer, die andere Hand hektisch in den Akten blätternd, in einem Mundwinkel eine Zigarette, aus dem andern knurrende Laute, die sich an einen verschüchterten Untergebenen vor dem papierübersäten Schreibtisch richten – warum können wir uns in dieser Rolle nur einen Mann vorstellen? Liegt es daran, daß Frauen in höheren Leitungspositionen noch immer eine Seltenheit darstellen? Oder ist das Klischee von Autorität, Konkurrenz und Selbstausbeutung nicht mit dem Gegenklischee von weiblicher Sanftheit unter einen Hut zu bringen?

Frauen in höheren Positionen haben zwar auch mit Streß zu kämpfen, aber er besiegt sie wesentlich seltener als es bei Männern der Fall ist. Selbst dann, wenn die vergleichbaren Führungsfrauen zusätzlich noch Kinder erziehen und einen Familienhaushalt managen. Woran liegt das?

Männer gewinnen ihr Selbstwertgefühl in erster Linie aus Tätigkeiten, bei denen es um Gewinnen und Verlieren geht. Deswegen lieben sie sportliche Wettkämpfe, Hierarchien mit Aufstiegschancen und jede Art von Leistungsvergleich. Wie Rennfahrer Damon Hill sagte: »Gewinnen ist alles. Die einzigen, die noch an Dich denken, wenn Du Zweiter wirst, sind Deine Frau und Dein Hund.«

Weitaus eher als Frauen sind Männer bereit, für einen höheren Posten ein schlechtes Betriebsklima in Kauf zu nehmen. Ja, manchmal merken sie gar nicht, wie es um das Betriebsklima bestellt ist.

Frauen legen viel größeren Wert auf den Zusammenhalt. Die Powerfrau, die auf dem Weg nach oben über Leichen geht, kommt im Fernsehen häufiger vor als in der Realität. In der Realität legen sie mehr als Männer Wert auf Teamarbeit und sozialen Zusammenhalt. Sie reden deshalb häufiger, nur um zu reden. Das Gespräch über Belanglosigkeiten dient dazu, Beziehungen zu festigen. Der Inhalt ist zweitrangig.

Die Wissenschaftler streiten noch über die Ursache für diese Unterschiede. Die einen machen das biologische Erbe aus der Urzeit verantwortlich, als die Männer Jäger und die Frauen Sammlerinnen waren. Andere

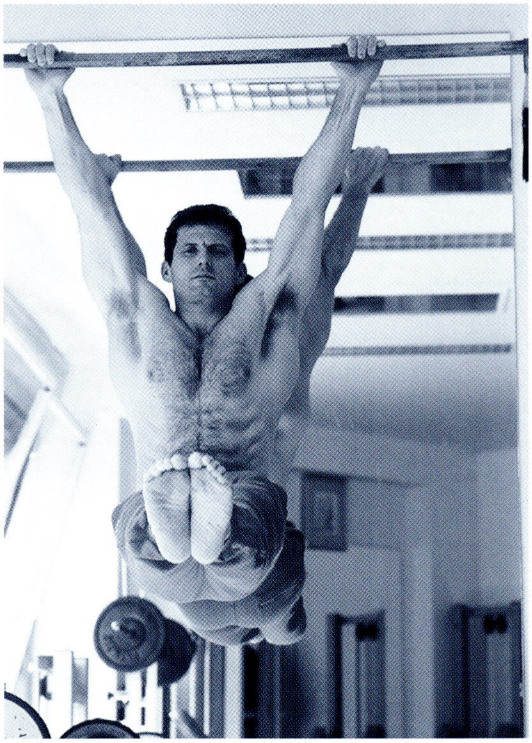

Fit für den Leistungsvergleich

glauben, es handle sich um einen kulturellen Unterschied der Neuzeit. Bei der Beobachtung der Folgen sind sich die Experten jedoch weitgehend einig. Männer sind stärker von Streß und seinen Spätfolgen wie Herzinfarkt und Schlaganfall betroffen. Arbeitssucht ist fast ausschließlich unter Männern verbreitet, während Frauen entsprechend ihrer sozialen Orientierung eher kauf- oder beziehungssüchtig werden. (Über beziehungssüchtige Frauen berichtete vor einigen Jahren Robin Norwood in seinem Bestseller »Wenn Frauen zu sehr lieben«.)

Streß ist bei Angst und Hektik eine körperliche Reaktion, die uns zur Flucht vorbereitet. Das englische Wort »Stress« stammt ursprünglich aus dem Maschinenbau und bezeichnet dort die Spannung, unter der Maschinenteile stehen. Als psycho-physiologisches Phänomen wurde er 1936 von dem aus Wien stammenden und in die USA ausgewanderten Arzt Hans Selye entdeckt: Die Motorik wird aktiviert, Adrenalin, Noradrenalin und andere Hormone ausgestoßen, der Blutdruck steigt. Der Puls und die Atmung beschleunigen sich. Im Urwald bei plötzlichem Auftauchen eines freßgierigen Tigers eine sinnvolle Maßnahme. Durch Flucht, schnelles Laufen, wird die motorische Erregung verbraucht und der Blutdruck wieder gesenkt. (Deswegen ist Joggen das effektivste Anti-Streß-Mittel überhaupt.)

In der modernen Arbeitswelt erfahren wir Streß durch geistige Anspannung und Konflikte, ohne uns aus unserem Bürosessel zu erheben. Die Überreaktion wird nicht körperlich abreagiert, sie dauert fort, läßt uns nachts schlecht einschlafen, und stabilisiert sich im Laufe der Zeit zu ständigem Bluthochdruck, Muskel-Anspannung und Nervosität.

Streß hat den Nachteil, daß er sich selbst verstärkt. Wenn Sie im Streß sind und einer neuen Belastung ausgesetzt werden, signalisiert das dem Körper: Noch mehr Gefahr! Ergebnis: Die Fluchtreaktion verstärkt sich. Eine Gewöhnung tritt nur insofern ein, daß Ihnen mit der Zeit die Alarmsignale des Körpers nicht mehr auffallen. Ansonsten tritt Verstärkung ein. Eine Situation, die Sie vor dem Dauerstreß als harmlos eingeschätzt und mit Bravour bewältigt hätten, treibt Ihnen nun den Angstschweiß auf die Stirn. Und zwar allein deswegen, weil Sie bereits unter Anspannung und Bluthochdruck stehen, wenn Sie mit ihr konfrontiert werden.

Eine Reihe von Männern bringen sich regelrecht um mit Hetze, Geschäftigkeit, Sorgen und dem Streben nach Perfektionismus. Japaner, die ihr Leben ihrer Firma opfern, sterben an »Karoshi«. So bezeichnet man dort den plötzlichen Tod von Männern zwischen 40 und 50. Gestern äußerlich noch völlig gesund und leistungsfähig bei 12 bis 16 Stunden täglich, am nächsten Morgen dahingerafft von einem Hirnschlag (zwei Drittel) oder einem Herzinfarkt (ein Drittel). Bei anderen streiken das Immunsystem oder Teile des Gedächtnisses.

Für Workaholics wird der Beruf zum dominierenden Lebensinhalt. Selbst in der karg bemessenen Freizeit kreisen alle Gedanken um die Arbeit. Wie kann ich meine Tüchtigkeit noch besser beweisen? Habe ich schon alle meine Leistungsreserven in die Schlacht geworfen? Es fällt ihnen zunehmend schwer, sich zu entspannen. Auch Urlaub und Muße müssen »nützlich« organisiert werden.

Anfangs verschafft die Arbeit ihnen tatsächlich Selbstbestätigung. Aber je mehr sie sich überfordern, desto uneffektiver werden sie. Hinzu kommen die gesundheitlichen Probleme infolge des Dauerstresses. Jetzt wäre es Zeit auszuspannen. Statt dessen versuchen sie ihre nachlassende Leistungskraft mit noch mehr Arbeitszeit auszugleichen. Viele müssen invalid geschrieben werden, sobald sie ihre Leistungsreserven verbraucht haben. Man spricht vom Burn-out – von dem übrigens auch Frauen betroffen sind, allerdings aus anderen Gründen.[1] Workaholics geraten in soziale Isolation, da sie unfähig zu Teamarbeit und einem erfüllten Familienleben sind. Arbeitssüchtige zeigen übrigens alle typischen Verhaltensweisen, die sich auch bei anderen Süchtigen finden. Sie verbergen ihre Abhängigkeit, arbeiten manchmal heimlich – zum Beispiel, indem sie »unaufschiebbare« Verpflichtungen vorschieben – und richten ihre gesamte Lebensplanung auf die Arbeit aus. Sie erfinden Gründe, warum sie soviel arbeiten müssen. Die meisten kommen leider erst nach einem schweren Infarkt oder nach einer dramatischen Scheidung zur Besinnung.

Es gibt verschiedene Erscheinungsformen der Arbeitssucht. Nicht alle Workaholics arbeiten ununterbrochen. Auch ein Arbeitsloser kann sechzig Stunden in der Woche herumhetzen, weil er ohne Beschäftigung nichts mit sich anzufangen weiß. Fachleute unterscheiden vier Typen von Arbeitssüchtigen:

- **Die Perfektionisten**. Eine Kraft, über die sie sich selbst nicht Rechenschaft geben können, treibt sie von einer Arbeit zur näch-

[1] Frauen und Männer in helfenden Berufen (Krankenschwestern, Lehrer, Sozialarbeiter) können einen Burn-out erleiden, wenn Ihr soziales Engagement Ihnen keinen Dank und keine sichtbaren Ergebnisse einbringt. Der Zweifel am Sinn Ihrer Tätigkeit führt auf Dauer zu Unlust und Erschöpfungszuständen.

sten. Sie versprechen aber ohne zögern: »Laß mich dies noch zu Ende bringen, dann habe ich Zeit für dich.« Sie glauben es selbst, bis ihnen nach der erledigten Arbeit die nächste einfällt. Ihre Perspektive ist verengt. Sie sehen nicht über ihren Tellerrand hinaus. Zu Grunde liegt eine neurotische Persönlichkeitsstörung, die sich mit verschiedenen Formen von Psychotherapien gut behandeln läßt.

- **Der Quartalsschufter**. Für einige Tage packt ihn die Besessenheit. Er rackert bis zum Zusammenbruch, danach ist er ausgelaugt wie nach einer Sauftour. Wird er nicht gebremst, nimmt mit den Jahren die Häufigkeit dieser Anfälle von Arbeitswut zu.
- **Der heimliche Arbeiter**. Das ist der Workaholic mit dem sprichwörtlichen schlechten Gewissen. Nach außen tut er häufig so, als stünde er über den Dingen. In Wahrheit nutzt er jede Minute, wo er unbeobachtet etwas schaffen kann – in der Hoffnung, gelobt zu werden, sobald er das Ergebnis vorlegt: »Wie hast du das nur geschafft?« Allerdings bleiben die Heimlichkeiten auf die Dauer kaum unbemerkt. Die Angehörigen merken sehr bald, daß er krampfhaft versucht, etwas zu verbergen.
- **Der süchtige Nicht-Arbeiter**. Die Kehrseite der Arbeitssucht. Auch der Nicht-Arbeiter strengt sich sechzehn Stunden am Tag an – allerdings, um die Arbeit zu vermeiden. Statt eine lästige Pflicht in einer beherzten Hau-ruck-Aktion in einer Stunde hinter sich zu bringen, kann er Tage damit zubringen, Ausflüchte zu finden und Überarbeitung vorzutäuschen. Der Grund für das Nichtarbeiten kann auch in einem übertriebenen Perfektionismus liegen. Der Betreffende fängt erst an, wenn er alle notwendigen Voraussetzungen und Kenntnisse zusammengetragen hat. Der Fall tritt aber nie ein, weil immer noch etwas fehlt. Bloß nicht improvisieren, bloß nicht hoffen, daß nichts Unvorhergesehenes dazwischen kommt. Das Ergebnis: Er schiebt die Arbeit vor sich her, entwickelt deswegen Schuldgefühle und kann nun erst recht nicht mehr beginnen.

Auch Gesunde arbeiten manchmal hart und machen Überstunden. Aber sie können aufhören und sich entspannen. Phasen intensiven Arbeitens lassen sie nie länger als einige Wochen andauern. Wenn die Arbeit immer weiter zunimmt und der Spaß an der Sache im gleichen Tempo schwindet, wird es höchste Zeit, die Notbremse zu ziehen.

Streß und Arbeitssucht sind Attraktivitätskiller. Aus der Zeit des Wirtschaftswunders geistert noch die Legende durch Männerhirne, daß Kerle, die sich aufopfern, um für die Familie das dicke Geld nach Hause zu tragen, von Frauen umworben werden. Sie wundern sich dann, wenn die vernachlässigte Ehefrau eines Tages mit einem Hobby-Casanova durchbrennt. Das kommt nicht so oft vor wie Eifersuchtsdramen im Fernsehen den Anschein erwecken, aber – wie jeder Scheidungsanwalt bestätigen kann – immer noch oft genug. Häufiger ist allerdings die zweite Variante, daß die Frau des Workaholics ihrerseits kaufsüchtig wird, um sich durch Selbstbeschenken dafür zu entschädigen, daß ihr Gemahl sie vernachlässigt. Ihr Scheckverbrauch liefert ihm wiederum einen herrlichen Vorwand, seinerseits noch mehr zu arbeiten, um das Geld für Ihre kostspieligen Einkaufstouren heranzuschaffen.

Sollten Sie sich nicht sicher sein, ob Streß und die Verlockungen des Berufs bei Ihnen schon ihren Tribut gefordert haben, setzen Sie sich probeweise unter Entzug. Wenn Sie es zwei Wochen im Urlaub aushalten, ohne in Gedanken die nächsten Arbeitsvorhaben zu planen, sind Sie clean. Vorausgesetzt, Sie stülpen Ihren Ferien kein durchorganisiertes Besichtigungs- und Sportprogramm über.

Frauen bewundern durchaus Männer, die es zu etwas gebracht haben. Sie sind empfänglich für Wohlstand und Statussymbole – auch wenn sie manchmal das Gegenteil behaupten. Sie erwarten jedoch, daß der Mann mit Spaß und Genuß an seine Aufgaben geht. Daß er eine gewisse Leichtigkeit bei solch profanen Dingen wie Geld verdienen und

Karriere an den Tag legt. Der Mann soll locker, humorvoll und ein Genießer sein. Wie und wieviel er arbeitet, ist auch wichtig, kommt aber erst an zweiter Stelle. Wenn sie beruflichen Dauerstreß nicht vermeiden können, benötigen Sie durch Fitneß oder Entspannung einen Ausgleich. Damit Ihre Attraktivität und Ihr sozialer Erfolg nicht auf der Strecke bleiben.

Das Alter – Weisheit oder Weißheit?

Die Zeiten, als der Herr mit den grauen Schläfen als das Ideal eines attraktiven Mannes galt, sind vorbei. Der Jugendkult hat um uns keinen Bogen gemacht. Auch die männlichen Models werden immer jünger. Dennoch – ein Mindestmaß an Fitneß und kluge Hautpflege vorausgesetzt – hat es auch heute ein fünfzigjähriger Mann leichter, attraktiv

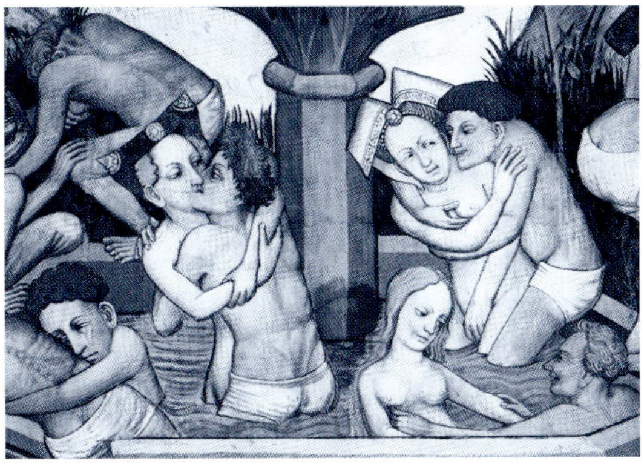

Der Jungbrunnen: Traum von ewiger Jugend und Schönheit

auszusehen als seine Altersgenossinnen. Wer sein jugendliches Aussehen bewahrt, erntet dafür Bewunderung und Neid. Die Kunst, jünger auszusehen, als es dem chronologischen Alter entspricht, ist erlernbar. Sie gelingt um so besser, je früher – möglichst schon, wenn äußerlich noch keine Altersanzeichen zu sehen sind – wir damit anfangen. Schauen wir uns deshalb zunächst an, was in uns passiert, wenn wir altern.

Der Körper verlagert seinen Schwerpunkt nach unten. Wir verlieren rund fünf Zentimeter an Höhe, weil die Zwischenwirbelscheiben schrumpfen und Knochen sich krümmen. Die Breite des Beckens und der Bauchumfang nehmen zu, Brustumfang und Schulterbreite ab, und zwar bei Dicken stärker und früher als bei Schlanken. Wir werden unten breiter und oben schmaler, der Körper neigt zur Birnenform.

Ob Ihre Gelenkigkeit Ihrem kalendarischen Alter entspricht, können Sie selbst testen. Stellen Sie sich gerade hin, die Hände an die Seite. Biegen Sie nun den Oberkörper zur Seite, ohne ein Bein einzuknicken oder einen Fuß vom Boden zu heben. Wie tief kommen Sie mit Ihren Fingerspitzen? Bis unters Knie: unter 30 Jahre. Bis zur Kniemitte: etwa 35 Jahre. Bis zum Ende des Oberschenkels: etwa 45 Jahre. Bis zur Mitte des Oberschenkels und weniger: 50 Jahre und älter. Liegen Sie über, unter oder auf dem Durchschnitt?

Muskeln werden zu etwa 50 Prozent durch Fett ersetzt. Ein Mann von 25 Jahren besitzt bei einem Gewicht von 75 Kilogramm rund 13 Kilogramm Fett. Vierzig Jahre später ist sein Fettanteil – ein konstantes Körpergewicht vorausgesetzt – auf 28 Kilogramm gestiegen. Die Ursache liegt im Rückgang der körpereigenen Eiweißbildung. Auch der Anteil von Wasser in und zwischen den Zellen sinkt. Dadurch gehen die prallen Körperrundungen

Ob Sie für Ihr Alter genug Kraft besitzen, verrät der Liegestütz-Test. Führen Sie alle zwei Sekunden einen perfekten (gesamten Körper absenken!) Liegestütz aus. 25 und mehr innerhalb einer Minute: unter 30 Jahre. 20 und mehr: 30 bis 40 Jahre. 15 und mehr: 40 bis 50 Jahre. Weniger als 15: älter als 50 Jahre.

verloren, der Körper wirkt ausgetrocknet und schlaff. Training kann diesen Prozeß aufhalten. Allerdings zeigt Krafttraining mit den Jahren immer geringere Wirkung.
Der Organismus verliert an Anpassungsfähigkeit. Wunden schließen sich langsamer. Überbeanspruchungen und Schädigungen sind immer schwerer zu verkraften.
Auffallend sind die Veränderungen der Haut. Ihre Elastizität sinkt, sie wird faltig und dünn. Mit 30 bildet sie die ersten Stirnfalten aus. Mit 50 erschlaffen die Wangen, mit 70 finden sich Runzeln im ganzen Gesicht. Die alternde Haut kann sich nur noch schwer erneuern. Pro Jahr geht auch etwas mehr als ein Prozent der Pigmentzellen, die für die Hautbräunung zuständig sind, verloren. Dafür bilden sich an den Stellen, die häufig dem Licht ausgesetzt sind, typische Altersflecken. Wir Männer genießen allerdings einige Vorteile. Unsere Haut ist um 15 Prozent dicker als die der Frauen. Der schützende Säurefettfilm ist stärker und unser Hautrelief ist gröber. Wir besitzen mehr Muskeln zum Aufrichten der Haare, mehr Schweißdrüsen und größere und zahlreichere Talgdrüsen. Bei uns sind die Bindegewebsstränge, die die Fettzellen umgeben, direkt mit Muskelfasern verbunden, während bei Frauen die Fettzellen an der Lederhaut anhaften. Wegen dieses Unterschiedes werden Männer von Cellulite verschont. Äußerlich altert unsere Haut anfangs langsamer und später. Jenseits der 50 holen wir die Frauen jedoch wieder ein.

> Wie alt Ihre Haut ist, können Sie anhand eines kleinen Tests feststellen. Schieben Sie mit den Fingerspitzen einer Hand die Haut auf dem Rücken der anderen Hand quer in Richtung kleiner Finger. Halten Sie diese Position mindestens fünf Sekunden. Wie lange dauert es, bis die Haut wieder glatt ist? Eine Sekunde: bis 30 Jahre. Zwei Sekunden: bis 40 Jahre. Fünf Sekunden: ab 50 Jahre. 60 Jahre: mehr als zehn Sekunden.

Die Leistung der Sinnesorgane läßt nach. In den Augen verhärten sich die Linsen und können im Nahbereich nicht mehr scharf gestellt werden – Altersweitsichtigkeit ist die Folge. Außerdem läßt die Netzhaut zunehmend weniger Licht durch. Die Hörfähigkeit für hohe Töne geht stark zurück. Die Obergrenze liegt mit 30 Jahren noch bei 15.000 Hertz und mehr, mit 50 nur noch bei 12.000 Hertz, mit 70 sinkt sie bis 6.000 Hertz. Ältere Menschen haben auch Probleme, aus einem Stimmengewirr einzelne Stimmen herauszuhören. Selbst Geruch und Geschmack lassen nach. Ein Siebzigjähriger hat im Mund nur noch ein Drittel der Geschmacksknospen eines Dreißigjährigen.
Die Organreserven gehen verloren. Was unser Wohlbefinden betrifft, der wichtigste Altersprozeß. Mit »Reserve« ist gemeint, daß so gut wie alle Organe über überschüssige Leistungskraft verfügen. Im Prinzip können wir mit einer Niere und mit einem Lungenflügel leben, der Rest dient als Reserve für Überbeanspruchungen und Verluste infolge von Krankheiten oder Unfällen. Je älter wir werden, desto stärker bauen unsere Organe jedoch ihre Leistungsreserven ab. Die Knochen verlieren Kalzium, werden spröde und Brüche heilen schlechter. Die Gelenkknorpel nutzen sich ab, und die Bänder reißen eher als früher. Die Leber braucht länger, um Alkohol abzubauen. Die Filterkapazität der Nieren sinkt und Eiweiße treten in den Urin über. Das Aufnahmevermögen der Lungen nimmt ab, weil die Muskeln, die die Lungenflügel bewegen, allmählich erschlaffen. Es beträgt mit 30 Jahren etwa 5,6 Liter, mit 50 Jahren 4,2 Liter, mit 70 Jahren noch 2,8 Liter. Das Herz pumpt weniger Blut durch den Körper. Bei Ruhe sind es mit 30 Jahren knapp dreieinhalb Liter, mit 50 Jahren drei Liter, mit 70 Jahren zweieinhalb Liter. Die Folge ist, daß Gewebe und Organe schlechter mit Nahrungsstoffen und Energie versorgt werden. Das hat dramatische Auswirkungen auf das Gehirn, unser zentrales Denk- und Steuerorgan, das zwanzig Prozent des aufgenommenen Sauerstoffs benötigt, obwohl sein Anteil

am Körpergewicht nur zwei Prozent beträgt. Wer ein bewegungsarmes Leben führt, hat im Alter eine verringerte Herzleistung und folglich auch eine verringerte Hirnleistung. Der Verlust der Organreserve läßt sich durch körperliches und geistiges Fitneßtraining deutlich aufhalten. Je häufiger unser Körper seine Leistungskraft nutzt, desto länger bewahrt er seine Organreserven. Wir strahlen die Stärke unserer Reserven als sichtbare Vitalität nach außen.

Wenn Sie Ihre Kondition testen, erlangen Sie einen ungefähren Hinweis auf den Umfang Ihrer Leistungsreserven. Steigen Sie zwei Treppenstufen mit gestreckten Beinen auf und ab, fünf Minuten lang und so schnell Sie können. Wie hoch ist unmittelbar danach Ihr Puls? 120 Schläge pro Minute oder weniger: unter 30 Jahre. 120 bis 130 Schläge pro Minute: 30 bis 40 Jahre. 140 Schläge pro Minute: 40 bis 50 Jahre. Mehr als 140 Schläge pro Minute: über 50 Jahre. Wenn Sie es genau wissen wollen, empfiehlt sich ein Belastungstest beim Arzt, der genauere Ergebnisse bringt.

Bei Frauen ersetzt die Menopause eine deutliche Zäsur. Fachleute diskutieren seit Jahren, ob es bei Männern etwas Vergleichbares gibt. Sie fanden zunächst den Begriff der Midlife Crisis. Wenn auch Männer bis ins Rentenalter zeugungsfähig bleiben, so erleben viele doch einen seelischen Einbruch. Sie erkennen jenseits des vierzigsten Lebensjahres, daß ihnen nicht mehr alle Optionen offenstehen. Deswegen brechen manche aus dem bisherigen Beruf oder der Ehe aus. Sie wollen es noch einmal wissen, legen sich eine jugendliche Geliebte zu oder kündigen, um die letzte Chance zu einem Neuanfang zu nutzen. Obwohl das Wort Midlife Crisis eine Zeitlang in aller Munde war, ist es umstritten, ob Männer generell um das 45. Lebensjahr in eine Krise geraten. Wenn, dann handelt es sich mit Sicherheit um keine Flaute in den Hoden, sondern im Hirn. Prominentes Beispiel: Der Maler Paul Gauguin, der mit 43 Jahren seine sichere Stellung als Börsenmakler aufgab, seine Familie verließ und in die Südsee auswanderte, wo er seine berühmten Gemälde schuf. Neuere Forschungen, wie sie an der Uni-Klinik Frankfurt durchgeführt wurden, zeigen zwar, daß Männer in diesem Alter häufiger unter Konzentrationsstörungen, Reizbarkeit, Depressionen, Kreuzschmerzen und Impotenz leiden. Aber die Gründe sind oft auch seelischer Natur – ein Zeichen für die Angst, nicht mehr attraktiv zu sein. Im Gegensatz zur weiblichen Menopause ist nur eine Minderheit der Männer von einer ausgeprägten Midlifekrise betroffen.

Andrologen, die Fachmediziner für Männerkrankheiten, diskutieren seit einigen Jahren, ob es beim Mann eine »Andropause« gibt. Nicht wenige Männer jenseits des 50. Lebensjahres konstatieren bei sich klinische Zeichen verminderter Virilität (Männlickeit): Muskelkraft, körperliche Leistungsfähigkeit und Sexualfunktionen lassen nach. Dagegen nehmen das Prostatavolumen, die Körperfettmasse, vegetative Symptome, die Knochenbrüchigkeit und psychische Schwankungen zu. Die Mediziner sprechen vom PADAM: Partielles Androgendefizit beim alternden Mann. Sie sehen einen Zusammenhang zwischen den Symptomkomplex der nachlassenden Virilität und den hormonellen Veränderungen in diesem Alter.

Das weibliche Geschlechtshormon Östrogen – das übrigens auch in geringen Mengen im Blut eines jeden Mannes zirkuliert – schützt den Körper weitgehend vor Arteriosklerose und damit vor einem Herzinfarkt.

Da altersabhängig beim Mann die Serum-17β-Östradiol-Konzentrationen abnehmen, liegt die Überlegung nahe, dieses Hormon auch beim Mann zusätzlich anzuwenden. Noch wird diese Anwendung kontrovers diskutiert, vor allem wegen der unerwünschten »verweiblichenden« Effekte hochdosierter Östrogengaben bei Männern.

Männer in den Wechseljahren
Zahlreiche Untersuchungen von Männern aller Altersgruppen zeigen, daß die Testosteronproduktion mit zunehmenden Lebensalter abnimmt. Testosteron ist das wichtigste in den Hoden produzierte männliche Geschlechtshormon; es stimuliert u.a. den Muskel- und Knochenaufbau, die Blutbildung und beeinflußt die Funktion des Gehirns und die Sexualfunktionen. Epidemiologische Studien ergaben, daß etwa 25 Prozent der Männer im Alter zwischen 51 und 65 Jahren an einem Testosteronmangel leiden. Ab dem 65. Lebensjahr steigt ihre Zahl auf 30 Prozent. Dabei kann dieser Testosteronmangel altersphysiologisch bedingt sein oder auch andere Ursachen haben. In einer dreijährigen Verlaufsuntersuchung wurden ältere Männer mit Testosteron behandelt und die ersten Ergebnisse zeigen, daß sich diese Hormonersatztherapie positiv auswirkt. Noch ist es zu früh, diese Erkenntnisse zu verallgemeinern – liegt doch der Wissensstand zur Testosterontherapie des alternden Mannes gegenüber der analogen Hormonbehandlung der Frauen in der Postmenopause um über zwei Jahrzehnte zurück.

Inzwischen wurden die sogenannten Scavöstrogene entdeckt. Östrogene, bei denen eben diese Verweiblichung des Mannes nicht auftritt, die aber die erwünschten Wirkungen am Herz-Kreislauf-System und am Zentralnervensystem aufweisen.
Impotenz vor dem Rentenalter – falls sie sich zum Dauerzustand entwickelt – hat zu vierzig Prozent auch seelische Ursachen. Alles, was unser Selbstbild vom Mannsein beeinträchtigt, kann unsere Potenz schädigen: eine unzufriedene Frau, Scheitern im Beruf oder der Statusverlust in der Familie. Solange morgens beim Erwachen infolge gefüllter Blase das Glied steif wird, liegen wahrscheinlich keine organischen Ursachen vor. Organisch bedingte Impotenz im Alter ist häufig die Begleiterscheinung anderer Störungen wie Bluthochdruck, Übergewicht, Diabetes, Durchblutungsstörungen, Herz- und Kreislaufprobleme. In diesem Fall setzt die Behandlung an den zugrundeliegenden Krankheiten an. Impotenz als spezifische organische Erkrankung kann auf verschiedene Weise behandelt werden. Der Arzt wird nach einer gründlichen Untersuchung der Ursachen Testosteron-Tabletten, gefäßerweiternde Spritzen, möglicherweise auch Penis-Prothesen oder eine Vakuumpumpe empfehlen (mehr dazu im Abschnitt Schönheitsoperationen).
In sieben von zehn Fällen hilft ein neues verschreibungspflichtiges Medikament aus den USA, das seit Herbst 1998 unter dem Namen Viagra auch in Deutschland zu haben ist. Die »Wunderpille«, eine Stunde vor dem Sex eingenommen, hemmt die Ausschüttung eines körpereigenen Botenstoffes, der für das Abschwellen der Erektion zuständig ist. Aber auch dieses Mittel produziert die Erektion nur dann, wenn vorher bereits eine sexuelle Erregung vorhanden war – ist also kein Aphrodisiakum im klassischen Sinne. Wie amerikanische Studien belegen, verhilft die Potenzpille Männern mit Erektionsstörungen zu neuer und gesunden Männern zu häufigerer und heftig gesteigerter Lust. Selbst Männer, die seit Jahren trotz Potenzspritzen und Vakuumpumpen keine Erektion hatten, waren mit Viagra wieder potent! So nimmt es nicht wunder, daß in den USA der große Run auf die Pille schon eingesetzt hat und die amerikanischen Männer ob ihrer wunderbaren Wirkungen des Lobes voll sind. Aber Vorsicht ist – wie bei jedem Medikament – auch hier geboten: Als Nebenwirkungen bislang bekannt sind Kopfschmerzen, Farbsehstörungen, Übelkeit und Erbrechen. Ganz zu schweigen von den möglichen Auswirkungen bei zu häufiger Einnahme oder bei älteren kreislaufgeschädigten Männern. Mors in coitu, der plötzliche Tod beim Beischlaf, wird zunehmen – befürchten die Experten. Die ersten Fälle dieser Art gab es bereits wenige Wochen nach Einführung

der Potenz-Pille in Amerika. Das Risiko ist für Männer mit Herz-Kreislauf-Leiden oder Diabetes sehr hoch.
Weltweit wird in den Pharmalaboratorien schon fieberhaft an Viagra-Nachfolgern gearbeitet, deren Wirkung noch länger andauern soll.

Casanova benötigte für seine zahlreichen Sexabenteuer keine Hilfsmittel: Er soll sich allein mit paprikagewürzter Gulaschsuppe gestärkt haben. Seine Epigonen versuchten ihrer Manneskraft mit oft mehr als dubiosen Mitteln aufzuhelfen: Extrakte aus Stechapfel, Alraune, Bilsenkraut oder Tränke aus Katzenhirn, Stierhoden und berauschend wirkenden Pilzen waren im Gebrauch. Der Marquis de Sade verwendete die »Spanische Fliege« (enthielt das Zellgift Cantharidin) und der Schauspieler Errol Flynn – so wird behauptet – bestäubte sein Glied vor dem Gebrauch mit Kokain.

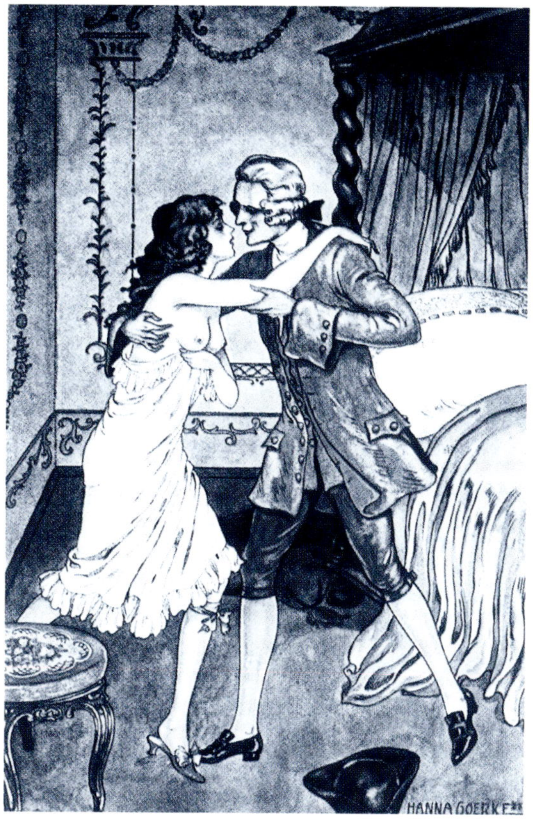

Giacomo Casanova – der berühmteste Liebhaber in Aktion

Erst jenseits der 60 tritt die altersbedingte Impotenz in den Vordergrund: Mit 65 ist jeder vierte betroffen, mit 75 schon mehr als die Hälfte. Mit achtzig ist nur noch jeder vierte ein potentielles – und zugleich ein potentes – Schwangerschaftsrisiko.
Wenn es ein männliches Gegenstück zu den körperlichen Veränderungen der weiblichen Menopause gibt, so dürfte es die Prostata betreffen. Bei jedem zweiten Mann über 50 vergrößert sich dieses ursprünglich walnußgroße Organ, das den Hauptanteil der Samenflüssigkeit produziert und unter dem Ansatz der Harnröhre liegt.
Die Ursache liegt wahrscheinlich in Veränderungen im Hormonhaushalt. Fettreiche Kost beschleunigt das Wachstum. Weil zugleich die Kraft der Muskeln an der Harnblase nachläßt, kommt es zu häufigem Harndrang und unvollständiger Blasenentleerung. Ein unangenehmes Thema für die meisten Männer – um so mehr ein Grund, in einem Männerbuch darüber zu sprechen. Zwar haben nur zehn Prozent so ernste Probleme, daß eine Operation erforderlich wird, aber an einer leichten Inkontinenz, also spontanem Urinaustritt, leiden viele.
Die Folge: Das Urinieren, früher nur eine kurze Unterbrechung des Arbeitstages, wird selbst zur Mühsal und Anstrengung. Drücken bis zur Erschöpfung ist angesagt, um die Blase durch die eingeengte Harnröhre zu entleeren. Das geht nicht nur langsam, sondern leider auch noch ein Weilchen weiter, wenn die Toilette längst schon wieder verlassen wurde. Spätestens jetzt ist ein Arztbesuch notwendig. Der Urologe oder Androloge wird eine Ultraschalluntersuchung vornehmen, um festzustellen, wie weit die Prostata vergrößert ist. In der Regel wird das Ergebnis gutartig sein. Dann verschreibt er – je nach Sachlage – zwei Arten von Medikamenten:

- Stoffe, die die Funktion des Sympathikus im vegetativen Nervensystem hemmen. Dadurch entkrampfen sich die Muskeln um den Harnkanal und lassen den Urin leichter passieren.
- Chemische Präparate (Wirkstoff Beta-Sistoterin) oder Pflanzenextrakte (aus Kürbiskernen, Brennessel, Sägepalmenfrüchten), die die männlichen Hormone so beeinflussen, daß das Prostatagewebe an Volumen verliert.

Bei starker Vergrößerung ist eine operative Entfernung von Prostatagewebe notwendig. Auffällig ist, daß Mitteleuropäer und US-Amerikaner viel häufiger Probleme mit der Prostata haben als Südeuropäer oder Asiaten. Der Grund: zuviel Eiweiß und tierisches Fett in der Nahrung. Ballaststoffe aus Vollkornprodukten, Obst und Gemüse schützen, insbesondere Tomaten. Unter Japanern etwa war Prostatakrebs eine unbekannte Krankheit, solange sie sich ausschließlich von Gemüse, rohem Fisch und Reis ernährten. Daß es sich bei der Prostatavergrößerung um eine Zivilisationskrankheit handelt, ist eindeutig. Weder Löwen, noch Wölfe, ja nicht einmal die uns verwandten Schimpansen kennen derartige Probleme, sondern nur noch ein Wesen: der domestizierte, vom Menschen zivilisierte Hund.
Wir wollen aber nicht vergessen, daß das Alter auch Vorteile bringt. Zwar läßt das mechanische Gedächtnis, das wir zum Einpauken von Vokabeln benötigen, nach. Dafür lernen wir aber im Laufe des Lebens immer besser, wesentliche von unwesentlichen Informationen zu unterscheiden und Merkstrategien einzusetzen, zum Beispiel Eselsbrücken oder das geschickte Verknüpfen des neu zu Lernenden mit schon Bekanntem. Wenn es darum geht, sich größere Zusammenhänge einzuprägen, sind Ältere oft überlegen.
Im Alter wächst die Spezialisierung. Auf vertrauten Gebieten, deren Grundlagen in jüngeren Jahren gelegt wurden, können Sechzigjährige mit Dreißigjährigen mithalten oder sie aufgrund ihrer Lebenserfahrung übertreffen. Dagegen fällt es immer schwerer, sich etwas völlig Neuartiges anzueignen.
Einige weitere Verbesserungen, die das Alter bringt:

- Die Schmerzempfindlichkeit sinkt. Zahnschmerzen treten nun seltener und mit geringer Intensität auf.
- Charakterlich werden wir ausgeglichener. Selbst hartgesottene Choleriker, die mit zwanzig bei der geringsten Stichelei explodierten, reagieren mit mehr Gelassenheit.
- Der sexuelle Drang wird weniger triebhaft.
- Mit den Jahren benötigt man weniger Schlaf. Dadurch wächst die verfügbare Freizeit.
- Die sinkende Reaktionsschnelligkeit wird durch größere Lebenserfahrung ausgeglichen. Ältere reagieren umsichtiger und vorsichtiger.
- Die Anfälligkeit für zahlreiche Infektionskrankheiten, insbesondere für Erkältungen, geht zurück. Das Immunsystem »kennt« die meisten Krankheitserreger schon.
- Ältere vergeuden weniger Zeit mit Unwesentlichem. Von Lebenskrisen lassen sie sich aufgrund ihrer Erfahrungen nicht mehr so leicht aus der Bahn werfen. Andererseits sind kaum noch schicksalsbestimmende Entscheidungen (Kinder, Berufswahl) zu treffen.

Wenn Sie außerdem aus den Hinweisen der folgenden Kapitel das für Sie Passende in Ihren Alltag integrieren, werden Sie Jüngere, die es gleichgültig läßt, was mit ihnen geschieht, um Längen schlagen.

Lycopin, ein Carotinoid, das der Tomate die rote Farbe verleiht, vermindert offensichtlich das Risiko, an Prostatakrebs zu erkranken. Schon bei einer täglichen Lycopinzufuhr von 6 mg, so Dr. Edward Giovannucci von der Harvard University, USA, sinkt das Risiko um 21 Prozent. Die Lycopin-Verfügbarkeit aus Tomatenextrakten oder hitzebehandelten Tomaten ist besser als aus rohen, unbehandelten Tomaten.

Ernährung: Ist der Mann, was er ißt?

Bewundern Sie manchmal die ausgeklügelten Diätpläne in den Illustrierten, die ein Abnehmen von fünf Kilo in zwei Wochen ohne Hungern versprechen? Sie bestehen aus einer Fülle von Rezepten für Frühstück, Mittag, Abendbrot und den Snack zwischendurch, jede Kalorie abgezählt, Vitamine und Spurenelemente in Hülle und Fülle, und dann die Bilder! Läuft einem da nicht das Wasser im Mund zusammen? Möchte man nicht am liebsten sofort den Endivien-Geflügel-Salat, den Möhren-Papaya-Drink, das Kräuteromelett oder die Gemüsepfanne mit Frischkäse in die Wirklichkeit holen und herzhaft zulangen? Ja, wenn uns das Gesunde immer so appetitlich und mundgerecht serviert werden würde ...

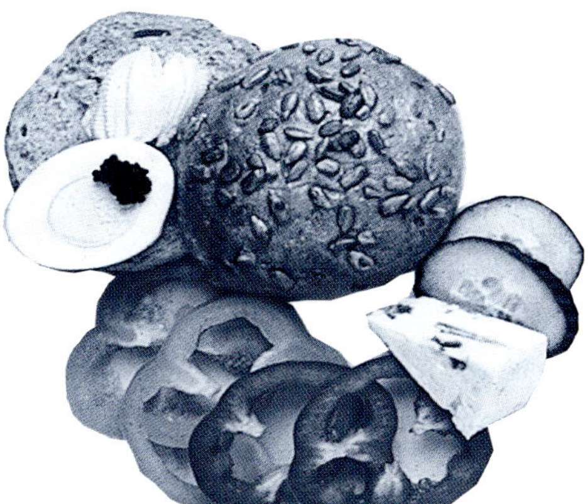

Dann aber fällt der Blick auf die nebenstehenden Rezepte und die gute Laune verfliegt. Erst einmal heißt es einkaufen. Für die genannten Gerichte benötigen wir unter anderem Papayawürfel, Limettensaft, Balsamico, Frühlingszwiebeln, weiße und grüne Zwiebelringe, Kirschtomaten und Kresse. Ob wir da in unserem Supermarkt fündig werden? Führen die überhaupt mehr als die eine Sorte Zwiebeln, die es im Netz gibt? Ist jetzt die Jahreszeit für Kirschtomaten? Was ist Balsamico, und in welchem Regal müssen wir da suchen? Eine Verkäuferin fragen? Wo sich nie jemand vom Personal blicken läßt – von den beiden gestreßten Kassiererinnen einmal abgesehen?

An dieser Stelle werden die meisten Männer die Diätpläne wieder fallen lassen – es sei denn, sie haben eine nichtberufstätige Partnerin im Haus, die die Suche in Spezialgeschäften übernimmt.

Die kleine Minderheit, die die Umsetzung des Ernährungsplanes in Angriff nimmt, sieht sich mit weiteren Schwierigkeiten konfrontiert. Der Plan schreibt ja nicht nur vor, was man essen darf, sondern vor allem, was man zu meiden hat. Keinen Tropfen Alkohol die ganzen Tage, nicht mal ein Glas Wein oder Bier. Kein Schokoriegel zwischendurch, keine Currywurst auf dem Heimweg, keine Chips am Abend vor dem Fernseher. Die kleinste Sünde würde die Kalorienbeschränkung, also den heiligen Zweck der Übung, über den Haufen werfen. Und zwar unkorrigierbar. Wie der werktätige Mann, der auf das Kantinenessen oder die Dönerbude vor dem Büro angewiesen ist, seinen Kalorien-

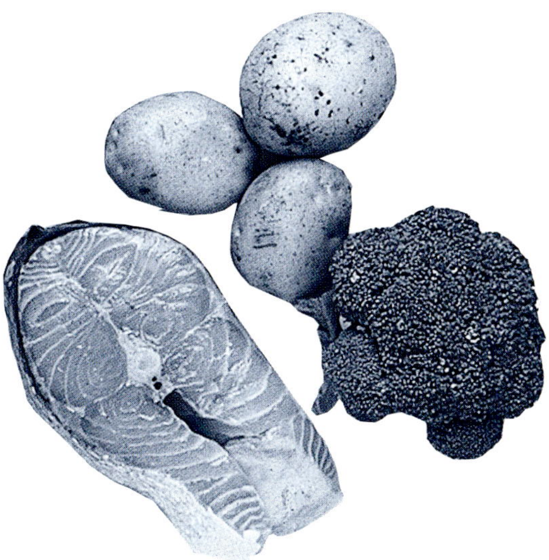

bedarf überwachen soll, darüber schweigen sich die Diätapostel aus.
Sollten Sie ein begeisterter Hobbykoch sein, können Sie über unsere Sorgen nur lachen. Sie wissen ganz genau, welcher Gemüsehändler die besten grünen Paprikaschoten und die saftigsten Avocados anbietet. Für Sie ist die Jagd nach exotischen Gewürzen ein Vergnügen, das die Vorfreude erhöht. Sie brutzeln, dünsten, servieren und essen selbstverständlich mit Genuß. Sie kochen abwechslungsreich, weil sie immer Neues ausprobieren. Sie bevorzugen die leichte Küche, weil Sie nur so in der Lage sind, schon bald wieder den nächsten Augen- und Gaumenschmaus zu produzieren und zu essen.
Glaubt man den repräsentativen Umfragen, leben die meisten Männer ganz anders. Insbesondere wenn sie Single sind. Viele essen nur zweimal am Tag. Wer Frühstück, Mittag und Abendessen zu sich nimmt, gehört schon zu einer gesundheitsbewußten Minderheit. Einige begnügen sich sogar mit nur einer – dann allerdings riesigen – Mahlzeit. Häufig besteht der Speiseplan aus einem Kantinenessen, Wurststullen und einer Tiefkühlpizza. Fast Food schafft Abhilfe gegen den Hunger zwischendurch. Mindestens dreizehn Prozent ihres Energiebedarfs decken Deutschlands Männer mit Alkohol. Wer denkt schon daran, daß der Spruch »**Schönheit kommt von innen**« im Falle der Ernährung wörtlich zu nehmen ist? Verstopfung bei ballaststoffarmer Nahrung ist noch das geringste Problem. Schwerer wiegt, daß ungesunde Gewohnheiten eine chronische Unterversorgung wichtiger Organe zur Folge haben. Bei unserem größten Organ – der Haut – ist das sogar äußerlich sichtbar. Sie benötigt Vitamine, Spurenelemente und Mineralstoffe. Sie erhält sie über das Blut. Die Ballaststoffe – vor allem in Obst, Gemüse und Getreideprodukten enthalten (Vollkornbrot, Müsli) – bewirken eine gesunde Darmflora, welche aus Darmbakterien und Enzymen gebildet wird. Sie spalten die Nahrung in ihre Bestandteile auf, die wiederum reinigend auf die Haut wirken.

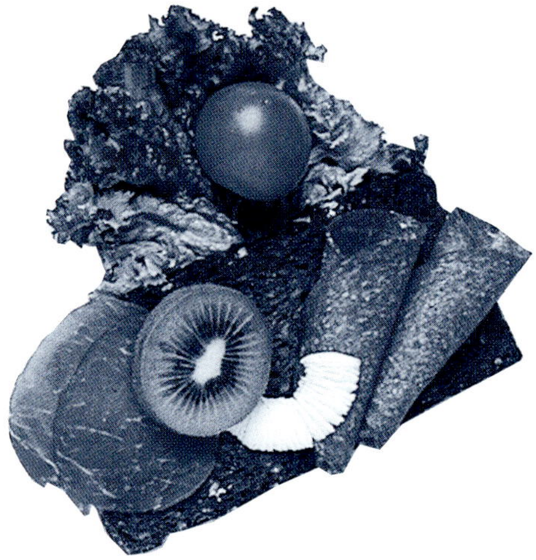

Pflanzenöle (in Avocados reichlich enthalten) und Fisch liefern uns ungesättigte Fettsäuren, die die Haut geschmeidig halten, indem sie die zerstörerischen freien Radikale binden. Das Entstehen von Falten und Runzeln können wir vermindern oder teilweise rückgängig machen, wenn wir reichlich eiweißspaltende Enzyme, wie das in Ananas enthaltene Bromalain, zu uns nehmen. Frisches Obst enthält viel Vitamin C, das dem Neuaufbau von Hautkollagen dient. Ein bis zwei Kiwi genügen, um den Tagesbedarf zu decken. Man muß kein Hautarzt sein, um mit einem Blick zu erfassen, ob die Haut unserer Mitmenschen gesund und vital aussieht oder schlaff, trocken und müde. Ohne bewußt darüber nachzudenken, schätzen wir die Vitalität unserer Partner danach ein, welchen Eindruck ihre Haut uns vermittelt. Diese wiederum betrachten Sie unter dem gleichen Aspekt. Sie wissen sicher, daß jeder mindestens zwei Liter Flüssigkeit pro Tag zu sich nehmen soll. Wer zu wenig trinkt, schädigt wichtige Organe und muß Nierensteine befürchten. Zu wenig Flüssigkeit läßt aber auch die Haut vorzeitig altern. Sie wirkt dann grau, unrein, trocken und faltig. Dagegen blüht sie auf, wenn wir mehr trinken – Mineralwasser und Säfte, nicht etwa Alkohol! Das wichtigste Gesundheitsproblem, das durch falsche Ernährung entsteht, ist das Übergewicht. Mit den bekannten Spätfolgen Diabetes, Kreislauferkrankungen und ver-

Täglich zwei Liter Flüssigkeit braucht der Mensch. Unser Organismus besteht zu 60 Prozent aus Flüssigkeit. Davon verlieren wir täglich – auch ohne jegliche körperliche Anstrengung – rund 2,5 Liter über die Haut, den Urin und die Atmung. Mit dem Essen nehmen wir knapp 1 Liter wieder auf, der Rest muß über Getränke wieder in den Körper gelangen. Als beste Getränke empfehlen sich hierfür: Mineralwasser, Leitungswasser und Säfte. Wer zuwenig trinkt, mindert seine körperliche und geistige Leistungsfähigkeit. Extremer Flüssigkeitsmangel führt zu Muskelkrämpfen, Schwindel, Kopfschmerzen und Konzentrationsstörungen.

kürzte Lebenserwartung. Männer über neunzig sind fast ausnahmslos sehr schlank. Dicke werden praktisch niemals sehr alt. Für die Errechnung des persönlichen Gewichtsoptimums hat sich der BMI, der Body-Mass-Index, durchgesetzt. Im Gegensatz zu früheren Faustregeln – etwa dem Broca-Normalgewicht (Zentimeter den Körpergröße über hundert in Kilogramm) – stimmt der BMI auch für sehr kleine und sehr große Menschen und berücksichtigt Unterschiede im Körperbau. Die Formel lautet:

$$\frac{\text{Körpergewicht (in Kilogramm)}}{\text{Körpergröße (in Metern) zum Quadrat}}$$

Bei einem Gewicht von 70 Kilogramm und einer Größe von 1,75 Metern beträgt der BMI = 22,857, bei einem Gewicht von 50 Kilogramm und einer Größe von 1,63 Metern 18,819. Bei einem BMI größer als 25 wird die Grenze zum Übergewicht überschritten, bei einem Wert unter 18 droht Magersucht. Ein BMI zwischen 25 und 27 ist noch vertretbar, wenn der Betreffende viel Sport treibt. Britische Forscher haben in einer Studie mit 7 700 Männern herausgefunden, daß unser Idealgewicht und damit das geringste Gesundheitsrisiko bei einem BMI von 22 bis 23 erreicht ist. Bei einem BMI über 30 – zum Beispiel 90 Kilo bei 1,70 Metern – ist das Infarktrisiko zweifach, das Diabetesrisiko sogar zehnfach erhöht!
Der BMI führt in manchen Extremfällen zu Fehlinterpretationen. Ein Bodybuilder mit überdurchschnittlicher Muskelmasse kann beispielsweise einen BMI von 30 aufweisen und nur wenig Körperfett besitzen. Zur Kontrolle sollten Männer zusätzlich den Körperformquotienten (KFQ) bestimmen. Seine Formel lautet:

$$\frac{\text{Taillenumfang (in Zentimetern)}}{\text{Hüftumfang (in Zentimetern)}}$$

Beträgt der Taillenumfang beispielsweise 83 Zentimeter, der Hüftumfang 93 Zentimeter, so beträgt der KFQ gesunde 0,89. Ab einem KFQ von über 0,95 weist der Körper eine ungesunde Anreicherung von Fettgewebe am Bauch auf. »Mann« trägt eine Kugel vor sich her oder ist von »Schwimmringen« umgeben. In diesem Fall liegt eine höhere Anfälligkeit für Herz- und Kreislaufkrankheiten, Diabetes und Schlaganfall vor – vor allem, wenn gleichzeitig der BMI bei 30 oder darüber liegt. Die gute Nachricht: Männer mit einem hohen KFQ nehmen eher ab, wenn sie sich zu Diät und Sport entschließen, als solche mit einem geringeren KFQ. Der Grund: Ihre Fettpolster werden leichter mobilisiert und abgebaut als das tiefer unter der Haut eingelagerte Fett der übrigen Männer.
Übergewicht ist aber nicht das einzige Gesundheitsrisiko, das durch Fehlernährung entsteht. Auch Normalgewichtige können durch einseitige Ernährung krank werden. Vitamin- und Mineralstoffmangel zeigt sich bei ihnen unter anderem in krankhaften Blut, Leber- oder Urinwerten, brüchigen Nägeln, splissigem Haar und ungesunder Haut. Vitamin D- und Kalziummangel lassen Knochen ihre Festigkeit verlieren. Das bedeutet, sie werden brüchig und krümmen sich stärker als bei anderen Menschen. Auch Normalgewichtige haben also allen Grund, ihren Speisezettel zu überprüfen.

Einige wichtige Vitamine für den Mann

Vitamine	Funktionen	Ergiebige Quellen
Vitamin A (Retinol) **Augenvitamin**	Wird für das Hell-Dunkel- und Farbsehen benötigt; stabilisiert Haare, Haut, Zähne	Kalbsleber, Möhren geräucherter Aal, Eier, Leberwurst, Edelpilzkäse
Vitamin B1 (Thiamin) **Nervenvitamin**	Wichtig für Regeneration des Nervensystems, fördert Wachstum	Kotelett, Huhn, Sonnenblumenkerne, Haferflocken
Vitamin B2 (Riboflavin) **Hautschutzvitamin**	Schützt die Haut vor freien Radikalen	Huhn, Leber, Brokkoli, Butterpilze, Milch, Schweinefilet, Joghurt
Vitamin B12 **Stoffwechselvitamin**	Schützt vor Blutarmut	Huhn, Leber, Austern, Hering, Krabben, Eier, Rindfleisch
Vitamin C (Ascorbinsäure) **Erkältungsschutz-Vitamin**	Radikalenfänger, schützt vor Erkältung, gut für Knochen und Zähne, fördert Eisenaufnahme des Körpers	Paprika, Sanddornsaft, Kiwi, Rosenkohl, Zitrusfrüchte, Kartoffeln, Johannisbeeren
Vitamin D **Sonnenvitamin**	Sorgt für feste Knochen und Zähne	ger. Aal, Matjes, Avocado, Steinpilze, Eier, Milch
Vitamin E **Jungbrunnen-Vitamin**	Radikalenfänger, stark antioxidativ, reduziert Krebsanfälligkeit	Weizenkeimöl, Soja, Puter, Paprika, Knollensellerie, Eigelb pflanzl. Öle, Vollkorn-Produkte, Margarine
Vitamin H (Biotin) **Haut-und-Haar-Vitamin**	Wandelt Nahrungsenergie in Körperenergie um, schützt die Haut, fördert Haarwachstum	Apfelsinen, Avocado, Rinderleber, Huhn, Schweinefleisch, Ei, Kalbfleisch, -leber, Austern, Hafer, Weizenkleie, Walnüsse
Niacin **Fitneßvitamin**	Wichtig für Kreislauf, Cholesterinspiegel, Stoffwechsel, Nerven, Haut, Hormonproduktion	Fleisch, Fisch, Nüsse, Geflügel, Weizenspeisekleie, Pilze
Pantothensäure **Hautvitamin**	Fördert Abwehrkräfte, Haarwachstum, beteiligt am gesamten Stoff-Wechsel; Fettverwertung	Vollkorn, Leber, Eigelb, Steinpilze, Brokkoli, Getreide

Einige wichtige Mineralien und Spurenelemente für den Mann

Mineralien/ Spurenelemente	Funktion	Ergiebige Quellen
Calcium	Für feste Knochen, Zähne, **starke Nerven,** kräftige Muskeln	Milch und Milchprodukte, Vollkorn, Blattgemüse, Kräuter
Chlor	Wichtig für Säure-Basen-Haushalt, Magensäure, **Hormontransport**	Kochsalz, Algen, Käse
Magnesium	Dient der Immunabwehr, **Hormonproduktion,** aktiviert Enzyme,	Milch, Gemüse, Salat, Mais, Feigen, Nüsse, Krabben, Hirse, Soja, Naturreis, Kürbiskerne Lein- u. Sesamsamen
Phosphor	Wichtig für Energiestoffwechsel, Knochen, Zähne, Gehirn- und **Nerventätigkeit**	Käse, Weißwurst, Fleisch, Nüsse, Soja, Getreide, Hefe
Zink	Wichtig für **Sexualfunktion,** Bindegewebe, Enzyme, Immunabwehr	Käse, Linsen, Weizen, Garnelen, Rinderfilet, Schaf-Filet, Hafer, Kürbiskerne, Mohn

Unsere folgenden Hinweise sollen kein Kochbuch ersetzen, sondern Ihnen Tips geben, wie Sie ohne zusätzlichen Zeitaufwand und ohne Ihren Tagesablauf zu ändern, eine ausgewogene, schmackhafte Ernährung erzielen – der beste Garant für einen Zusatzschub Vitalität.

Ausgewogenheit in der Ernährung anstreben

• **Den Speiseplan abwechslungsreicher als bisher gestalten.** Wer auf Vielfalt schwört, ernährt sich automatisch ausgewogen. Er braucht weder Vitamine zu zählen, noch darüber nachzudenken, ob er irgendein seltenes Spurenelement vergessen hat. Also nicht sich der Gesundheit zuliebe täglich zu faden Tofuschnitzeln zwingen, sondern lieber zwei Tage Fleisch, zwei Tage Fisch, zwei Tage vegetarisch (Salat, Gemüseauflauf, Spinatpizza), einmal Eintopf. Generell gilt: Mehr Fisch, mehr Milch- und Getreideprodukte auf den Speiseplan setzen.

Damit Sie eine Orientierung für Ihren eigenen Speisezettel haben, hier eine Übersicht, was ein ausgewogener Speiseplan enthält: 5 etwa faustgroße Portionen Obst und Gemüse, möglichst als Rohkost. Fettarme Milchprodukte, zum Beispiel zwei Becher Milch und einen Joghurt. 200 Gramm Vollkornprodukte, um Beispiel 3 Scheiben Mischbrot, 60 Gramm Nudeln oder Reis, eine Portion Müsli. Je zweimal in der Woche Fleisch und Fisch (je 150 Gramm). Zusätzlich eineinhalb bis zwei Liter mineralhaltige Flüssigkeit.

• **Den Obst- und Gemüseanteil nach und nach erhöhen**. Ein Apfel – am besten mit Schale – stillt den kleinen Hunger zwischendurch ebenso zuverlässig wie eine Currywurst, ist aber zehnmal so gesund.

Wird er geschält, gehen die meisten Inhaltsstoffe, die sich in und an der Schale konzentrieren, verloren. Vor dem Verzehr gut abwaschen! Keine Vitamintablette kann leisten, was Obst liefert. Ein Apfel enthält nicht nur Vitamin C, sondern auch Substanzen, die dafür sorgen, daß die Vitamine vom Körper auch aufgenommen werden. Künstliche Vitaminpräparate werden zum großen Teil unverdaut wieder ausgeschieden! Neben Mineralien und Ballaststoffen enthält ein Apfel noch viele Substanzen, die die moderne Wissenschaft noch nicht einmal alle entschlüsselt hat, deren Nutzen für die Gesundheit aber unbestritten ist.

und zehn Minuten bei geschlossenem Topf kochen lassen. Dann vom Feuer nehmen und noch zehn bis fünfzehn Minuten (je nach Größe und Festigkeit der Knollen) bei geschlossenem Topf ziehen lassen. Bei dieser Methode garen die Kartoffeln im Dampf. Die Vitamine werden nicht mit dem Kochwasser weggegossen, sondern bleiben in den Knollen. Die gleiche Methode läßt sich für das meiste Gemüse anwenden. Wenn Sie einen Elektroherd haben, genügt es, nach dem Hineintun der Kartoffeln, die Energiezufuhr auszuschalten, sobald das Wasser wieder kocht. Die Restwärme der Platte genügt für das Garwerden.

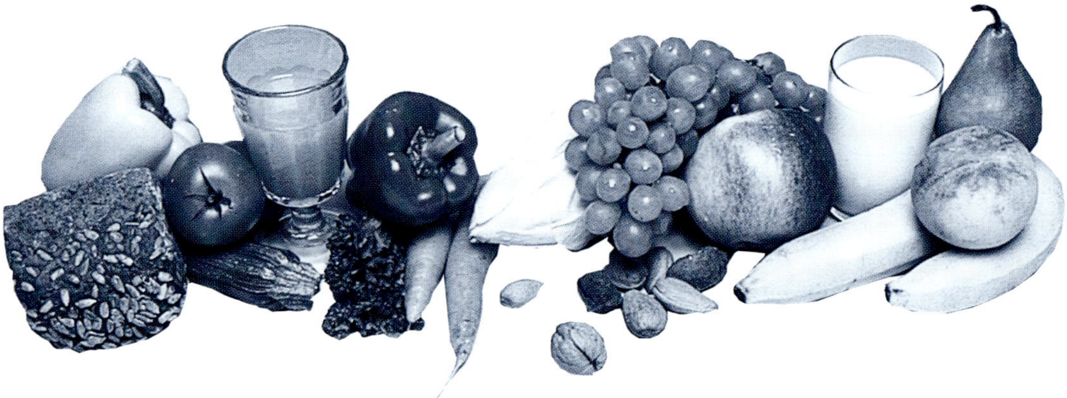

50 Prozent der Nahrung sollte aus Rohkost bestehen, weil viele Inhaltstoffe, insbesondere das Vitamin C, hitzeempfindlich sind. Sollten Sie zu einer Risikogruppe gehören – Krebsfälle in der Familie, Übergewicht und ähnliches – benötigen Sie sogar noch mehr Rohkost, weil sie das Krebsrisiko und den Cholesterinspiegel senkt. Sollten Sie Raucher sein, brauchen Sie 25 Prozent mehr Vitamin C als andere. Essen Sie in diesem Fall einen Kiwi oder eine Portion Broccoli extra.

- **So schonend und kurz garen wie möglich**. Das in Kartoffeln enthaltene Vitamin C läßt sich zum Beispiel retten, indem Sie die Knollen nicht kochen, sondern dünsten. Das geht so: In einem Topf einen Fingerbreit Wasser salzen und zum Kochen bringen. Die Kartoffeln (große Knollen zerteilen) hineinlegen

Wenn Sie hauptsächlich von Fertiggerichten leben: So bequem ihre Zubereitung auch sein mag – sie sind reich an chemischen Zusätzen, aber arm an Vitaminen und andere Inhaltsstoffen. Wenn Sie auf schnelle und einfach zu bereitende Mahlzeiten angewiesen sind: Versuchen Sie es ab und zu mit einer Kombination aus frischen Zutaten und Fertigprodukten. Dafür zwei Beispiele:
Auflauf. Kaufen Sie eine Tüte Fix für Broccoli-Gratin und 300 Gramm frischen oder tiefgekühlten Broccoli. Außerdem benötigen Sie Margarine, geriebenen Käse aus der Tüte sowie – falls Sie sie nicht schon besitzen – eine flache Auflaufform. Bringen Sie Wasser in einem Topf zum Kochen und lassen Sie den Brokkoli darin fünf Minuten garen. In der Zwischenzeit schalten Sie Ihren Herd

ein. Er muß auf rund 200 Grad vorgeheizt werden, was etwa zehn Minuten dauert. (Das entspricht beim Gasherd der Stufe 3–4.) Und Sie rühren das Fix-Pulver in einen Viertelliter (zwei Tassen voll) kaltes Wasser ein und lassen es unter gelegentlichem Umrühren aufkochen und noch eine Minute weiter kochen. Jetzt reiben Sie die Auflaufform mit Margarine ein, geben den Brokkoli hinein, die Sauce darüber und schieben das Ganze in den Herd. Danach brauchen Sie nur noch abzuwarten, bis nach 15 bis 20 Minuten Ihr Gratin goldbraun gebacken ist. Holen Sie es heraus und geben Sie geriebenen Käse darüber. Die Zubereitung ist einfacher als bei Bratkartoffeln, es kann weniger schief gehen, und es ist zehnmal gesünder. Das Ganze schmeckt wunderbar knusprig – keineswegs lasch, wie Sie das von Gemüsebeilagen aus der Kantine gewöhnt sind. Übrigens: Beim zweiten Auflauf verwenden Sie der Abwechslung zuliebe Blumenkohl oder Blattspinat aus der Tiefkühltruhe. Die Zubereitung ist die gleiche.

Ratatouille. Das ist ein französisches Gemüsegericht, das Tomaten, Zwiebeln, Auberginen, Zucchini und Paprika enthält. Wenn Sie eine Tüte Fix für Ratatouille kaufen, benötigen Sie lediglich noch zwei bis drei Paprikaschoten, das übrige liegt getrocknet vor. Sie schneiden die Schoten in kleine Stücke und werfen die Kerne weg. Dann lassen Sie etwa zwei Eßlöffel Pflanzenöl in einem Topf heiß werden, werfen die kleingeschnittenen Schoten hinein, tun einen Deckel auf dem Topf und lassen das Gemüse etwa drei Minuten garen. Anschließend geben Sie einen Viertelliter Wasser dazu und rühren den Beutelinhalt ein. Sie lassen das Ganze aufkochen (ab und zu umrühren!) und danach auf kleiner Flamme noch eine Viertelstunde vor sich hin köcheln. Fertig. Sie erhalten eine Riesenportion, die sättigt, würzig schmeckt und kaum Kalorien enthält. Dazu können Sie sich einen Beutel Reis kochen oder einfach Baguette essen.

• **Experimentieren Sie mit Gewürzen**. Frische Kräuter, Knoblauch, Chili oder Ingwer – je nach Geschmack verwendet – enthalten Spurenelemente, ätherische Öle und teilweise erhebliche Mengen an Vitaminen. Mit 50 Gramm Petersilie können Sie beispielsweise Ihren Tagesbedarf an Vitamin C decken. Gewürze sorgen für neue Geschmacksnuancen. Zum Ausgleich salzen Sie weniger. Ihr Blutdruck wird es Ihnen danken.

Gelegentliche Ernährungssünden sind kein Problem, sollten aber in den Folgetagen ausgeglichen werden. Entscheidend ist immer die Gesamtbilanz. Übrigens: Auch Alkohol erhöht diese Bilanz. So enthalten 0,2 Liter Weißwein 120 Kalorien und 0,3 Liter Bier 130 Kalorien.

• **Optimieren Sie Ihre Eßkultur**. Lieber mehrere kleine als wenige große Mahlzeiten, das verringert die Kalorienmenge, die sich in Form von Fett auf Hüften und Bauch ablagert. Kleinere, gründlich gekaute Portionen sättigen ebensogut wie heruntergeschlungene große Mengen. Essen Sie von möglichst kleinen Tellern, das meldet den Augen eher eine Sättigung als bei großen Tellern. Legen Sie auch wochentags ein Gedeck mit Tischdecke und Serviette auf. Das erhöht den Genuß beim Essen und fördert folglich die gesunde Verdauung. Psychologen haben herausgefunden, daß nur Genuß Eßgelüste auf Dauer stillt. Wer lediglich ißt, um satt zu werden, kriegt schneller wieder Hunger. Wenn Sie generell zu große Portionen essen: Trinken Sie vorher ein Glas Mineralwasser oder Fruchtsaft. So erreichen Sie zu einem früheren Zeitpunkt das Sättigungsgefühl. Wenn Sie nach einer großen Portion immer noch Appetit haben: Das Sättigungsgefühl stellt sich erst nach 20 bis 30 Minuten ein. Besser und langsamer Kauen hilft.

• **Probieren Sie öfter mal ein neues Gericht aus**. Das ist nicht nur gut für die Ernährung, sondern erhöht auch Ihre soziale Kompetenz. Unser Freund Martin lud, wenn er ein neues Mädchen kennengelernt hatte, sie sobald als möglich zu sich nach Hause ein und setzte ihr selbst zubereitete Speisen vor. Dafür hatte er zwei Varianten. Lud er sie beim ersten Mal zum Kaffeetrinken ein, gab es Quarktorte ohne Boden. Kam sie abends zu ihm, servierte er Honighähnchen. Beidem lagen sehr einfache Rezepte zugrunde, aber das Ergebnis wirkte alles andere als simpel. Die Torte schmeckte sahnig, obwohl sie hauptsächlich aus Magerquark bestand – also kein Kalorienbomber. Das Hähnchen hatte ein originelles Aroma, das die Neugier seiner weiblichen Gäste reizte. Wenn er andeutete, daß ihm eine Kreuzung aus Senf und Honig zugrunde lag, erntete er viele Ahs und Ohs. Jedes Mädchen war danach der Meinung, daß es sich lohnte, ihn näher kennenzulernen. Martin hatte beide Rezepte beim Blättern in einem Kochbuch gefunden. Wir haben sie für Sie hier abgedruckt. Beide benötigen zwar mehr als eine Stunde bis sie fertig sind, aber die meiste Zeit können Sie Torte und Hähnchen im Herd sich selbst überlassen.

Honighähnchen
Sie benötigen: 1 Hähnchen (ohne Innereien, z.B. aus der Gefriertruhe des Supermarktes), Salz, Curry, 3 Eßlöffel Bienenhonig, 3 Eßlöffel Senf und Margarine.
Das Hähnchen waschen, abtrocknen, mit Salz und Curry einreiben. Honig, Senf und einen Teelöffel Curry mischen. Mit der Mischung das Hähnchen einreiben, Margarine erhitzen und zusammen mit dem Hähnchen in einer Form im vorgeheizten Herd bei starker Hitze etwa eine Dreiviertelstunde braten lassen. Alle zehn Minuten das Hähnchen mit der heruntergetropften Honig-Senf-Mischung einpinseln. Fertig. Dazu passen sehr gut Chinakohlsalat und Curryreis.

Quarktorte ohne Boden
Sie benötigen 125 Gramm Butter, 250 Gramm Zucker, 4 Eier, 1 Päckchen Vanillezucker, 1 Zitrone, 1 Kilogramm Magerquark, 1 Päckchen Puddingpulver mit Vanillegeschmack, 40 Gramm Grieß, 1 Päckchen Backpulver, 125 g Rosinen (wer keine Rosinen mag: man kann sie auch weglassen), Margarine zum Einreiben der Backform.
Butter an einem warmen Ort weich werden lassen (Nicht über 32 Grad! Sie schmilzt sonst.). Die Butter mit Zucker sehr schaumig rühren, nach und nach Eier, Vanillezucker, Saft und abgeriebene Schale von der Zitrone zugeben. Den Quark unterrühren (vorher Flüssigkeit aus dem Quark abtropfen lassen). Gesondert Puddingpulver, Grieß und Backpulver vermischen, ebenfalls unterrühren und schließlich die Rosinen in den Teig einrühren. Eine Springform gut einfetten, die Masse einfüllen und im vorgeheizten Ofen bei 200 Grad (Gasherd Stufe 3-4) etwa eine Stunde backen. Es empfiehlt sich, die Form mit Pergamentpapier abzudecken, damit die Oberfläche nicht zu dunkel wird. Danach den Kuchen im ausgeschalteten Ofen abkühlen lassen, vom Rand der Springform lösen, auf einen ebenen Teller stürzen und – sobald der Kuchen völlig kalt ist – wiederum auf einen zweiten Teller stürzen. Fertig.

18 zusätzliche Tips für die dauerhaft schlanke Linie

1. Beim Essen nicht fernsehen. Untersuchungen bestätigen, daß bei Ablenkung jedermann stärker zugreift als sonst. Schlimmste Konsequenz: Eines Tages hat sich unser Körper daran gewöhnt, daß er beim Fernsehen zu essen bekommt und signalisiert automatisch Hunger, sobald wir die Kiste anschalten.
2. Nach dem Sport kann eine Mahlzeit ausfallen. Der Körper schüttet während der Anstrengung das Glückshormon Endorphin aus (deswegen erzeugt insbesondere Ausdauertraining Hochgefühle und gute Laune), das wie ein Appetit-

zügler wirkt. Ein bis zwei Stunden später stellt sich allerdings Heißhunger ein, wenn man nicht vorher in der appetitlosen Phase mit ein, zwei Stück Obst oder einem anderen Snack vorgebeugt hat.

3. Alkohol ist ein Dickmacher. Der Körper erhält von ihm nicht nur besonders viele Kalorien, sondern verbrennt sie auch besonders schnell. Das führt dazu, daß alles übrige, was Sie dazu essen, nicht gleichzeitig verdaut werden kann. Es wandert daher als Fettdepot auf Hüften und Bauch.
4. Das große Diner bei Kerzenlicht essen. Es ist nicht nur eine Frage der Romantik. Eine amerikanische Studie bestätigt: Bei grellem Licht essen Männer und Frauen doppelt soviel wie bei schummriger Atmosphäre. Der Grund: Dunkelheit signalisiert Entspannung – wir schlafen ja auch besser, wenn das Licht aus ist – wir essen langsamer und werden gründlicher satt.
5. Kaffee in Kombination mit einem Glas Wasser regt den Darm an und entschlackt.
6. Es ist nicht nur der Zucker, sondern auch das Fett, was Süßigkeiten in Kalorienbomber verwandelt. Also: Wenn schon naschen, dann fettarme Süßigkeiten. Dazu gehören Gummibärchen, Russisch Brot, Lakritze und die meisten Fruchtbonbons.
7. Nach Festmenüs zwei Diättage einschalten. In dieser Zeit essen Sie Reis mit Obst oder Gemüse oder Obst pur. Nicht vergessen, ausreichend zu trinken: Kräutertee oder ein Gemisch aus Fruchtsaft und Mineralwasser. Wenn Sie Appetit auf Herzhaftes quält: Bereiten Sie sich einen Riesentopf Gemüseeintopf und essen Sie davon, so oft und wieviel Sie Lust haben. Jedes Kochbuch enthält Rezepte. Hier die von uns bevorzugte Variante. Sie brauchen: 2 Paprikaschoten, 6 Möhren, 6 Zwiebeln, 1 kleinen Kohlkopf, 1 Bund Stangensellerie, 400 Gramm grüne Bohnen, 1/4 Liter Tomatensaft, 5 Tomaten, 1 Tüte Zwiebelsuppe und als Kräuter Dill und Petersilie. Je nach Geschmack können Sie noch Brühwürfel, Pfeffer, Essig oder Sojasoße hinzufügen. Die Zubereitung ist denkbar einfach: Das Gemüse waschen, kleinschneiden, in einen großen Topf geben und Wasser auffüllen, bis das Gemüse bedeckt ist. Zum Kochen bringen und solange vor sich hin köcheln lassen, bis das Gemüse weich ist.
8. Wenn Sie weiter abnehmen wollen: Stellen Sie sich einen Speiseplan aus kalorienarmer Nahrung zusammen. Achten Sie darauf, daß alle wichtigen Elemente vertreten sind (Seite 37f.), aber ersetzen Sie Schweinefleisch durch Geflügel, Süßigkeiten durch Obst, Alkohol durch Fruchtsaftcocktails. Die besten Sattmacher unter den Früchten sind Bananen, Ananas, Pflaumen, Kiwis und Kirschen. Alles, was Sie während Ihrer Diät zu sich nehmen, soll schmecken. Planen Sie drei Mahlzeiten und dazwischen zwei Snacks. Essen Sie soviel, daß Sie gerade satt werden und trinken Sie mehr als sonst. Wenn Sie bei bestimmten Gelegenheiten beson-

> Zucker läßt den Blutzuckerspiegel steigen: Das Gehirn meldet ein Sättigungsgefühl und die Bauchspeicheldrüse produziert Insulin, das den Zucker abtransportiert. Je mehr Zucker im Blut ist, desto mehr Insulin wird ausgeschüttet – der Blutzuckerspiegel sinkt wieder und das Gehirn signalisiert »Hunger«. Der Kreislauf beginnt von vorn. Zucker, den der Körper über seinen Energiebedarf hinaus aufnimmt, wird mit Hilfe des Insulins in Fett umgewandelt. Um das Kohlenhydrat Zucker im Körper abzubauen, muß dieser auch langfristig von seinen Reserven Vitamin B1, Calcium u.a. Mineralstoffe abgeben. Werden sie nicht rechtzeitig ersetzt, führt das zu Karies, Stoffwechselstörungen und anderen gesundheitlichen Mangelerscheinungen.

ders viel in sich hineingefuttert haben – etwa beim Fernsehen – legen Sie sich in dieser Zeit neue Gewohnheiten zu, die Sie ablenken. Nicht essen wollen, genügt nicht. Sie müssen etwas anderes an Stelle der früheren Gewohnheit setzen. Das Wichtigste: Wenn Sie nicht fest entschlossen sind, Ihre Nahrungsumstellung mindestens ein halbes Jahr durchzuhalten, lassen Sie es lieber gleich.

9. Essen Sie gern scharf? Nur zu, das kurbelt den Stoffwechsel an. Chili und Paprika sind ideal. Salz dagegen steigert den Blutdruck und bindet Wasser im Körper. Folge: Kreislaufprobleme und Gewichtszunahme.
10. Überprüfen Sie Ihre Gewohnheiten. Wer immer mittags zwölf Uhr ißt, bekommt auch pünktlich um zwölf Hunger. Sie können Ihre Kalorienmenge reduzieren, wenn Sie das Mittagessen etwas hinausschieben. Dann benötigen Sie am Nachmittag nur einen kleinen Snack und ein bescheideneres Abendbrot.
11. Abends nach 18 Uhr nur noch wenig essen. Zwar hat die Wissenschaft die Auffassung widerlegt, daß ein schweres Essen am Abend gesundheitsschädlich sei. Aber wenn Sie tagsüber reichlich gegessen haben, sollten Sie abends Ihrer Kalorienbilanz zuliebe nicht noch einmal zuschlagen. Tagsüber benötigen Sie reichlich Energien aus Kohlenhydraten, nachts nicht.
12. Kochen Sie nur in Töpfen und Pfannen mit Anti-Haft-Beschichtung. Dann können Sie das Bratfett einsparen.
13. Trauen Sie sich nie mit leerem Magen und nie ohne Einkaufsliste in den Supermarkt. Sonst kaufen Sie mehr, als Sie benötigen und Sie wissen ja: Was man einmal gekauft hat, schmeißt man ungern weg.
14. Schlafen Sie ausreichend. Müdigkeit löst Streßhunger aus. Da Sie nicht ausgeruht sind, fordert der Körper zusätzliche Energiemengen, um die Leistungsanforderungen zu bestehen.
15. Füllen Sie lieber zuwenig als zuviel auf den Teller. Die meisten von uns fühlen sich verpflichtet zu essen, was auf dem Teller liegt – bis zum absoluten Geht-nicht-mehr.
16. Wenn Sie sich vorgenommen haben, in den nächsten Stunden nichts zu essen, aber nicht wissen, ob Sie durchhalten: Greifen Sie zu Kaugummi. Oder widmen Sie sich einer Tätigkeit, die Sie vom Kühlschrank fern hält: Gehen Sie spazieren, in die Disco, ins Kino oder in die Sauna.
17. Krafttraining eignet sich zwar nicht zur Gewichtsreduktion, aber es verhilft Ihnen zu mehr Muskelmasse. Sie werden schlanker, ohne abzunehmen.
18. Der beste dauerhafte Schlankmacher ist Ausdauertraining. Mehr dazu im nächsten Kapitel.

Fitneß: Bewegung macht müde Männer munter

Eine überraschende Erkenntnis lieferte uns die Raumfahrtmedizin. Astronauten, die längere Zeit unter den Bedingungen der Schwerelosigkeit und Bewegungsarmut im All verbringen, leiden nach ihrer Rückkehr auf die Erde unter folgenden Symptomen:

- Rückbildung der Muskulatur
- verminderter Kalziumgehalt der Knochen
- erhöhter Blutdruck
- erhöhter Ruhepuls
- weniger rote Blutkörperchen
- erhöhte Blutfettwerte
- geringere Leistungsfähigkeit wichtiger Organe wie Herz, Lunge, Nieren.

Es sind die gleichen Symptome, die auch das Altern mit sich bringt!
Das legt den Verdacht nahe, daß ein Großteil der Altersbeschwerden auf Unterforderung zurückzuführen ist. Was nicht benutzt wird, verkümmert. Jeder, dem nach Wochen der Gips von seinem gebrochenen Bein genommen wird, kennt Muskelrückbildungen infolge Nichtbetätigung aus eigener Anschauung. Wer sein Leben intensiv einer kreativen und vielseitigen Tätigkeit gewidmet hat und vom Erfolg beflügelt wird, weiterzumachen, kann unter Umständen ohne zusätzliches Training jung bleiben. Picasso schuf mit neunzig noch Meisterwerke. Ernst Jünger schrieb mit über hundert Jahren immer noch Bücher und sammelte Insekten. Meisterdirigenten werden im Durchschnitt fünf Jahre älter als andere, weil sie bis ins hohe Alter intellektuell, künstlerisch und kommunikativ – bei der Führung von einer großen Gruppe von Musikern – gefordert werden. Und körperlich anstrengend ist das Dirigieren außerdem.
Wir übrigen – von Alltagsroutine und einseitigen Tätigkeiten geplagt – altern biologisch um so schneller, je weniger wir uns körperlich anstrengen. Für Männer eine besondere Gefahr. Unsere potentielle Muskelleistung und unsere Ausdauerbelastbarkeit ist höher als die der Frauen – deswegen trennt man bei Sportwettkämpfen die Geschlechter – ein Hinweis dafür, daß wir von Natur aus für körperliche Belastung vorgesehen sind. Sie wissen sicher, daß die Lebenserwartung von Männern deutlich unter der von Frauen liegt. Das vorzeitige Altern infolge mangelnder körperlicher Belastung dürfte ein wichtiger Grund dafür sein.
Die Statistik ab 1997 weist jedoch eine überraschende Veränderung auf. Der Abstand zwischen Männern und Frauen verringert sich neuerdings wieder. Jahrelang wuchs die Lebenserwartung der Frauen schneller. Anfang der neunziger Jahre war der Höhepunkt erreicht. Männer wurden bei uns durchschnittlich 72,6, Frauen 79 Jahre alt. Jetzt erreichen Frauen durchschnittlich 80 Jahre, Männer aber 73,8 Jahre. Das heißt, die Lebenserwartung der Männer ist immer noch deutlich geringer, wächst dafür aber etwas schneller als die der Frauen. Statt weiter anzuwachsen, verringerte sich der Abstand um zweieinhalb Monate. Das ist bisher nicht viel, jedoch scheint es sich dabei um eine längerfristige Trendwende zu handeln, denn diese Tendenz wird von den Statistikern anderer Länder, z.B. der USA, bestätigt. Die Gründe haben sicher mit einer Annäherung der Lebensweise zu tun. In stressigen Karriereberufen wächst der Anteil der Frauen. Die Zahl rauchender Frauen wächst, während die Zahl rauchender Männer abnimmt. Häufiger als früher tun Männer etwas für ihre Fitneß.
Wer sich fit hält, lebt nicht nur länger. Er sieht auch besser aus – selbst dann, wenn er sich keine Muskelpakete angezüchtet hat (beziehungsweise sie durch Kleidung verdeckt). Ein trainierter Mann hat weniger Bauch und weniger Speck an den Hüften. Er strahlt mehr Sicherheit aus durch eine auf-

rechtere Körperhaltung. Seine geübte Muskulatur läßt seine Bewegungen geschickter, wacher, eleganter und fließender erscheinen. Die Haut wirkt selbst bei Älteren weniger schlaff und faltig, weil die unter der Oberfläche gelegenen Muskeln sie straffen. Nicht zu vergessen die verbesserte Durchblutung und Versorgung mit Nährstoffen.
Den Nutzen körperlicher Anstrengung wird kaum jemand bestreiten. Das Problem lautet vielmehr: Wie baue ich ein für mich passendes Trainingsprogramm in meinen Alltag ein? Spaß machen soll es außerdem.
Die wichtigste Regel läßt sich mit dem vertrauten Slogan »Mäßig, aber regelmäßig« umschreiben. Täglich fünf Minuten Gymnastik ist wenig, verbessert dennoch spürbar das Wohlbefinden. Ganztagesmärsche drei, vier Mal im Jahr – die übrige Zeit nur Fernsehabende mit der Chipstüte in der Hand – führen nur zu Erschöpfung und Muskelkater. Außerdem empfehlen Sportärzte:

- Beachten Sie Ihre Leistungsgrenzen (Alter, Erkrankungen, bisherige Fitneß).
- Lassen Sie die Belastung langsam, aber kontinuierlich ansteigen.
- Gestalten Sie die Belastungsphasen lieber kürzer und trainieren Sie dafür häufiger.
- Halten Sie die Reihenfolge Aufwärmen – Belasten – Entspannen ein.
- Suchen Sie Freude daran, den eigenen Körper zu spüren.

Fitneß als Dienstleistung – Die Fitneß-Studios

Wenn Sie den Druck der Öffentlichkeit benötigen, um den inneren Schweinehund zu überwinden, werden Sie sich auf den Weg zu einem Fitneß-Studio begeben. Vor knapp zwanzig Jahren gab es in Deutschland gerade mal 1000 Studios mit weniger als 400 000 regelmäßigen Gästen. Inzwischen sind es fast 6000 Studios mit dreieinhalb Millionen eingeschriebenen Mitgliedern. Dort treffen Sie Gleichgesinnte – erfreulich für Kontaktsuchende: Das Geschlechterverhältnis ist ausgeglichen – und erhalten fachgerechte Anleitung. Ein weiterer Vorzug: Sie können Kraft und Ausdauer kombinieren und körperlichen Verschleißerscheinungen mit einem individuell passenden, moderaten Aufbautraining begegnen.
Mancher glaubt noch, bei Beschwerden sei besondere körperliche Schonung angesagt. Das stimmt nur in den Ausnahmefällen, wo Sie so krank sind, daß Ihr Arzt Ihnen sagen muß, was sie dürfen und was nicht. Ansonsten gilt sogar nach Herzinfarkten ein mildes Ausdauertraining – unter physiotherapeutischer Anleitung – als hervorragende Rehabilitationsmaßnahme.
Uwe, einer unserer Bekannten, hatte eine Zeitlang mit unangenehmen Knieschmerzen zu kämpfen. Nach einigen Monaten Jogging verschwanden die Schmerzen vollständig. Ungesund wird Sport nur bei einseitigen, übermäßigen Belastungen (bei Leistungssportlern häufig) sowie bei heftigen, überdehnenden Bewegungen, die zu Muskel- und Bänderzerrungen führen.
Der Nachteil der Fitneß-Studios: Sie müssen die Disziplin aufbringen, mindestens zwei- bis dreimal in der Woche wenigstens eine dreiviertel Stunde zu trainieren. Eine Jahreskarte kostet tausend Mark und mehr. Wenn Sie Ihr Training nicht wenigstens dieses eine Jahr durchhalten, war das Geld umsonst ausgegeben. Achtung: Die Qualität der Studios ist sehr unterschiedlich. Mehrere Organisationen vergeben Qualitätssiegel. Etwa der TÜV das Zertifikat »Freizeitsicherheit geprüft« oder das Wirtschaftsinstitut für Fitneß und Freizeit vier oder fünf Sterne an »exklusive« und »Best-of-Best«-Klubs. Ein einheitliches bundesweites Prüfsiegel nach einheitlichen Kriterien existiert bislang nicht. Deswegen hier einige Tips, worauf Sie achten sollten, bevor Sie einen Vertrag unterschreiben:
Rahmenbedingungen: Ist das Studio in der Nähe? Lange Anfahrten verderben binnen kurzem die Lust auf den Freizeitsport. Fahren Sie zu der Zeit, zu der sie trainieren wollen, hin. Gibt es genug Parkplätze? (Nur, falls Sie

mit dem Auto kommen werden.) Wie voll ist es? Zwischen 17 und 20 Uhr kommen die meisten Besucher. Falls sich Schlangen vor den Geräten bilden, überlegen Sie, ob Sie zu einer anderen Zeit kommen können oder sich lieber ein anderes Studio suchen. Weitere Kriterien für Ihre Entscheidung: Gibt es ausreichend Platz für Gymnastik und Dehnübungen? Wie steht es mit der Belüftung? Wie sauber sind Duschen und Umkleideräume? Sind abschließbare Schränke vorhanden? Wird ein Rauchverbot eingehalten? Wenn Sie vorrangig entweder Ausdauer oder Kraft trainieren wollen: Achten Sie darauf, ob die entsprechenden Maschinen ausreichend vorhanden sind. Die Qualität der Geräte werden Sie kaum einschätzen können. Ein gutes Zeichen ist es, wenn die Geräte das GS-Prüfsiegel für technische Sicherheit tragen und gefährliche Stellen wie Gewichte und Kettenläufe umkleidet sind. Schauen Sie nach, ob sich die Maschinen leicht auf unterschiedliche Körpermaße einstellen lassen. Wenn Sie einen guten Eindruck haben, vereinbaren Sie eine Probestunde.

Trainer: Sind ständig genug Trainer anwesend? (Bei großen Studios ein Trainer auf zwanzig Übende.) Fragen Sie, über welche Berufsabschlüsse die Trainer verfügen. Zuvielen Studios mangelt es an ausreichend qualifiziertem Personal. Wenn ein Trainer Ihre Fragen nicht konkret beantworten und keinen einleuchtenden Übungsplan begründen kann, sollten Sie wieder gehen. Folgende Qualifikationen sind über jeden Zweifel erhaben: Fitneßlehrer/Fitneßtrainer des Deutschen Sportstudio-Verbandes oder des Deutschen Fitneß- und Aerobic-Verbandes, Diplomsportlehrer, Diplomsportwissenschaftler, Sportpädagoge, Gymnastiklehrer, Krankengymnast. Im Einzelfall kann auch ein Trainer ohne einen solchen Abschluß ausreichend qualifiziert sein, wenn er über eine gute Berufserfahrung verfügt und Ihre Fragen nach Einzelheiten sicher und konkret beantwortet.

Betreuung: Ein Studio, das keine Probestunde anbietet, werden Sie auf dem kürzesten Weg wieder verlassen. Ansonsten achten Sie beim Probetraining auf folgende Punkte: Fragt der Betreuer nach Ihren Trainingszielen, wieviel Sport Sie sonst treiben, ob Sie rauchen, was und wieviel Sie essen, wie es mit Ihrem Alltagsstreß und eventuellen Krankheiten aussieht? Schlägt man Ihnen einen Eingangstest vor? Werden dabei Ihr Koordinationsvermögen, die Kraftleistung und die Beweglichkeit aller großen Muskelgruppen erfaßt? Werden Ihnen alle Geräte, die Sie benutzen wollen, erklärt und Ihre Haltung und Bewegungsabläufe korrigiert?

Wenn es dann an das erste selbständige Training geht – folgende Elemente sollten immer enthalten sein: Aufwärmen, Krafttraining, Dehnungsübungen (Stretching), Ausdauer und Cool down (sanftes Ausklingen, das Gegenstück zum Aufwärmen). Diese Reihenfolge gilt auch für das Training in den eigenen vier Wänden (siehe unten). Außerdem Entspannung, zum Beispiel ein Saunabesuch.

Vertragsgestaltung: Ein seriöses Studio wird nicht verlangen, daß Sie unmittelbar nach dem Probetraining unterschreiben. Lesen Sie den Vertrag zu Hause in Ruhe durch. Unterschreiben Sie erst einmal nur für maximal drei Monate. Auch wenn die Gebühr, auf die Monate umgerechnet, höher ist. Vier von zehn Neukunden halten nicht durch. Bestehen Sie darauf, daß sich Ihr Vertrag nicht automatisch verlängert. In Notfällen, wie schweren Krankheiten oder plötzlich notwendigem Umzug in eine andere Stadt, sollte ein Aussteigen aus dem Vertrag möglich sein. Vorsicht vor zu billigen Studios! Liegt die Monatsgebühr unter hundert Mark (Citylagen unter 150 Mark), spart das Studio an anderer Stelle: an der Zahl und Qualität der Geräte oder an der Betreuung. Oder es wirtschaftet an der Grenze zum Konkurs – mit der Gefahr, daß es plötzlich schließt und Sie Ihre im voraus gezahlte Gebühr nie wieder sehen.

Falls Ihnen der regelmäßige Gang zum Fitneß-Studio zu umständlich und zu teuer ist: Auch zu Hause läßt sich ausreichend trainieren. Täglich eine viertel Stunde bringt schon

recht brauchbare Ergebnisse. Eine halbe Stunde pro Tag wird Ihre Leistungskraft nicht nur erhalten, sondern entschieden verbessern. Sie gewinnen buchstäblich ein Stück Jugend zurück. Sie ersparen sich Anfahrtswege und können Ihre Übungen in ausgefüllte Tagesabläufe integrieren. Dehn- und Entspannungsübungen eignen sich für kurze Arbeitspausen zwischendurch. Gymnastik (Kraft- und Dehnübungen) läßt sich in eine Morgen- und eine Abendeinheit teilen – jeweils vor dem Duschen. Lediglich das Ausdauertraining benötigt wenigstens fünfzehn bis zwanzig Minuten am Stück. Sein Vorteil: Es muß nicht täglich durchgeführt werden – es sei denn, Sie zählen zu den Enthusiasten, die sich auf den nächsten Marathon vorbereiten. Für die übrigen reichen zwei bis drei Termine in der Woche, die man vorausschauend planen kann.
Zeitschriften wie »Fit for Fun« oder »Men's Health« bieten Monat für Monat ausführliche Übungsprogramme für den heimischen Workout an, oft nach Muskelgruppen und in Basis- und Aufbaustufen gegliedert. Sie erfordern ein ausführliches, gezieltes Training. Unsere Zielstellung ist eine andere. Unsere Übungsvorschläge sind für ein Minimalprogramm gedacht, das ohne großen Aufwand die eigene Kondition und Attraktivität verbessert. Ein Muskelprotz werden Sie damit nicht werden. Aber einen durchtrainierten, wohlproportionierten Körper können Sie bei täglichem Üben innerhalb einiger Monate durchaus erzielen. Sollten Ihnen einige Übungen so viel Spaß machen, daß Sie Ihren Trainingsumfang erweitern möchten, besorgen Sie sich bitte spezielle Fitneßliteratur. Einige Empfehlungen dazu finden Sie im Literaturverzeichnis.

Fitneß zu Hause – ein Übungsprogramm

Krafttraining

Aufgefordert, Ihre Kraft zu beweisen, werden die meisten Männer sich auf den Boden stürzen und sich eine möglichst hohe Zahl von Liegestützen abquälen oder – wenn vorhanden – ein möglichst schweres Gewicht zu stemmen versuchen. Wer seine Leistung verbessern will, wird anders vorgehen. Er wird nicht in einem Durchgang dreißig Liegestütze hinlegen, sondern lieber drei Durchgänge zu je zwanzig Liegestützen absolvieren. Das bringt im Endeffekt mehr.
Wir empfehlen Ihnen daher, aus Kraft- und Dehnübungen ein kleines Programm zusammenzustellen, wobei anstrengende mit weniger belastenden Übungen abwechseln sollten. Dieses Programm absolvieren Sie dann mindestens dreimal hintereinander, wobei für alle wichtigen Muskelgruppen je eine Übung an die Reihe kommen sollte. Jede Übung nur solange ausführen, daß maximal sechzig Prozent Ihrer Kraft verbraucht sind, da Ihnen sonst für die Wiederholungen die Reserven fehlen. Ein Teil der Übungen ist völlig ohne Hilfsmittel, die anderen unter Zuhilfenahme von Möbeln und einem Paar Kurzhanteln, die wenige Mark kosten, durchführbar.

Für starke Arme, Schultern und Brustmuskulatur:
Liegestütze. Körper in Liegehaltung auf Zehen und gestreckte Arme stützen. Im Wechsel durch Beugen der Arme den gesamten (!) Körper absenken, bis er fast den Boden berührt, und wieder strecken. Die Push-ups im Rhythmus von etwa zwei Sekunden aufeinander folgen lassen.

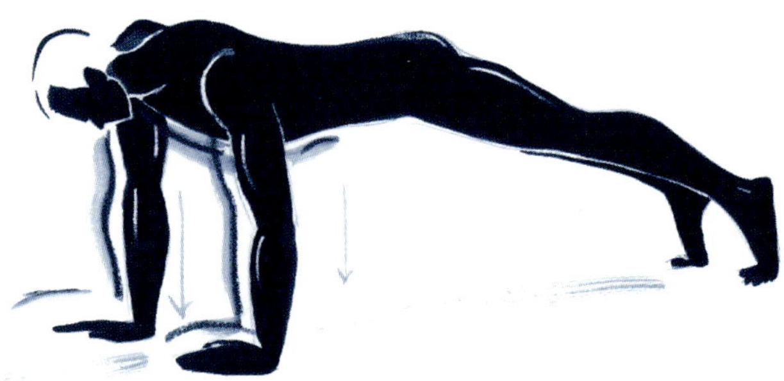

Hanteldrücken. Dafür benötigen Sie zwei Kurzhanteln (für jede Hand eine). Stellen Sie

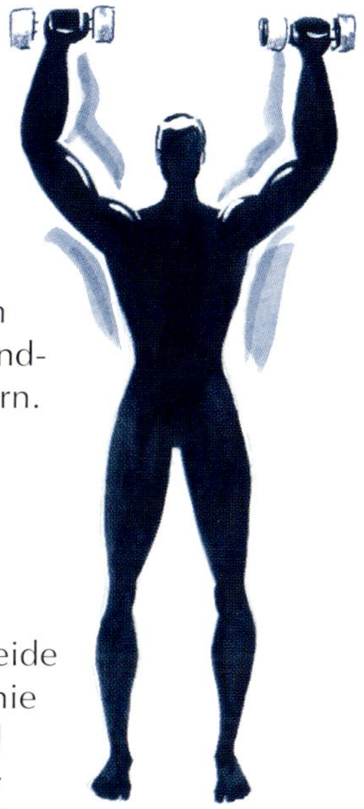

sich gerade hin, die Füße hüftweit auseinander, und spannen Sie den Bauch an. Heben Sie die Gewichte auf Schulterhöhe und stemmen Sie sie zur Decke. Langsam wieder senken. Die Handflächen zeigen nach vorn.

Für einen Waschbrettbauch:
Oberbauch-Crunches. Legen Sie sich auf den Rücken. Winkeln Sie beide Beine so an, daß die Knie nach außen zeigen und die Fußsohlen einander berühren (Sie können aber auch die Füße auf dem Boden lassen). Strecken Sie Ihre Arme nach vorn. Heben Sie nun Ihren Hals- und Brustbereich vom Boden nach oben und vorn, der Lendenbereich bleibt auf dem Boden. Eine Sekunde halten und langsam wieder absenken, ohne den Kopf auf den Boden zu legen. Und wieder von vorn, maximal zehnmal pro Durchgang. Achten Sie bei dieser und der folgenden Übung darauf, daß Sie kein Hohlkreuz bilden! Sonst droht Ihren Bandscheiben Gefahr! Lassen Sie Ihren Körper von den Bauchmuskeln nach oben ziehen. Die Übung ist wirkungslos, wenn Sie versuchen, mit Schwung in eine Sitzposition zu gelangen.

Unterbauch-Crunches. Legen Sie sich auf den Rücken und heben Sie die geschlossenen, leicht angewinkelten Beine senkrecht nach oben, so daß die Fußsohlen zur Zimmerdecke zeigen. Zwischen Oberkörper und Beinen besteht nun ein rechter Winkel. Jetzt heben Sie die Beine nach oben und nach hinten an, bis der Winkel sich auf 45 Grad verkürzt. Der Rücken bleibt auf dem Boden, nur Po und Beine werden angehoben. Auch hier wieder langsam mit den Muskeln ziehen, keinesfalls Schwung holen. Die Beine dürfen nicht durchgedrückt werden – Ihrem Rücken zuliebe.

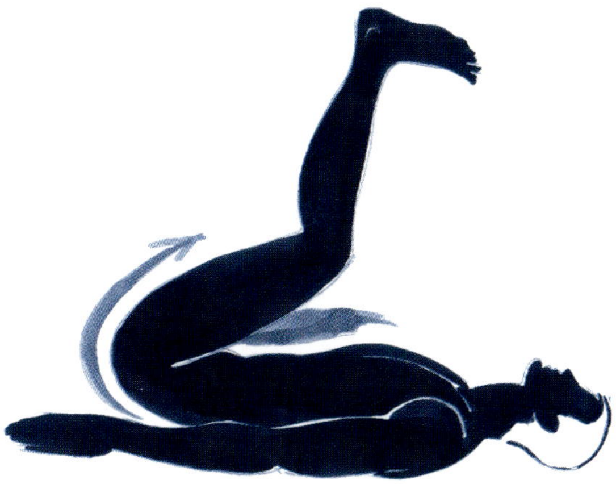

Rumpfaufrollen seitlich. Legen Sie sich auf den Rücken. Legen Sie den linken Knöchel auf das rechte Knie. Legen Sie die Hände in den Nacken. Heben Sie den Oberkörper gerade an und drehen Sie die rechte Schulter zum linken Knie. Seitenwechsel. (Kräftigt die schräge Bauchmuskulatur.)

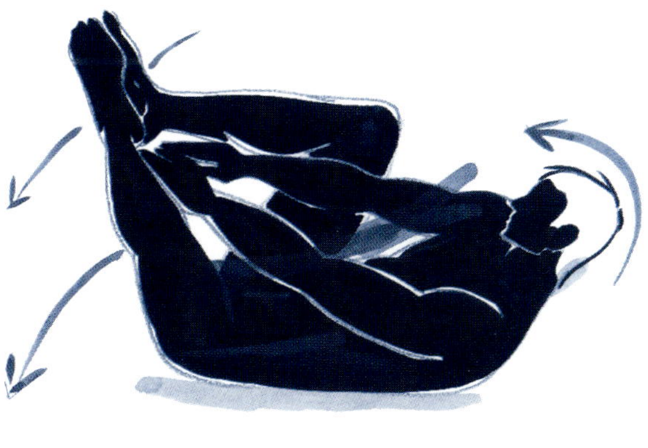

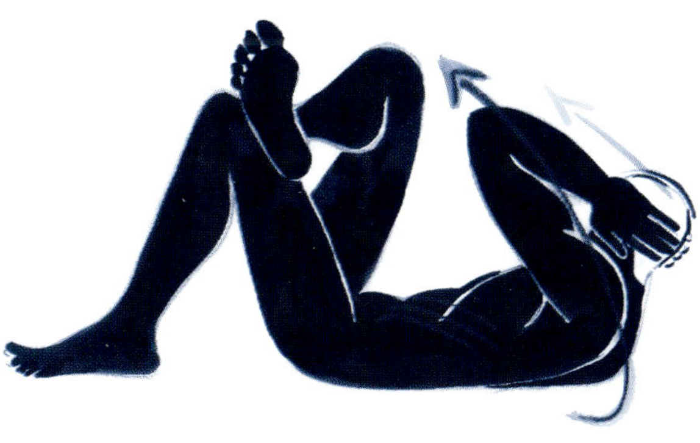

Für stämmige Beine und einen knackigen Po:

Hockstrecksprünge. Gehen Sie in die Hocke, die Hände berühren den Boden. Jetzt mit Schwung nach oben springen und dabei den Körper strecken. Versuchen Sie, möglichst hoch zu kommen und mit den Händen die Decke zu berühren. Danach lassen Sie sich wieder in die Hocke fallen.

Kniebeugen mit Gewicht. Stellen Sie sich gerade hin, die Füße schulterweit auseinander. Die Fußspitzen zeigen nach außen. Die beiden Hände halten Sie vor dem Geschlecht zusammen und tragen in ihnen ein Gewicht (am besten eine Kurzhantel). Nun gehen Sie langsam in die Knie, aber nicht tiefer als beim Sitzen. Also so, daß die Oberschenkel eine waagerechte Linie bilden. Wieder aufrichten und von vorn.

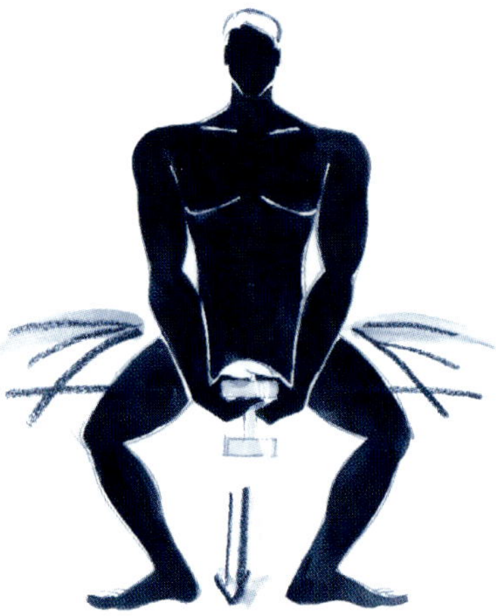

Wadenstrecken. Stellen Sie sich in ein bis anderthalb Meter Entfernung vor eine Wand, die Füßen schulterweit auseinander. Strecken Sie Ihre Arme gerade nach vorn und lassen Sie Ihren Oberkörper nach vorn kippen, bis Ihre nach vorn gestreckten Handflächen die Wand berühren. Sie sollten jetzt schräg stehen, mit durchgedrückten Armen; die Fußsohlen müssen noch gerade auf dem Boden stehen. Wenn nicht, verringern sie den Abstand der Wand entsprechend. Nun heben Sie Ihre Fersen an, bis Sie auf Zehenspitzen stehen. Wieder absenken und wiederholen.

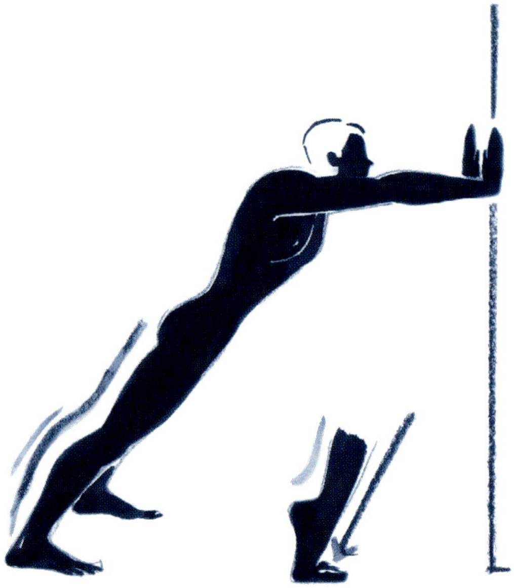

Anmerkung: Sie können sich gesonderte Beinübungen sparen, wenn Sie joggen oder Rad fahren. Nur-Jogger sollten allerdings von Zeit zu Zeit Ihre Beinmuskeln zusätzlich kräftigen, das kommt Ihrer Schnelligkeit zugute.

Gegen Hüftspeck:

Doppeltes seitliches Beinheben. Legen Sie sich auf die linke Seite, am besten mit dem Rücken an eine Wand (um ein Hohlkreuz zu vermeiden). Den linken Arm auf dem Boden gerade nach vorn strecken, den rechten Arm anwinkeln, so daß der Ellenbogen zur Decke zeigt, und die Handfläche in Ohrhöhe gegen den Kopf drücken. Nun heben Sie beide geschlossenen und durchgedrückten Beine seitlich an so hoch wie Sie können. Wieder absenken und wiederholen. Dann Seitenwechsel.

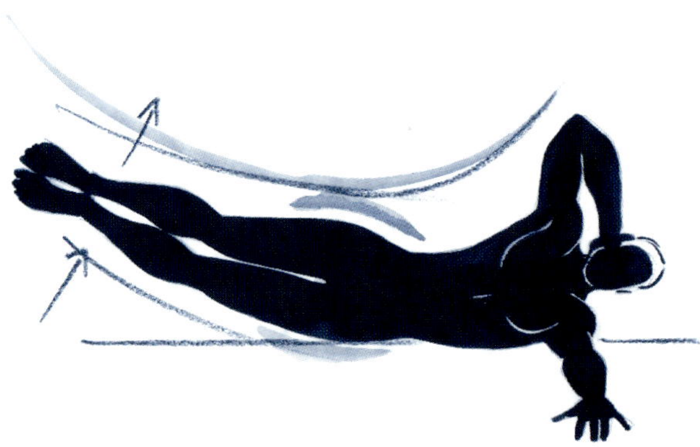

Seitliche Crunches. Die gleiche Ausgangsstellung wie in der vorigen Übung. Sie liegen auf der linken Seite und drücken den rechten Arm angewinkelt gegen Ihr rechtes Ohr. Den linken Arm winkeln Sie diesmal ebenfalls an, und zwar so, daß der Ellenbogen in ihrer linken Hüfte liegt. Mit der linken Hand umfassen Sie Ihre rechte Hüfte. Die geschlossenen Beine winkeln Sie an. Jetzt ziehen Sie mit Hilfe Ihrer Hüftmuskeln Oberkörper und Schulter vom Boden hoch in Richtung Ihrer rechten Hüfte. Halten und langsam wieder absenken. Wie bei den Bauch-Crunches nur mit den Muskeln arbeiten und keinen Schwung holen! Seitenwechsel.

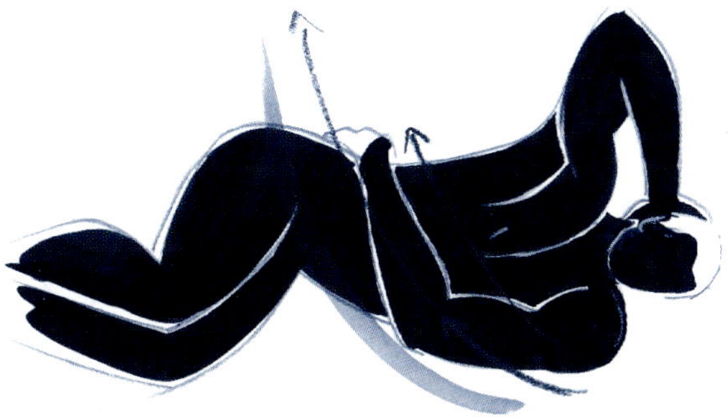

Seitbeugen. Mit schulterbreit gespreizten Beinen gerade hinstellen. Nehmen Sie in jede Hand eine Kurzhantel und beugen Sie Ihren Oberkörper zur linken Seite. Versuchen Sie, mit der Hantel der linken Hand so tief zu kommen, wie möglich. Dann wieder aufrichten und nach rechts zur Seite beugen.

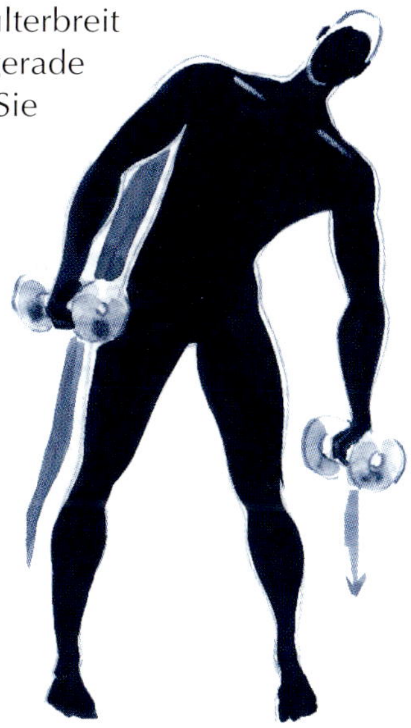

Für einen kräftigen Rücken:
Rückenstrecker: Hocken Sie sich auf Ihre Unterschenkel, die geschlossenen Knie und Schienbeine liegen auf dem Boden. Der Po sollte sich wenige Zentimeter über den Fersen Ihrer Füße befinden. Oberkörper gerade aufrichten und Hände im Nacken verschränken. Beugen Sie nun langsam den geraden Oberkörper nach vorn, bis der Rücken parallel zum Fußboden zeigt. Langsam wieder aufrichten und wiederholen.

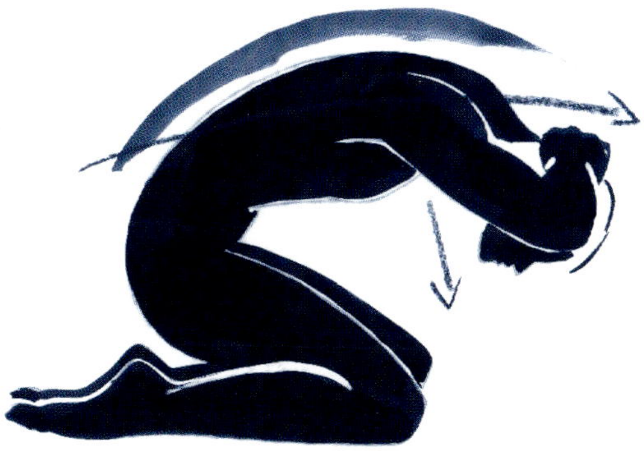

Anmerkung: Mit Liegestützen trainieren Sie neben Brust und Armen auch Ihre Rückenmuskulatur.

Dehnübungen (Stretching)

Die Übungen dienen der Entkrampfung der Muskulatur. Unter Streß spannen auch wir die Muskeln – Kopfschmerzen und Unlustgefühle sind die Folge. Die meisten Übungen kombinieren das Dehnen und Kräftigen der Muskeln, was ihre Elastizität wieder herstellt. Die Folge: Unser Körper verträgt Belastungen besser. Dehnen Sie die Muskeln, bis Sie einen leichten Zugreiz wahrnehmen. Keinen Schmerz! Die erreichte Dehnposition zehn bis fünfzehn Sekunden halten. Dann in die Ausgangsstellung zurückkehren.

Für Kopf und Nacken:
Kopf nach links senken, ohne die Schulter anzuheben. Wiederholung nach rechts.
Kopf zur Seite drehen, bis er mit der Schulter in einer Linie steht. Nach der anderen Seite wiederholen.
Kinn vorschieben, dabei weiter geradeaus blicken.

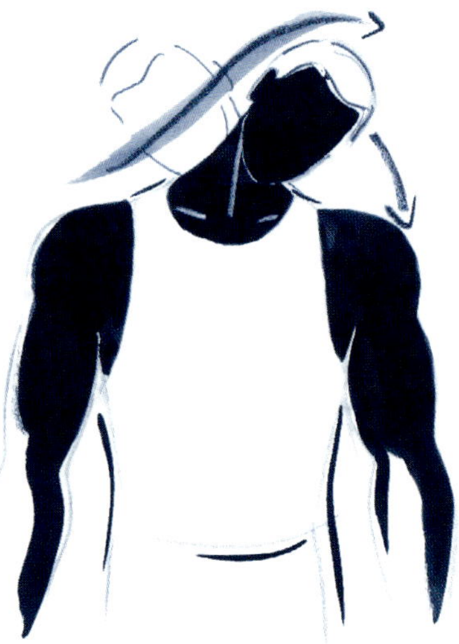

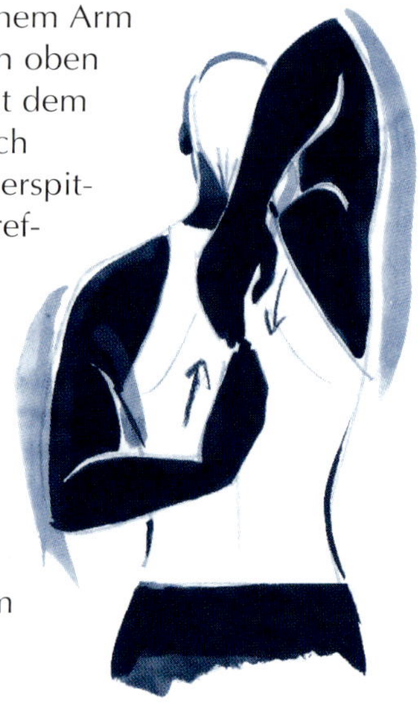

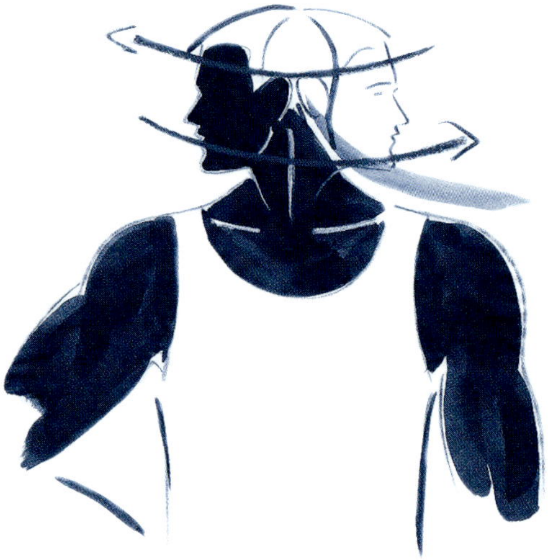

Für die Schultern und Arme:
Rückzieher. In Grundstellung die Arme herunterhängen lassen. Jetzt die nach außen gedrehten Fäuste – so weit Sie können – »nach hinten und oben schieben, so daß die Schultern mit nach hinten und hochgezogen werden.

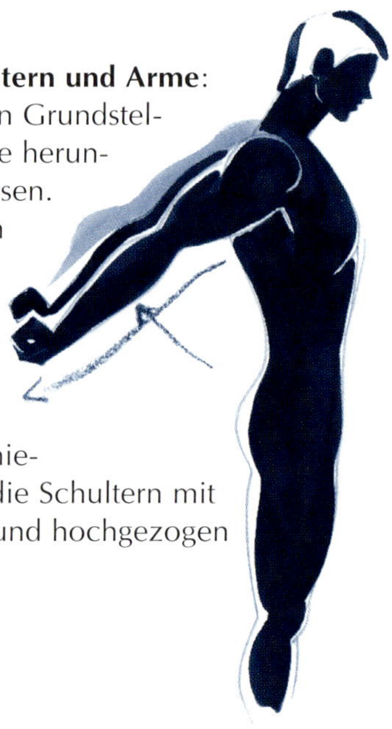

Fleischerhaken. Mit einem Arm hinter dem Rücken von oben nach unten greifen, mit dem anderen von unten nach oben, bis sich die Fingerspitzen auf dem Rücken treffen. Wenn Sie jünger und sehr beweglich sind, werden Sie es vielleicht schaffen, sich auf dem Rücken die Hand zu geben – aber bremsen Sie Ihren Ehrgeiz, wenn Sie beim Ziehen einen Schmerz verspüren.

Armseitstrecken. Mit der rechten Hand seitwärts die linke Schulter umfassen, dabei den rechten Arm heranziehen, bis Sie den Zugreiz verspüren.

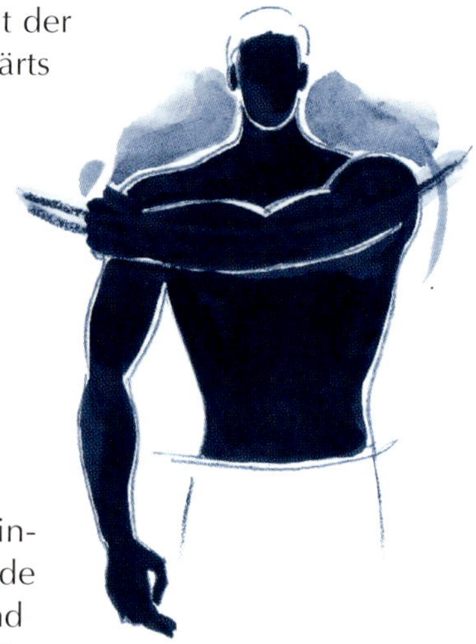

Für die Brust:
Beide Arme nach hinten und unten strecken und sich hinter dem Po die Hände geben. Schultern und Arme nach hinten ziehen und die Brust herausstrecken.

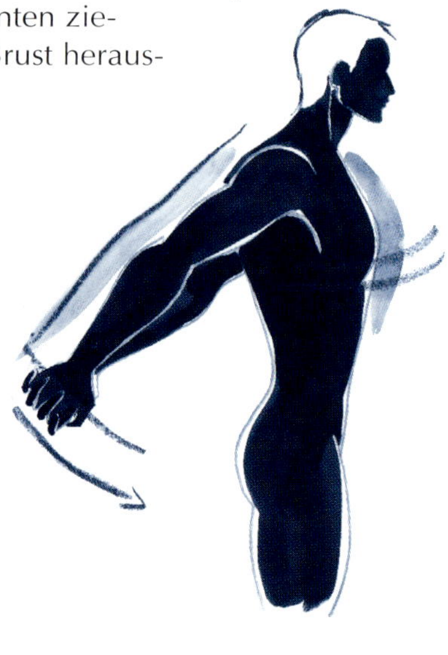

Für Rücken und Wirbelsäule:
Vorstrecken. Nehmen Sie die Vierfüßlerposition ein: Mit geschlossenen Beinen auf den Boden knien, die Hände bei durchgedrückten Armen in Schulterhöhe auf den Boden. Nun die Hände so weit wie möglich auf dem Boden nach vorn schieben, bis der Oberkörper maximal nach vorn gestreckt ist.

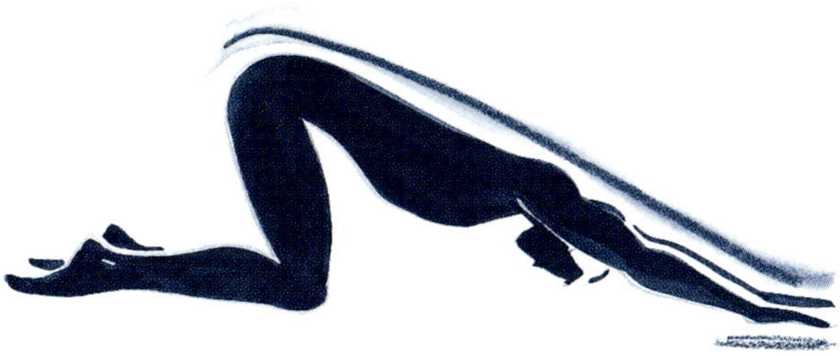

Katzenbuckel. In der Vierfüßlerposition wölben sie den Rücken nach oben, Kopf nach unten. Dann wechseln Sie in die Gegenposition: Hohlkreuz, Kopf in den Nacken.

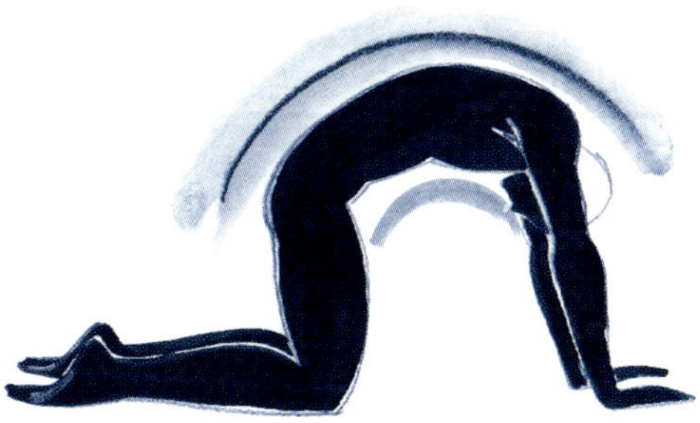

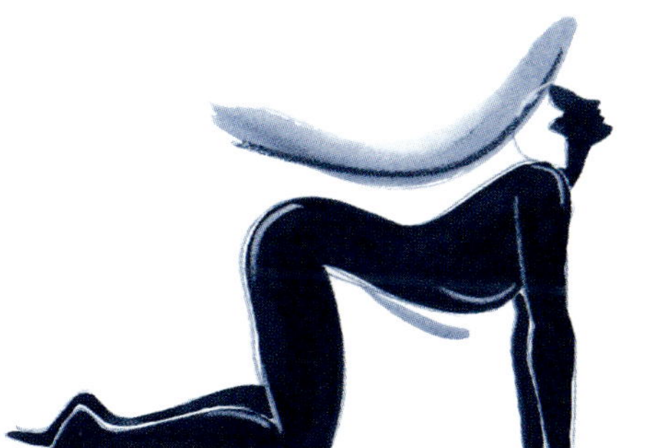

Rumpftiefbeugen. Stellen Sie sich gerade hin und beugen Sie die aneinander liegenden gestreckten Arme nach vorn, bis die Fingerspitzen den Boden berühren. Wieder aufrichten. Möglichst mit Seitbeugen (mit oder ohne Hanteln) abwechseln.

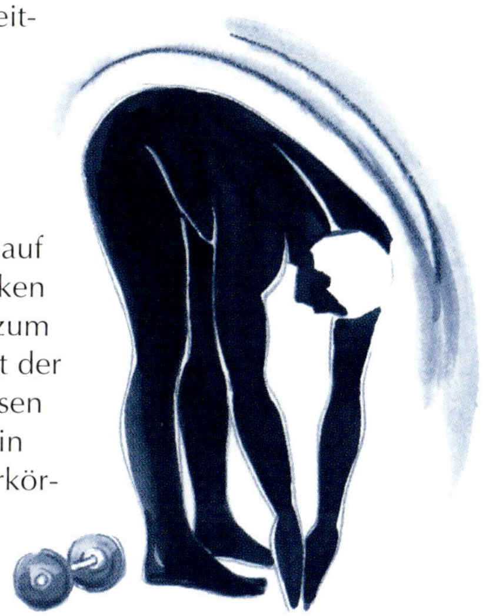

Für die Beine:
Legen Sie sich flach auf den Bauch und knicken Sie das rechte Bein zum Po ein. Die Ferse mit der rechten Hand umfassen und den Fuß noch ein Stück Richtung Oberkörper ziehen. Dann Seitenwechsel. (Die Übung läßt sich auch im Stehen ausführen.)

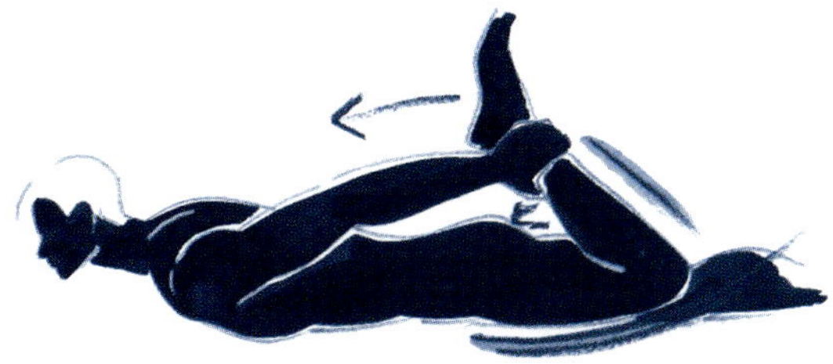

Stellen Sie sich gerade hin und machen Sie mit dem rechten Bein einen Ausfallschritt nach vorn. Beugen Sie das rechte Knie so weit wie möglich, so daß der Oberkörper sich nach vorn verlagert und die Muskeln des linken Beines nach hinten gestreckt werden. Seitenwechsel. (Der Oberkörper kann aufgerichtet bleiben oder nach vorn gebeugt werden.)

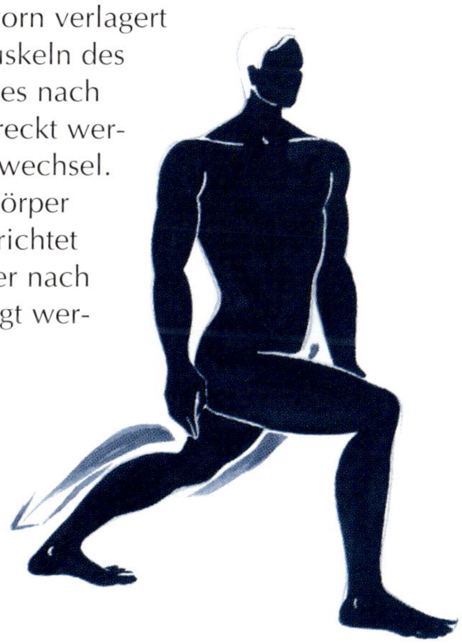

Stellen Sie sich gerade hin und machen Sie wieder einen Ausfallschritt mit dem rechten Bein. Knicken Sie diesmal aber das stehengebliebene linke Bein ein und schieben Sie Ihren Po nach hinten, so daß die Muskeln des rechten Beines gestreckt werden. Seitenwechsel.

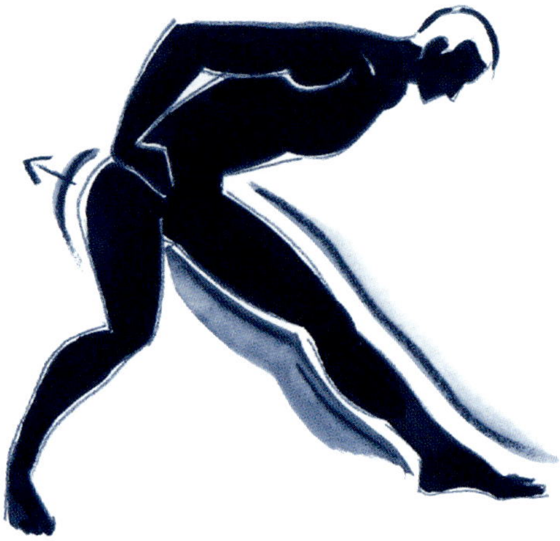

Anmerkung: Die Übungen des Beinstretching sind sehr gut für das Aufwärmen und den Cool down vor und nach dem Ausdauertraining geeignet.

Yoga

Yoga ist eine sinnvolle Alternative zu Dehnübungen. Wir haben aus indischen Überlieferungen ein tägliches Drei-Minuten-Programm zusammengestellt – in zwei Varianten. Die erste, einfachere Version ist für Anfänger und Ältere gedacht, die zweite für Fortgeschrittenere und Jüngere. Alle Yogapositionen werden nur einmal eingenommen und dann mindestens eine Minute gehalten. Wenn Sie beim ersten Versuch keine sechzig Sekunden durchhalten – kein Problem. Das ist nur eine Frage der Übung.

Einfache Variante:
Die Kerze (Sarvangasana). Aus der Rückenlage die geschlossenen Beine und den Rumpf in die Senkrechte schieben, bis Sie nur noch auf dem Nacken stehen. Den Rücken mit den Händen Ihrer angewinkelten Arme abstützen.

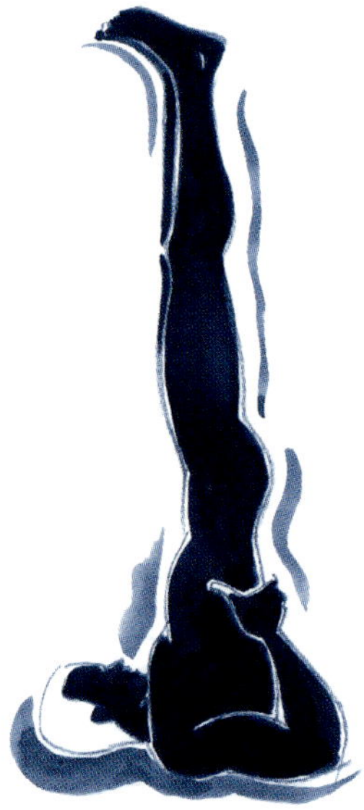

Die Rumpfsitzbeuge (Paschimatanasana): Sie setzen sich auf den Boden, die geschlossenen Beine mit durchgedrückten Knien nach vorn gestreckt. Jetzt langsam den Oberkörper nach vorn absenken und versuchen, mit den beiden Händen die Fußsohlen zu umfassen. Knie dabei durchgedrückt lassen!

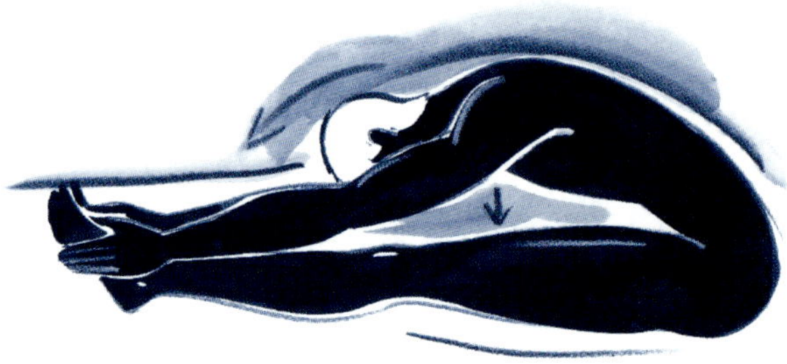

Die Kobra (Bhujangasana): Sie legen sich flach auch den Bauch. Jetzt winkeln Sie die Arme an und stützen Ihre Handflächen links und rechts in Schulterbreite auf den Boden. Drücken Sie nun mit den Armen Ihren Oberkörper nach oben, bis Rücken und Beine eine rechten Winkel bilden und Ihr Scheitel zur Decke zeigt.

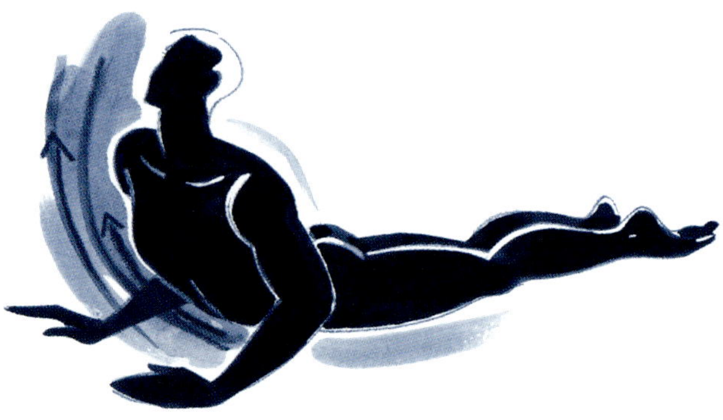

Variante für Fortgeschrittene:
Der Yogakopfstand (Sirsasana): Üben Sie anfangs an einer Wand und nur wenige Sekunden. Sie legen aus der Vierfüßlerposition den Scheitel zwischen den Armen auf den Boden und verschränken die Finger hinter Ihrem Kopf. Die Ellenbogen liegen links und rechts von Ihrem Kopf auf dem Boden und bilden mit den Händen ein gleichschenkliges Dreieck. Stoßen Sie sich nun mit den Füßen vom Boden ab, und heben Sie die Beine Richtung Zimmerdecke bis Ihr Oberkörper senkrecht steht, der Po über dem Kopf. Jetzt langsam die Beine in die Senkrechte strecken. Anfangs werden Sie sich wacklig fühlen und sich mit den Füßen an der Wand abstützen. Kein Problem. Wenn Sie die Übung einige Wochen durchhalten, gewöhnt sich Ihr Gleichgewichtssinn von ganz allein an die ungewohnte Stellung. Möglicherweise werden Sie nach zwei, drei Sekunden den Eindruck haben, daß sich all Ihr Blut im Kopf sammelt. Dann brechen Sie ab und versuchen es etwas später noch einmal. Aus eigener Erfahrung können wir Ihnen versichern, daß sich der Körper sehr bald an den Kopfstand gewöhnt und es nicht schwer ist, ihn einige Minuten durchzuhalten. Eine hervorragende Übung gegen geistigen Streß und Muskelverkrampfung im Nacken.

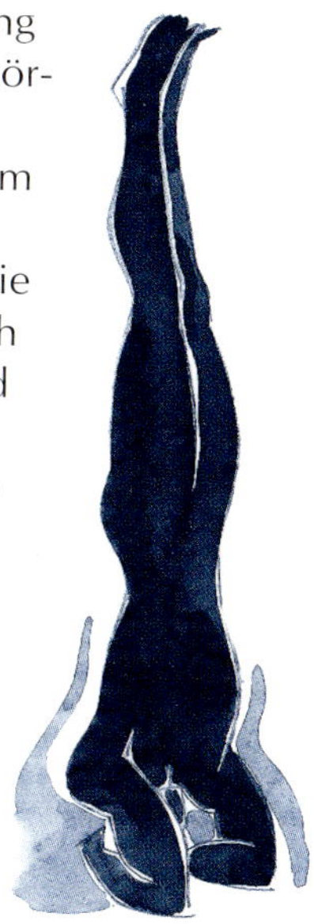

Der Pflug (Halasana): Sie legen sich flach auf den Rücken und schwingen Ihre Beine über den Kopf nach hinten, bis die Füße den Boden hinter Ihrem Kopf berühren. Die Knie durchgedrückt lassen! Oberkörper und Kopf bleiben in der Ausgangsposition. Anfangs werden Sie die Beine spreizen müssen, um den Boden zu erreichen, später sollte Ihnen die Übung auch mit geschlossenen Beinen gelingen.

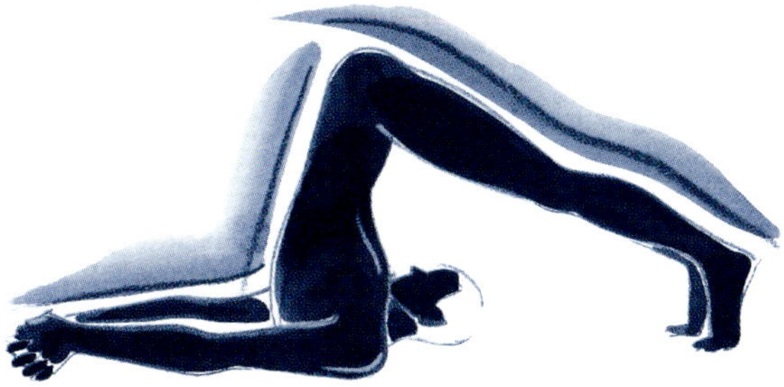

Der Bogen (Dhanurasana): Legen Sie sich auf den Bauch, winkeln Sie beide Beine in Richtung Gesäß an, strecken Sie Ihre Arme nach hinten und umfassen Sie den Knöchelbereich Ihrer Füße. Sie werden dabei sowohl Ihre Unterschenkel als auch Ihren Oberkörper anheben müssen. – Wenn Sie damit gut klar kommen und zugleich die Kraft Ihrer Oberarme trainieren wollen, können Sie den Schwierigkeitsgrad der Bogenübung mit der folgenden Übung weiter steigern.

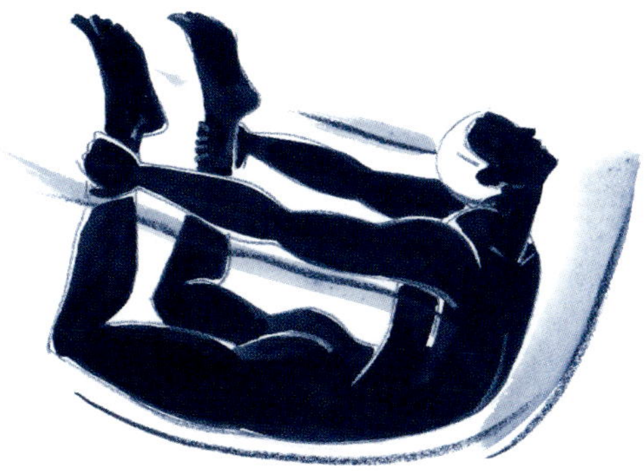

Brücke (Chakrasana): Legen Sie sich auf den Rücken und winkeln Sie die Beine an, so daß Ihre Füße direkt unterhalb Ihres Pos ste-

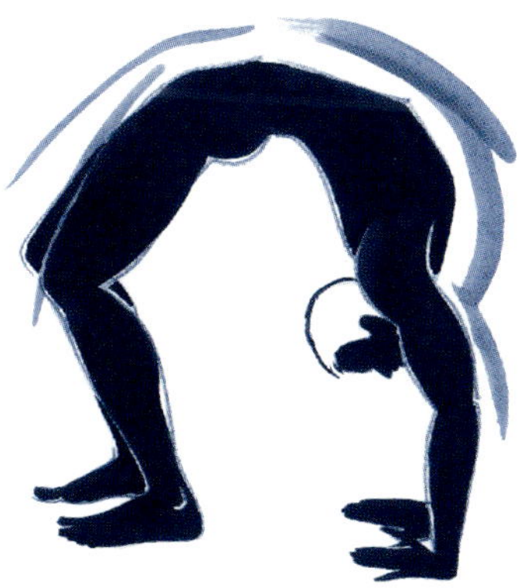

hen. Die Arme winkeln Sie parallel zum Oberkörper so an, daß Sie beide Handflächen neben den beiden Ohren flach auf den Boden stützen. Die Handgelenke zeigen nach hinten (Richtung Scheitel), die Fingerspitzen infolge der Drehung der Arme nach unten (Richtung Füße). Jetzt drücken Sie Ihren gesamten Körper durch die Kraft der Arme und Beine nach oben. Nur die Handflächen und die Fußsohlen berühren noch den Boden. Der Rücken bildet ein Hohlkreuz, der Körper nimmt die Form eines Halbkreises an.

Break & Fitneß – das Pausentraining am Arbeitsplatz

Hängen Sie das Telefon aus. Stellen Sie sich an das Fenster und atmen Sie einige Male tief durch. Lockern Sie Krawatte und Hemdsärmel und beginnen Sie mit einigen Dehnübungen für Kopf, Nacken und Oberkörper.
Um nicht ins Schwitzen zu kommen, führen Sie von den folgenden Übungen nur wenige Wiederholungen aus und trainieren betont langsam. Konzentrieren Sie sich auf die Bewegungsabläufe und die Spannung Ihrer Muskeln. Am Ende atmen Sie nochmals am Fenster durch. Danach trinken Sie ein Glas Mineralwasser.

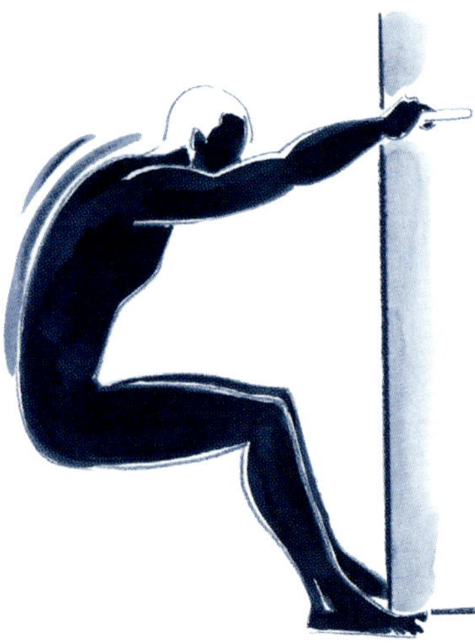

Hockbeuge. Umklammern Sie mit beiden Händen den Türgriff. Lehnen Sie sich so weit es geht nach hinten und beugen Sie die Knie, bis die Arme vollständig gestreckt sind. Mit den Beinmuskeln in die Ausgangsstellung zurückdrücken.

Liegestütze am Schreibtisch. Legen Sie die Hände auf den Schreibtisch. Mit den Füßen gehen Sie zugleich so weit zurück wie möglich, bis Ihr Körper schräg auf dem Schreibtisch lehnt, gehalten nur von den gebeugten Armen. Nun im Wechsel Arme beugen und strecken.

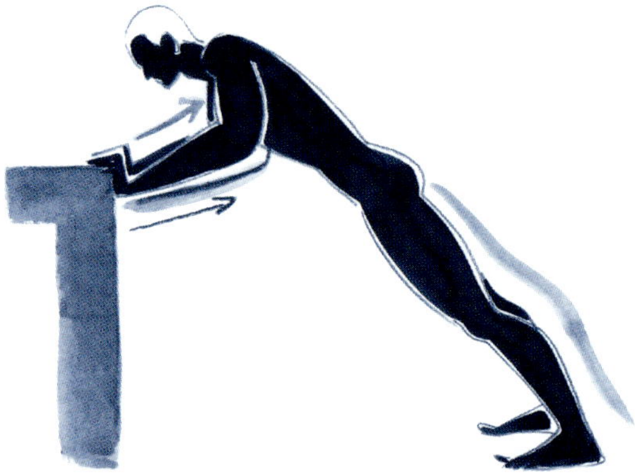

Seitliche Ausfallschritte. Stellen Sie sich breitbeinig hin und knicken Sie das rechte Knie ein, so daß Sie rechts tief in die Hocke gehen. Das linke Bein wird seitlich gestreckt. In die Ausgangsposition zurückkehren und Seitenwechsel.

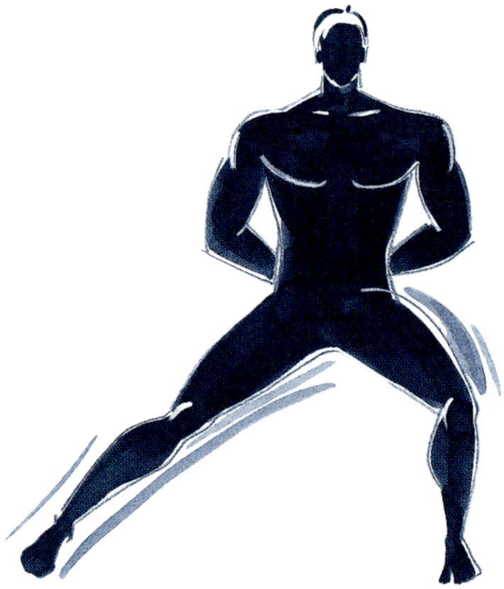

Dips am Schreibtisch. Stellen Sie sich mit dem Rücken zum Schreibtisch. Stützen Sie sich mit den Handflächen auf den Tisch. Halten Sie Ihr Gewicht jetzt nur mit den

Händen und lassen Sie Ihr Gesicht nach unten sinken; die Füße schieben Sie auf dem Boden so weit wie möglich nach vorn. Beugen Sie nun Ihre Ellenbogen, daß Ihr Körper so tief wie möglich gesenkt wird. In die Ausgangsstellung zurückdrücken.

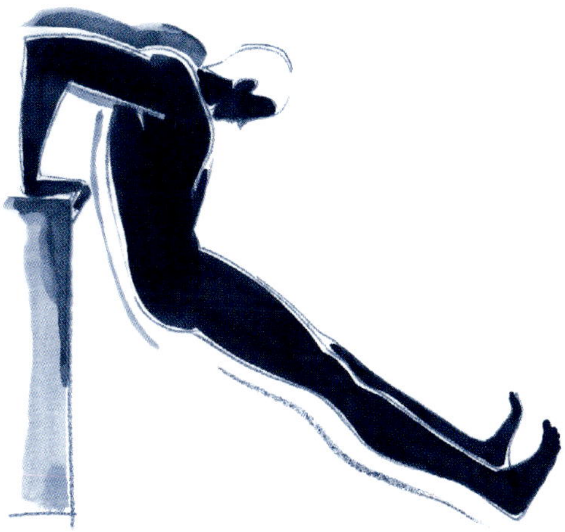

Kondition – der Schlüssel zu mehr Vitalität

Laufen, Schwimmen, Walking, Inline-Skating, Radfahren, Skilanglauf – alles, was die Ausdauer trainiert, zählt zu den gesündesten und effektivsten Fitneßvarianten, die es gibt. Hunderte von wissenschaftlichen Studien haben einstimmig bestätigt, daß bereits ein minimales Ausdauertraining deutlich das Infarktrisiko senkt, die Anfälligkeit für Zivilisations- und Infektionskrankheiten vermindert und das Immunsystem stärkt. Es verbessert die Laune, ist also ein vorzügliches Antidepressivum, und baut auch den stärksten Streß ab. Außerdem erhöht es die Vitalität, läßt die Haut jünger und gesünder aussehen (bessere Durchblutung!) und steigert fühlbar die Leistungsfähigkeit im Beruf. Warum? Weil es nicht nur die körperliche, sondern zugleich die geistige Ausdauer und Konzentrationsfähigkeit übt.

Der Hauptvorzug ist jedoch ein anderer. Wer sich regelmäßig freiwillig ins Schwitzen bringt, kann sich ohne Sorge auch einmal Gesundheitsrisiken leisten. Ein Eisbein und einen Riesenbecher Sahneeis gefuttert? Der Lauf am nächsten Abend beseitigt die überflüssigen Kalorien vollständig. Unter Termindruck mehrere Tage vierzehn Stunden am Schreibtisch verbracht? Zwanzig Minuten auf dem Hometrainer, und die Anspannung verfliegt. Wer trainiert ist, braucht gelegentliche Exzesse nicht zu fürchten. Unser Körper ist bereit, auch mit sechzig oder siebzig noch Süßigkeiten, Schweinshaxe, einige Biere, Alltagsstreß und unregelmäßigen Schlaf zu tolerieren – es genügt, die Laufschuhe und Trainingssachen anzuziehen und loszujoggen. Anfahrtswege sind überflüssig; der Sportplatz des Läufers beginnt direkt vor der Haustür.

Viele Männer sagen gelegentlich: »Ich müßte mal was für meine Kondition tun«. Doch das Tor zwischen Vorsatz und Ausführung blockiert ein äußerst hartnäckiger Wachhund, genannt Bequemlichkeit. Als bewegungsentwöhnter Mittvierziger in buntem Sportzeug vor den Augen mitleidig lächelnder Nachbarn in den Laufschritt verfallen – reicht dieses Bild nicht aus, um die besten Vorsätze sofort in Luft aufgehen zu lassen?

Was ist zu tun, wenn die innere Stimme empfiehlt: »Laß es lieber sein«? Beseitigen Sie alle Hürden, die zwischen Ihren guten Vorsätzen und der praktischen Durchführung stehen.

Das beginnt schon bei der gewählten Sportart. Vermeiden Sie Hemmnisse wie lange Anfahrten oder teure Ausrüstungen. Machen Sie sich nicht vom Wetter abhängig. Die körperlich effektivste Sportart ist Skilanglauf. Dennoch ist sie für den Alltag nicht geeignet, da sie alle drei Hemmnisse in sich vereint. Besser sind Schwimmen, Radfahren oder Inline-Skating – vorausgesetzt, Sie haben eine Schwimmhalle beziehungsweise lange, wenig befahrene Straßenabschnitte zur Verfügung. Dennoch haben auch sie einen entscheidenden Nachteil: Der Übergang zwischen gemütlichem Spaziertempo und echter Trainingsleistung ist fließend. Sie müssen also während des gesamten Übens genügend Selbstdisziplin aufbringen, um sich zu einer Ausdauerleistung zu zwingen, die Sie ins Schwitzen bringt.

Der Trainingspuls sollte etwa 180 minus Lebensalter betragen. Ihn zu kontrollieren entfällt, wenn Sie sich für das Laufen entscheiden. Es genügt, einfach vor sich hin zu trotten und die Gedanken schweifen zu lassen. In dem Moment, wo Sie vom Gehen in den Laufschritt fallen – und sei Ihr Tempo noch so langsam – erzielen Sie auf jeden Fall einen ausreichenden Trainingseffekt. Sie starten vor der eigenen Haustür. Sie sind kaum vom Wetter abhängig – nur große Hitze sollte ein Grund sein, Lauftempo und -dauer zu reduzieren. Auch die Tageszeit ist egal. So wie Sie mühelos Mahlzeiten oder Duschen in Ihren Tagesablauf integrieren, können Sie eine halbe Stunde für das Laufen dazwischen schieben. Besondere Sportkleidung brauchen Sie nicht. Nur in die Schuhe sollten Sie einmal im Jahr rund hundertfünfzig Mark investieren.

Was aber, wenn Sie übergewichtig sind und seit langem größere körperliche Anstrengungen meiden? Wenn Sie fürchten, daß Ihre Gelenke und Ihr Kreislauf nicht mitspielen? Auch diese Hürde läßt sich nehmen. Düsen Sie nicht gleich los wie ein Weltrekordler, sondern traben Sie geruhsam vor sich hin. Wählen Sie als Laufstrecke im Wechsel betonierte Pisten, Waldwege oder unbefestigte Wege in Parks oder Gärten. Das schont die Gelenke. Langsamer Dauerlauf ist übrigens ein vorzügliches Mittel, um überschüssiges Körperfett abzubauen. Wenn Sie sich außerdem noch gesund ernähren, gehören Gewichtsprobleme für Sie der Vergangenheit an. Eine amerikanische Studie hat nachgewiesen, daß auf lange Sicht Jogging jeder Diät überlegen ist.

Sollten Sie so sehr außer Übung sein, daß Ihnen selbst ein langsamer Lauf zu anstrengend ist, planen Sie ein Vierteljahr ein, um Ihren Organismus an die Belastung zu gewöhnen. Am besten eignet sich dafür ein Wechsel von schnellem Gehen und langsamem Laufen. Sie gehen jeden zweiten Tag für eine halbe Stunde nach draußen und gehen so schnell Sie können. Nach zehn Minuten legen Sie einen kleinen Lauf ein – so als wenn Sie den einige hundert Meter entfernten Bus noch erreichen müßten. Danach gehen Sie wieder und wiederholen den Sprint noch einmal zehn Minuten später. Allmählich erhöhen Sie den Laufanteil Ihrer Trainingseinheit, bis Sie schließlich nach drei bis vier Monaten die dreißig Minuten durchlaufen.

10 Tips für Anfänger im Ausdauertraining

1. Wenn Sie fünfzig oder älter sind – oder nicht sicher sind, welche Anstrengungen Ihr Organismus toleriert – beraten Sie mit einem Arzt, welche Belastung Sie sich zumuten dürfen.
2. Lassen Sie es langsam angehen. Wählen Sie Ihr Tempo so, daß Sie während des Trainings noch eine Unterhaltung führen können, ohne zu hecheln oder zu keuchen. Atmen Sie gleichmäßig durch die Nase ein und durch den Mund aus. Drosseln Sie Ihr Tempo, wenn Sie anfangen sollten, durch den Mund nach Luft zu japsen! Ihre Geschwindigkeit stimmt, wenn Sie bei kühlen Außentemperaturen leicht ins Schwitzen geraten.
3. Legen Sie für jede Woche im voraus fest, an welchen Tagen Sie um welche Uhrzeit und wie lange trainieren. Kürzer und häufiger trainieren ist effektiver als länger und nur gelegentlich. Feste Zeiten sind die beste Waffe gegen die innere Stimme, die zur Faulheit ermuntert. Lassen Sie sich weder vom Wetter noch von Ihrer körperlichen Tagesform abhalten hinauszugehen. Wenn Sie sich tatsächlich zu schlapp fühlen, können Sie Ihr Training immer noch abkürzen.
4. Steigern Sie Ihre Leistung – aber nicht zu schnell. Erhöhen Sie vor allem nicht gewaltsam Ihr Tempo. Wenn Sie sich gut fühlen, fügen Sie lieber eine Sprintphase ein, in der Sie für ein, zwei Minuten mit maximaler Geschwindigkeit losdüsen. Danach aber langsam weiter.
5. Am wichtigsten für das Verbessern der

Kondition: nach Ablauf einer Eingewöhnungsphase mindestens dreimal in der Woche zwanzig Minuten trainieren. In den ersten Tagen müssen Sie mit Muskelkater rechnen. Er vergeht bald, wenn Sie Ihr Training regelmäßig fortsetzen. Sollten andere Beschwerden auftreten, insbesondere Schmerzen, die während des Übens stärker werden, so ist das ein Zeichen für Überforderung. Hören Sie auf und konsultieren Sie einen Arzt!

6. Zwischen Ihrer letzten Mahlzeit und dem Training sollten mindestens eineinhalb Stunden vergangen sein. Trinken Sie ausreichend. Ausdauersportler bevorzugen ein Gemisch aus einem Drittel zuckerarmer Fruchtsäfte und zwei Dritteln Mineralwasser. Optimal sind isotonische Getränke, die in jedem Sportgeschäft und jedem Supermarkt zu haben sind.
7. Ziehen Sie sich nicht zu warm an. Die Kleidung sollte nicht Ihrem Empfinden zu Anfang, sondern nach dem dritten oder vierten Kilometer entsprechen. Es besteht sonst die Gefahr der Überhitzung. Kälte kann in den ersten Minuten unangenehm sein, ist aber ungefährlich. Es genügt, wenn Sie zuvor Ihre Muskeln erwärmen. Wir empfehlen das Beinstretching (siehe Seite 51f.) vor und nach dem Training.
8. Meiden Sie Wettbewerbe oder individuelle Läufe gegen Stoppuhr und nach Kilometern. Ihr Ausdauertraining sollte eine streßfreie Zone bleiben. Vor allem dann, wenn Sie in Ihrem Berufsleben schon hart gefordert werden. Das einzige sinnvolle Leistungskriterium für Freizeitsportler ist die pro Woche im Ausdauertempo verbrachte Minuten- und Stundenzahl.
9. Spottende Kinder am Straßenrand rufen: »Schneller, schneller!«? Oder gar: »He Sie, Ihr Arsch wackelt!«? Ein gutes Training für das Selbstbewußtsein! Solange Sie sich darüber ärgern oder gar mit der Faust drohen, mangelt es Ihnen an Gelassenheit. Sobald Sie aber Spott und Hohn ignorieren, auch innerlich, haben Sie es geschafft. Noch besser: Fröhlich zurückwinken.
10. Speziell für Jogger wichtig: Den Fuß über die Sohle abrollen! Niemals mit der ganzen Fußsohle aufklatschen! Gute Joggingschuhe kosten mindestens 120 Mark. Sie müssen an der Stelle, an der Sie mit dem Fuß aufkommen (Ferse oder Fußballen), eine gute Dämpfung besitzen, so daß Sie ohne Probleme auf unterschiedlichsten Böden, auch aus Asphalt laufen können. Ein Paar Laufschuhe genügt für etwa 1500 Kilometer. Danach müssen neue gekauft werden. Schauen Sie nach, wo sich die Sohle am stärksten abläuft. Ist die Innenseite stärker abgenutzt, spricht man von Überpronation – ein recht häufiger Laufstil. Ist die Außenseite stärker abgenutzt, was seltener vorkommt, spricht man von Unterpronation oder Supination. Bei gleichmäßiger Abnutzung handelt es sich um eine normale Fußstellung. Für alle drei Varianten gibt es spezielle Laufschuhe.

Kosmetik: Niemand kann zweimal einen ersten Eindruck machen

Es gibt eine Bevölkerungsgruppe, auf deren »Einkaufsliste« Deodorant, Parfüm & Co. konkurrenzlos auf Platz 1 stehen. Nicht Models – Ladendiebe! 21,3 Prozent aller geklauten Waren stammen aus deutschen Kosmetikabteilungen. (Platz 2 Textilien: 11,5 Prozent.)
Wie es mit der Anwendung der entwendeten Güter steht, weiß kein Mensch. Glaubt man Repräsentativumfragen, scheint es immer noch jede Menge Wasser- und Seifenallergiker zu geben, die höchstens einmal in der Woche baden oder duschen und genauso selten zu frischer Unterwäsche greifen. Jeder sechste Deutsche besitzt keine eigene Zahnbürste. Zweimal täglich putzen ihre Beißerchen nur eine Minderheit von 23,5 Prozent der Erwachsenen. Vier Prozent putzen überhaupt nicht.

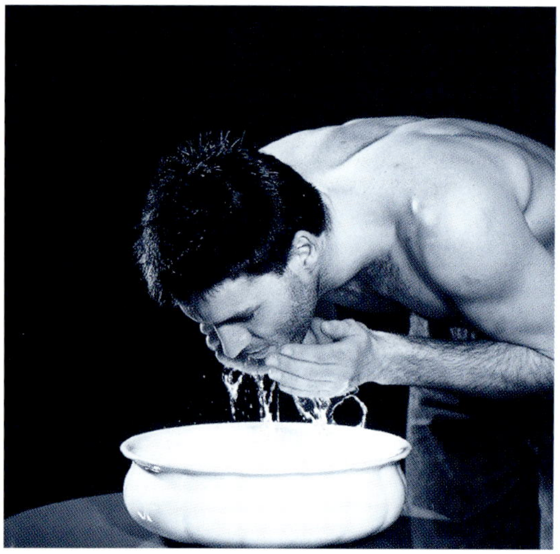

Da Sie dieses Buch erworben haben, gehen wir davon aus, daß Sie zu jener kleinen Gruppe von Männern gehören, die

- mindestens zweimal pro Tag ihre Zähne putzen
- jeden Tag baden oder duschen
- ihren Achselhöhlen jeden Morgen den Kontakt mit einem Deodorant gönnen
- nur in Ausnahmefällen die Socken, Unterwäsche und Hemden vom Vortag noch einmal anziehen
- ihren Berufsstand weder durch schwarze Trauerränder (Arbeiter) unter den Fingernägeln noch durch Abkauen (gestreßter Angestellter) dokumentieren
- auf saubere Haare und samtweich gepflegte Haut Wert legen und auch dafür etwas tun.

Sie besitzen damit bereits vor der Mehrheit Ihrer Geschlechtsgenossen einen deutlichen Vorteil. Aber Achtung – der Vorsprung schmilzt. Während 1987 die Hälfte der Männer zu Duschgels und deren Verwandten griffen, sind es inzwischen mehr als drei Viertel. After Shaves sind weit verbreitet (64 Prozent), aber nur wenige pflegen ihre durch die Rasur strapazierte Haut mit einer Gesichtscreme. Pflegemittel und Haarkuren gelten unter Männern weiterhin als Frauendomäne.
Eine Studie des Männermagazins Men's Health wies nach, daß jene, die den im Eingangskapitel beschriebenen Trend zum Neuen Mann verkörpern, weitaus häufiger zu Kosmetik greifen als der deutsche Durchschnittsmann. Herausragender Unterschied: Sie kaufen Ihre Kosmetik selbst, statt sich zu Weihnachten und Geburtstag ein Rasierwasser schenken zu lassen, und die Palette der von Ihnen benutzten Produkte ist breiter. Wirtschaftsstatistiker haben längst nachgewiesen, daß gepflegte Männer größere Chancen im Beruf und bei den Frauen haben und leichter Vertrauen gewinnen als andere. Kosmetik ist – wie Frauen schon lange wissen – eine Waffe im alltäglichen Kampf um Beachtung, Wertschätzung und Erfolg. Die Zeiten, wo hierzulande die Anwendung von Duftwassern und Cremes als unmännlich galt, sind längst passé.

Warum soll ein Mann nicht schön sein dürfen und etwas dafür tun? Frauen behaupten zwar oft, ein Mann müsse nicht schön, sondern interessant aussehen oder es komme auf seine inneren Werte an. Fragt man aber genauer nach, was für sie einen Mann interessant macht, nennen sie sehr häufig folgende Eigenschaften: groß, dunkel, knackigen Po, gepflegtes Äußeres, markante Gesichtszüge, Dreitagebart, Waschbrettbauch.
Diese Erfahrung mußte schon mancher Mann machen, der allein seine finanzielle Potenz ausreichend hielt für eine dauerhafte Beziehung. So auch Bernhard, Mitte 50, Chef eines mittelständischen Unternehmens, das er vor 20 Jahren selbst aufgebaut und mit viel Elan und großem Einsatz zum Erfolg geführt hatte. Er war ein Workaholic, der sich auch für sich selbst wenig Zeit nahm. Aber er konnte, wie er glaubte, einer Frau »alles bieten« – und fiel aus allen Wolken, als ihn die Seine eines Tages verließ und in die durchtrainierten Arme eines Detektivs sank. Den fand sie einfach attraktiver, zärtlicher und auch gepflegter …
Bei berühmten Herzensbrechern bilden ein erotisches Äußeres und selbstsicheres, charmantes Auftreten eine Einheit. Denken wir beispielsweise an den Romeo-Darsteller Leonardo DiCaprio, der auch als Jack in der 97er Titanic-Verfilmung und als Mann in der eisernen Maske Frauenherzen höher schlagen ließ. Das Geheimnis seiner Ausstrahlung: Eine Mischung aus Coolness und Zerbrechlichkeit, gleichzeitig leidenschaftlich und sanft.
In der Realität besteht der erste Schritt zu einem Nachdenken über Kosmetik häufig darin, daß man(n) eines Morgens entdeckt, daß die Haut erste Altersschlaffheiten aufweist. Reaktion: Er greift erschrocken in den Cremetopf seiner Partnerin. Rockstar David Bowie gestand: »Daß ich mit fünfzig noch so passabel aussehe, liegt an der Feuchigkeitscreme meiner Frau.« Da Männerhaut eine andere Beschaffenheit hat und herber Duftnoten bevorzugt, empfehlen wir den Kauf einer eigenen Pflegeserie.

Die Ausrede »Männer haben eine dickere Haut, und deshalb genügen Seife und Wasser« zieht nicht. Männer haben mehr eingewachsene Haare, ihre Haut besitzt größere Poren und neigt eher zu Unreinheiten – alles gute Gründe für eine besonders sorgfältige Pflege. Unter den jüngeren nutzt bisher nur eine kleine Gruppe die Chancen, die Männerkosmetik bietet. Dabei gibt es einen eindeutigen Zusammenhang: Wer sich bewußt pflegt, sieht besser aus und wird auch von anderen als attraktiver wahrgenommen. Das macht jeden Mann selbstsicherer, ein bißchen besser gelaunt und ein bißchen stärker in der Bewältigung seines Alltags.
Ein Teil der von uns aufgelisteten Pflegetips wird Ihnen ungewohnt erscheinen. Am besten, Sie probieren das eine oder andere einmal in einer stillen Stunde aus und prüfen, wie Sie sich danach fühlen. Sie werden merken: Der Zeitaufwand ist viel geringer als befürchtet.

Männerpflege von Kopf bis Fuß – das Basisprogramm

Das Gesicht

Wir Männer haben nicht nur sprichwörtlich ein dickeres Fell als die Frauen, sondern in der Tat ist unsere oberste Hautschicht – die Epidermis – um 15 bis 24 Prozent stärker. Dafür ist sie besser in der Lederhaut verankert und besitzt mehr Zellagen in der Hornschicht. Deswegen reagiert Männerhaut auch weniger empfindlich auf äußere Reize wie Berührung oder Temperaturveränderungen. Und die größere Anzahl glatter Muskelfasern in der Lederhaut verleiht der männlichen Haut eine hohe Festigkeit. Nicht zuletzt ist das Unterhautfettgewebe bei den Frauen viel stärker ausgeprägt.
Entbinden uns diese geschlechtsspezifischen Besonderheiten von der täglichen Hautpflege? Weit gefehlt! Erstens altert Männerhaut anders als die der Frauen: Die sichtbare Hautalterung setzt bei Frauen zwar früher

ein, aber sie vollzieht sich langsam. Beim Mann machen sich die ersten Zeichen erst um das 40. Lebensjahr herum bemerkbar, dann aber vehement. Auftretende Fältchen formen sich bald zu tiefen Falten und die Haut erschlafft allmählich. Steigende Belastung mit UV-Strahlen – gleichgültig, ob natürlich oder künstlich – führt zu einer vorzeitigen Hautalterung, dem sogenannten Photoaging. Streß und falsche Lebensgewohnheiten tun ein übriges
Da – zweitens – das Gesicht nicht von Kleidung geschützt wird, altert unsere Haut hier noch schneller als die der übrigen Körperpartien. Neben der Sonne sind es vor allem Wind, Kälte und Hitze, aber auch Umweltschmutz, Klimaanlagen und Tabakrauch, die die Haut belasten. Eine sorgfältige Pflege kann hier Wunder tun und trennt äußerlich sichtbar Traummänner von Kosmetikmuffeln.

Der kleine Haut-Unterschied
Männer haben
- mehr Haarfollikel
- eine hohe Talgproduktion
- stabilen Hydrolipidmantel, eher feuchte Haut
- starke Verhornung
- um 15 – 24 Prozent stärkere Oberhaut
- tiefere Falten
- durch Androgene erhöhte Drüsenfunktion
- intensivere Durchblutung
- pH-Wert von 5,4
- dunkleren Hautton.

Aufbau der Haut

- Oberhaut (Epidermis)
– Hornschicht (Stratum corneum): Schützt vor Wasserverlust, chemischen und physikalischen Einwirkungen und vor schädlicher UV-Strahlung.
– Körnerschicht (Stratum granulosum): Bildet die Hornsubstanzen.
– Stachelzellschicht (Stratum spinosum): Macht die Elastizität der Haut aus.
– Keimschicht (Stratum basale): Ort der Zellteilung

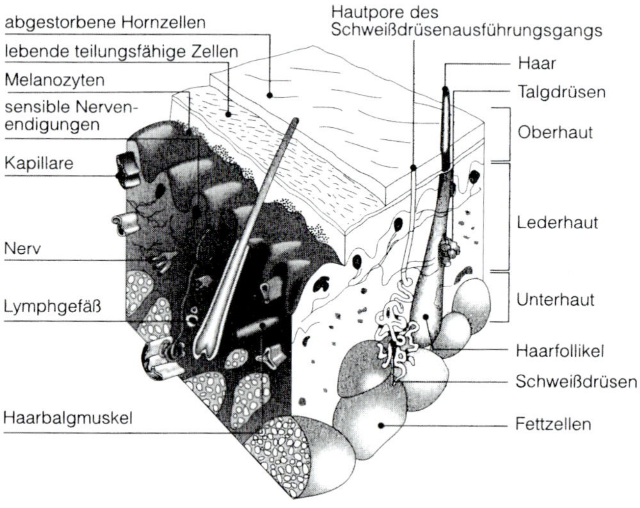

- Lederhaut (Corium)
Die Lederhaut enthält Füll- und Kittsubstanzen aus kollagenen (leimgebenden) und elastischen Fasern und aus vielen Nervenfasern mit den spezischen Endorganen für Schmerz-, Temperatur-, Druck- und Berührungsempfinden. In der Lederhaut sind sämtliche Hautanhangsgebilde (Nägel, Haare u.a.) lokalisiert.
– Papillarschicht (Stratum papillare)
– Faserbündelschicht (Stratum reticulare)

- Unterhaut (Subcutis)

- Hautanhangsgebilde (Adnex)

– Schweißdrüsen (Ekkrine)
– Duftdrüsen (Apokrine)
– Talgdrüsen (Glandula sebacea)
– Haare
– Nägel

Die tägliche Rasur

Am Anfang der täglichen Hautpflege steht eine gründliche Rasur. Ob naß oder trocken – außer den Barthaaren werden auch die äußeren Hautpartikel mit dem schützenden Hydrolipidfilm entfernt, was schon einem Intensivpeeling entspricht. Deswegen schließt sich für den modernen Mann eine gründliche Gesichtspflege an. Hinzu kommt, daß nicht jede Haut die Rasur gleich gut verträgt. Für die einen geht es nicht ohne kleine rote Pickel ab, andere machen häufig »einschneidende« Erfahrungen.

Ein kluger Kopf hat einmal ausgerechnet, daß wir Männer uns rund 1733 Stunden unseres Lebens rasieren. Grund genug, diesen Vorgang nicht als lästiges Übel abzutun, sondern für einen harmonischen Start in den Tag zu nutzen: mit den »richtigen« Geräten und Mitteln.

Trockenrasur: Geht bequem und fix. Bei Akne und Hautinfektionen ist sie der Naßrasur vorzuziehen. Ein Pre-Shave-Wasser richtet vor Beginn der Rasur die Barthaare auf. Dadurch wird es einfacher, die Haare zu entfernen. Was wiederum die Haut schont. Das After Shave nach der Rasur beruhigt die Gesichtshaut, trocknet aber wegen seines Alkoholgehalts auch die Haut aus. Deswegen nur auf die frisch rasierten Flächen auftragen und nicht etwa über das ganze Gesicht verteilen.

Naß oder Trocken – die Glaubensfrage

Für beide Methoden gibt es leidenschaftliche Streiter, die einander nicht bekehren können. Der Unterschied zwischen Trocken- und Naßrasur besteht darin, wie das Barthaar vorbereitet und gekürzt wird: Bei der Trockenrasur wird das Haar gekappt, bei der Naßrasur von der Klinge durchschnitten. Wichtig ist, daß das Barthaar so dicht wie möglich an der Hautoberfläche gekürzt wird – und die Haut trotzdem weitgehend geschont wird.

Naßrasur: Schonender und gründlicher als die Trockenrasur. Sie wirkt außerdem auf die Haut wie ein Peeling, entfernt also abgestorbene, ausgetrocknete Hautpartikel. Wer allerdings unreine Haut hat, muß leiden; er sollte deshalb öfter zwischen Naß- und Trockenrasur wechseln. Zuerst waschen Sie das Gesicht, am besten mit warmem Wasser und einer Reinigungscreme. Anschließend Rasiercreme oder -schaum mit einem Pinsel in die Gesichtshaut einmassieren und vier bis fünf Minuten einwirken lassen. Dadurch richten sich die Stoppeln auf und werden weich, lassen sich also besser schneiden. Rasieren Sie sich zuerst an Hals und Wangen. Kinn und Oberlippe kommen zuletzt dran. Hier sind die Haare am dicksten, benötigen also eine längere Einweichzeit. Mit der zweiten Hand spannen Sie die Gesichtshaut gegen die Rasierrichtung. Damit sichern Sie dreierlei: daß Sie alle Barthaare erwischen, daß die Klinge das Haar tiefer kappt und sich die Verletzungsgefahr vermindert. Die normalerweise wegen ihrer Wuchsrichtung schräg stehenden Barthaare richten sich dabei völlig auf.

Bei eingewachsenen Barthaaren – meist eine Folge von Rasurfehlern – besteht Entzündungsgefahr. Von wo nach wo wächst das Haar? Im Normalfall in allen Gesichtspartien von oben nach unten. Nur ganz unten, also am Hals etwa in Höhe des Adamsapfels, kehrt sich die Wuchsrichtung um – also von unten nach oben. Folgen Sie mit der Klinge der Richtung Ihrer Barthaare, auch wenn die Rasur etwas länger dauert. Kreuz und quer rasiert, reißen Sie unweigerlich einige Barthaar heraus – eine unnötige Belastung der Haut.

Bei hartnäckigen einwachsenden Barthaaren, die mit bakteriellen Infektionen einhergehen, sollten Sie einen Dermatologen aufsuchen: Er kann – sofern nötig – eine lokale oder, bei schweren Entzündungen, innerliche Behandlung mit Antibiotika durchführen. Sie können aber auch eine Elektroepilation nach der Blendmethode durchführen lassen, um ein Nachwachsen der Haare dauerhaft zu unterbinden.

Eingewachsene Barthaare
Neben Rasurfehlern kommen als weitere Ursachen in Frage:
- Das Barthaar kann aufgrund zu stark verhornter oder verquollener Haut nicht herauswachsen, bleibt unter der Oberfläche stecken, legt sich quer und wächst »nach innen«.
- Akneschübe haben dazu geführt, daß ein Haarfollikel seine Richtung verändert und plötzlich schräg in der Haut liegt.

Drücken Sie beim Rasieren mit der Klinge nicht zu stark auf, sonst ziehen Sie die oberste Hautschicht mit ab.
Auch wenn Sie diese Hinweise befolgt haben – hinterher ist die Haut etwas gerötet. Entfernen Sie die Rasierschaumreste mit warmem, dann kaltem Wasser. Rasierwasser tragen Sie nur auf, wenn Ihre Haut die enthaltenen Parfüme gut verträgt. Sonst entscheiden Sie sich lieber für After-Shave-Lotion, -Gel oder -Balsam. Das beißt weniger und gibt der Haut schützende Feuchtigkeit.

Bart oder nicht – das ist die Frage
Sind Sie Bartträger? Seit der Antike wurden Bärte als Zeichen von Manneskraft und Stärke betrachtet. Diogenes soll glatt rasierte Männer höhnisch gefragt haben: »Welchen Geschlechts bist du?« Bei den Hebräern symbolisierten sie außerdem Weisheit und einen hohen sozialen Rang. In Ägypten waren sie Vorrecht der Herrscher, oft wurden künstliche Bärte dem natürlichen Gesichtshaar vorgezogen. Als einmal eine Pharaonenwitwe an die Macht kam (Hatschepsut, 1505 v.u.Z.), trug auch sie zur Legitimierung ihrer Regierung einen langen falschen Bart. In einigen Kulturen war Bartabscheren eine Methode, einen Mann zu demütigen.
Wer sich heute einen Bart zulegt, tut es um des Aussehens willen, weil er ein Doppelkinn verbergen möchte oder um das Rasieren zu sparen. Wer dem letztgenannten Grund folgt, wird bald die Feststellung machen müssen, daß ein gepflegter Bart mehr Zeit in Anspruch nimmt als eine Rasur. Ein Bart muß gepflegt werden wie ein englischer Rasen – ein »Schrebergarten« geht nicht. Je lockiger, krauser oder strohiger der Bart ist, desto mehr Mühe kostet es, ihn in Form zu bringen. Berühmt für die

Tips gegen eingewachsene Barthaare
1. Antibakteriellen Rasierschaum verwenden.
2. Stets in Wuchsrichtung der Haare rasieren.
3. Nur Klinge mit einer Schneide verwenden und regelmäßig auswechseln.
4. Haut während der Rasur nicht dehnen.
5. Eingewachsene Haare vorsichtig mit Pinzette entfernen.
6. Kein Wachs und keine Enthaarungsmittel benutzen.
7. Vor der Rasur ein sanftes Peeling verwenden, das die abgestorbenen Hautzellen entfernt.
8. Nach dem Rasieren alkoholfreies Tonic mit Kamille oder Aloe vera auftragen.
9. Zum Entfernen toter Hornzellen eine Lotion mit Glykozitrat bzw. Glykolsäure, Benzoyl Peroxid oder Schwefel auftragen. Anfangs 15 min einwirken lassen, im Laufe der Zeit Wirkdauer verlängern bis die Lotion die ganze Nacht aufgetragen bleiben kann.
10. Immer ein Sonnenschutzmittel mit einem Lichtschutzfaktor von mindestens 15 verwenden.
11. Nach der elektrischen Haarentfernung durch einen Spezialisten Aloe vera und Vitamin K auftragen, um Hautreizungen und Schwellungen zu minimieren.

hohe Kultur ihrer Bartpflege waren die Assyrer: Ihre Bärte wurden nicht nur täglich gewaschen, sondern auch eingeölt, parfümiert und gelockt – und mit Goldstaub gepudert.
Merkwürdigerweise ist in unserer Zeit und in unserem Kulturkreis der Bart schon seit langem aus der Mode gekommen und Bilder vom Anfang des 20. Jahrhunderts, als Männer des Nachts noch Bartbinden trugen, um das gute Stück in Form zu halten, werden der Lächerlichkeit preisgegeben. Offensichtlich läßt diese Entwicklung einige der heutigen Bartträger glauben, daß man einen Bart zwar trägt, aber es unmännlich ist, seiner Pflege viel Augenmerk zu widmen.

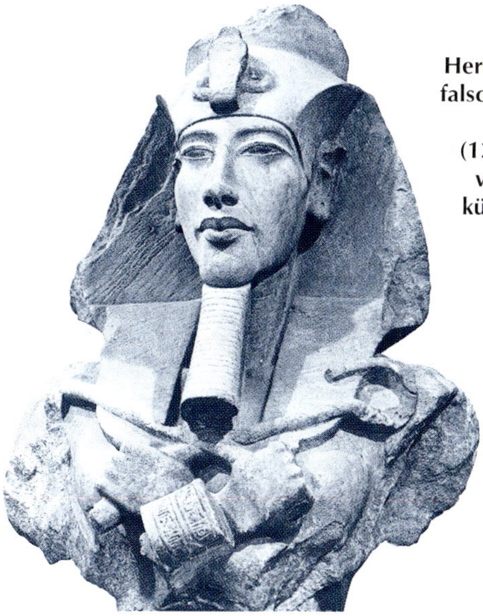

Ein echter Herrscher mit falschem Bart: Echnaton (1364–1347 v. u. Z.) mit künstlichem Bart

Was Bärte enthüllen
Bärte sollen in der Regel nicht nur kleine Unebenheiten des Gesichtes verdecken oder korrigieren, sondern auch Aufmerksamkeit für ihre Träger hervorrufen. Daß sie auch viel über sie verraten, ist diesen kaum bewußt. Gefragt, welchen Bart er tragen würde, kann meist jeder Mann schnell eine Antwort geben, denn fast alle haben schon einmal daran gedacht, sich einen Bart wachsen zu lassen. Aber welchen? Hier eine kleine Auswahl:
Vollbart: Ungestutzt ziert er einen Gefühlsmenschen, der spontan ist, genußoffen, kreativ und handwerklich geschickt.
Wer seinen Vollbart penibel stutzt, ist empfindsamer, als er erscheinen möchte. Sein wirkliches Wesen verraten Augen und Mund. Sie zeigen, ob hier viel Zärtlichkeit brachliegt oder ob der Bart nur Schwäche und Unentschlossenheit verbirgt.

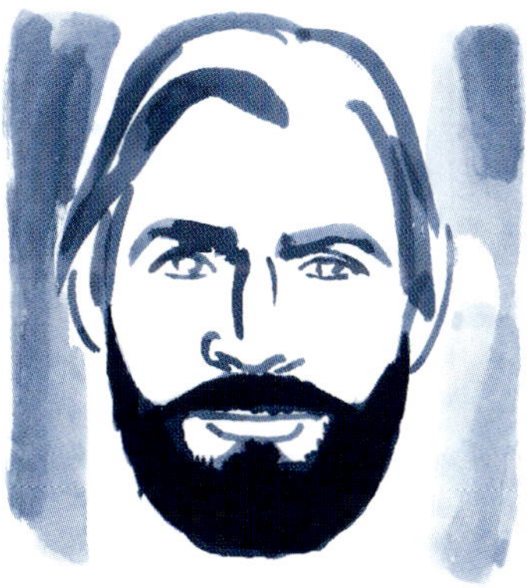

Klassischer Knebelbart: Wer ihn wählt, demonstriert Führungsanspruch und den Willen, diesen auch durchzusetzen. Mitgefühl und Toleranz sind nicht seine Stärke; er ist konsequent in Beruf und Privatleben.

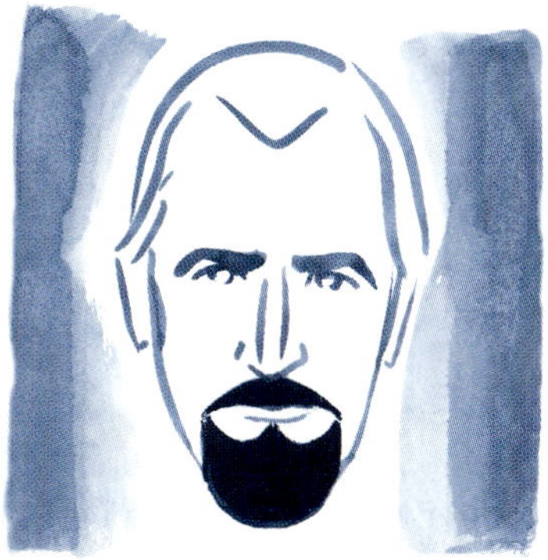

Tatarenbart: Er ziert den melancholischen Weltverbesserer, der sich selbst das Leben schwer macht.
Gentlemanbart: Er weist einen selbstbewußten, genußfreudigen und aufgeschlossenen Mann aus, der sich für alle angenehmen Seiten des Lebens interessiert.

Während die meisten Frauen einen Vollbart nicht mögen, finden sie jedoch einen Drei-Tage-Bart sexy: Er ist die Andeutung der männlichen Potenz, die sich jederzeit offenbaren kann.

An Stellen, wo Sie keinen Bart tragen, werden Sie sich rasieren wie jedermann. Jeden dritten Tag sollte der Bart nachgeschnitten werden. Spezielle Bartschneidemaschinen ermöglichen auch dem Laien einen gleichmäßigen Schnitt. Da sich im Bart Schmutz und Essensreste verfangen, muß er jeden Tag gewaschen werden. Dafür verwenden Sie die gleiche Waschcreme wie für das übrige Gesicht (siehe unten) oder ein mildes Shampoo. In größeren Abständen – alle ein bis zwei Wochen – benötigt der Bart eine Haarkur: Fetten Sie ihn mit Klettenwurzelöl oder Bartwichse ein.

Stadien der alternden Gesichtshaut
(nach Glogan)

Stadium I: 25-35 Jahre
Faltenlos, frei von Verhornungen

Stadium II: 35-45 Jahre
Beginnen der Faltenbildung ab etwa dem 35. Lebensjahr; besonders Lachfalten; schwache Sonnenschäden, erste Verhornungen

Stadium III: 45-55 Jahre
Bleibende Falten, fortgeschrittene Sonnenschäden (Pigmentflecken), sichtbare Verhornungen

Stadium IV: 55-80 Jahre
Haut ist durchgehend faltig und oft von fahler, gelblicher Farbe; stark sichtbare Sonnenschäden

So pflegen Sie Ihr Gesicht

Patentrezepte für die richtige Hautpflege gibt es nicht, denn die Haut eines jeden Menschen unterscheidet sich von der anderer und muß deshalb auch ganz individuell behandelt werden. Da Männerhaut auch etwas anders als Frauenhaut beschaffen ist, sollten Sie nicht wie David Bowie in den Cremetopf Ihrer Frau greifen. Schnell ist die Haut überfettet; Pickel und Feuchtigkeitsverlust sind die Folge. Noch verkehrter wäre es, die Gesichtspflege ganz wegzulassen. Jeden Tag sammeln sich abgestorbene Hautzellen, Schmutz, Bakterien, Fett und Schweiß in den Poren. Mitesser und andere unerwünschte Hautveränderungen machen sich breit: Umweltreize – wie z.B. die UV-Strahlung – beschleunigen den Alterungsprozeß.
Jegliche Pflege der Haut beginnt mit ihrer Reinigung: Sie soll die Haut von Schmutz und allen Ablagerungen befreien – aber keinesfalls von ihrem schützenden Wasser-Lipid-Mantel. Benutzen Sie – nach dem Vorspülen mit lauwarmen Wasser – ein Reinigungs-Gel, eine Reinigungsmilch oder eine sanfte Waschcreme speziell für das Gesicht. Duschgels und Handseifen sind viel zu scharf! Danach einige Tropfen Tonic (alkoholarmes bzw. -freies Gesichtswasser) auf einen Kosmetik-Pad geben und sanft auftragen. Es entfernt übriggebliebene Reste von der vorhergehenden Reinigung und erfrischt.

Achtung: Bei empfindlicher Haut alkoholfreie Kosmetika verwenden, da Alkohol die Haut austrocknet und reizt.

Pflege: Nach der Reinigung tragen Sie – wenn nötig – einen Feuchtigkeitsbalsam auf, z.B. Aloe vera-Gel; anchließend cremen Sie das Gesicht ein. Damit liefern Sie der Haut Feuchtigkeit, was vorzeitiger Alterung (Faltenbildung) vorbeugt. Verwenden Sie Gesichtscreme oder – meist besser – Gesichtslotion, die viel Feuchtigkeit und wenig Fett enthält. Auf keinen Fall Body-Lotion für das Gesicht verwenden, da sie

Parfüme enthält, die für die Gesichtshaut zu scharf sind.
Sollten Sie unter trockener Haut leiden, verwenden Sie eine milde Fettsalbe oder eine Wasser-in-Öl-Emulsion.

Aloe vera
Schon im Altertum nutzte man in Ägypten, Griechenland oder auch in China und Indien die Aloe-Pflanzen in der Medizin und zur Schönheitspflege. Die Wissenschaft der Neuzeit beschäftigt sich erst seit 1930 mit den Wirkungen dieser zu den Liliengewächsen zählenden Pflanze. Mittlerweile liegen zahlreiche Studien aus aller Welt vor, die ihr eine Beschleunigung der Wundheilung bestätigen, ebenso wie auch entzündungshemmende Wirkungen, bakteriostatische Aktivitäten und die Anhebung des Lichtschutzfaktors im Wellenbereich von 300 nm. Das Aloe-Gel dient in der Hautpflege als Feuchtigkeitsspender, schützt sie vor schädigenden Umwelteinflüssen, beruhigt irritierte Haut und wirkt pflegend.

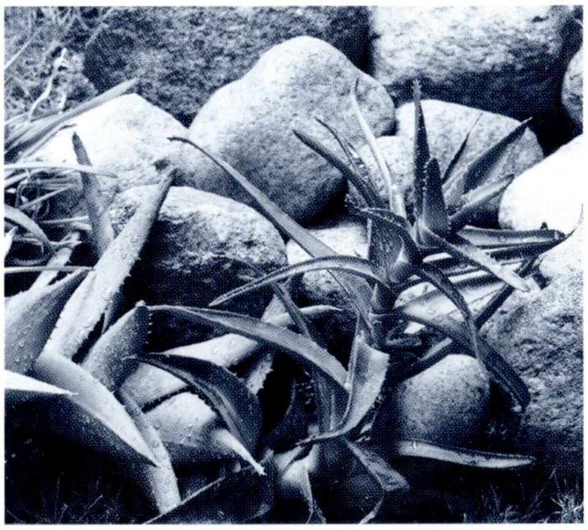

Wenn Sie noch unsicher bei der Wahl der richtigen Mittel für Ihre Haut sind, empfiehlt sich ein Besuch im Kosmetikstudio! Dort finden Sie – bei gut ausgebildeten Kosmetikerinnen – fachlichen Rat rund um Ihre Haut und -probleme.

WAS SOLLEN WIR MÄNNER IM KOSMETIKSALON?
Die Antwort lautet ganz einfach: Uns pflegen und verwöhnen lassen, Entspannung und damit neue Spannkraft finden.
Daß Männer aus dem Showgeschäft, Sänger oder Schauspieler ebenso selbstverständlich zur Kosmetik gehen wie Manager aus der Wirtschaft halten Sie für normal – ja, warum wollen Sie sich selbst dieses Vergnügen dann versagen? Körperpflege ist nicht unmännlich, auch nicht, wenn sie uns von Profis angeboten wird! Und geboten wird viel:

Gesichtsbehandlung
- Hautanalyse
- Rasur
- Reinigung
- Peeling
- Entfernung von Komedonen (Mitessern)
- Entfernung unerwünschter Härchen
- Zupfen der Augenbrauen
- Färben der Wimpern
- Gesichtsmasken, Ampullenbehandlung, Packungen
- Lymphdrainage
- Massagen

...weitere Angebote
- Maniküre
- Pediküre
- Reflexzonenmassage
- Farblicht, Bürsten, Modellagen.

Abbildungen zu einigen Behandlungen finden Sie im Farbbildteil.

MIT AKUPRESSUR GEGEN FALTEN UND STREß
Schönheit und Harmonie werden in der klassischen chinesischen Lehre von zwei großen Kräften bestimmt: Yin und Yang. Im übertragenen Sinne könnte man hier auch von Sonnen- und Schattenseite sprechen, von Hitze und Kälte, von Mann und Frau. Beide Kräfte ergänzen sich, sind aber auch Gegenspieler. Sie sind vergleichbar mit dem Zusammenspiel unseres Nervensystems, wie z.B. dem anregenden Sympathikus und dem hemmenden Vagus. Ist dieses Gleichgewicht gestört, macht sich das auch auf der Haut bemerkbar. Man fühlt sich nicht nur

schlapp – man sieht auch so aus. Kleine Fältchen um Mund und Augen wirken wie tiefe Furchen, der Teint oft grau und fahl. Dazu kommen meist noch Schwellungen an den Lidern.

Abhilfe schafft eine Akupressur. Durch Stimulation verschiedener Powerpunkte kommt der gestörte Energiefluß wieder in Schwung. Verstärken können Sie diese Wirkung noch, wenn Sie Aromaöl verwenden. Fertige Mischungen gibt es in der Parfümerie oder im Natur-Kosmetik-Laden. Die Akupressur im Gesicht wird mit den Kuppen des Mittel- und Zeigefingers ausgeführt: Die Fingerkuppen auf die angezeigten Punkte legen. Mit sanftem Druck durch feine, kreisende Bewegungen der Fingerkuppen diese Punkte massieren. Dabei langsam bis sieben zählen. Dann den Druck lösen. Die Finger ruhen fünf Sekunden auf den Punkten, ehe man wieder von vorn beginnt. Jede Übung wird dreimal wiederholt und kann fast überall und bei vielen Gelegenheiten durchgeführt werden – im Büro, zu Hause, im Flugzeug, im Zug, bei einer Autorast...

1. Übung – Bringt nervöse Männer zur Ruhe

Diese Übung sollte am Anfang stehen. Der gewählte Punkt dient der Harmonisierung; wirkt beruhigend und ausgleichend auch auf die Haut. Gut bei Streß, Unruhe und Nervosität. Eine gute Übung für den Feierabend.
Sitz: Zwischen den Augenbrauen, in der Mitte der Nasenwurzel.

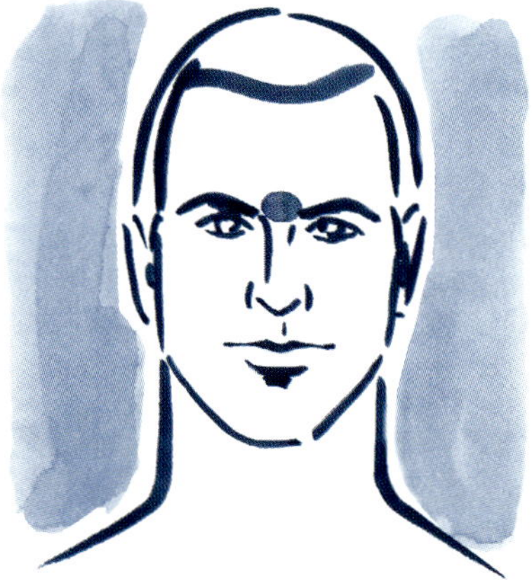

2. Übung – Entschlackt genußsüchtige Männer

Die Akupressur dieses Punktes unterstützt in positiver Wirkung den Stoffwechsel der Haut. Sie erscheint klarer und geschmeidiger. Entspannt die Gesichtszüge, hilft bei Kopfschmerzen und Müdigkeit. Nach einem Geschäftsessen zu empfehlen.
Sitz: Zwei Finger breit quer über den Augenbrauen, auf einer durch die Pupillenmitte gedachten Vertikale.

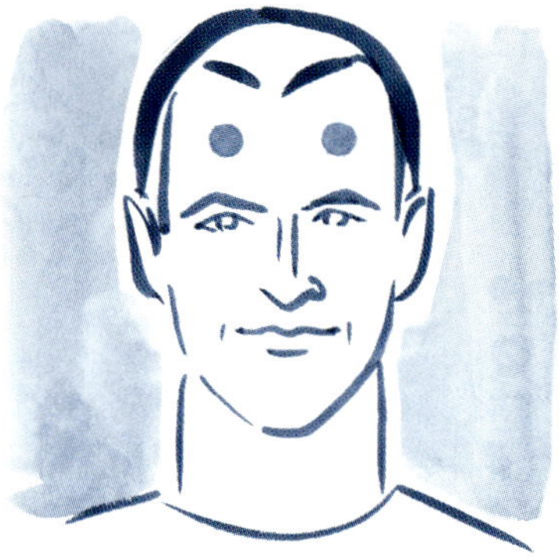

3. Übung – Sorgt für den richtigen Durchblick

Die chinesische Bezeichnung für diese Punkte heißt in der Übersetzung bezeichnenderweise »Augenglanz«. Die regelmäßige Akupressur dieser Punkte führt zur Verbesserung der Hautelastizität im Augenbereich. Ihre Augen erhalten einen klaren, glänzenden Ausdruck. Versuchen Sie diese Übung auch einmal vor einer wichtigen Konferenz. Sie werden sich einfach gut fühlen
Sitz: In den inneren Augenwinkeln, am Ansatz des Nasenrückens.

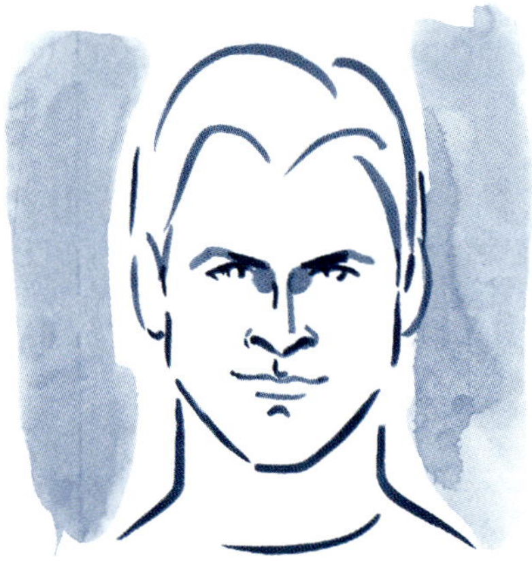

4. Übung – Entspannt gestreßte Männer
Verbessert die örtliche Durchblutung besonders im Nacken und erhöht die Spannkraft der Haut; auch gegen vorzeitige Fältchenbildung und Krähenfüße. Hilft bei Stirnkopfschmerzen. Die richtige Übung nach stundenlanger Arbeit am Computer.
Sitz: Am äußeren Ende unterhalb der Augenbrauen.

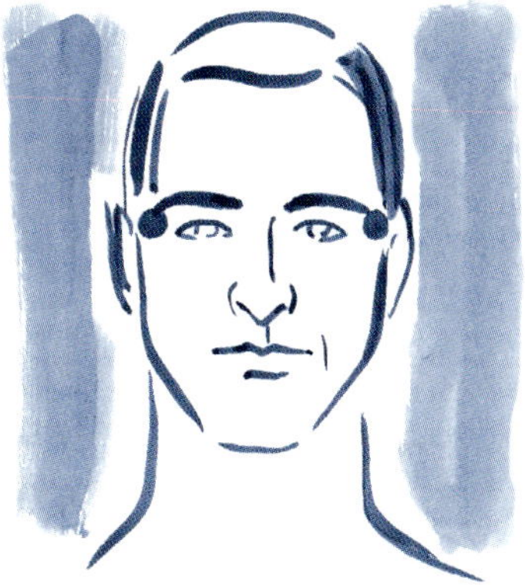

5. Übung – Läßt müde Männer strahlen
Die richtige Übung vor einem Rendezvous: Diese Punkte glätten kleine schräge Fältchen an den Mundwinkeln und sorgen für eine bessere Durchblutung der Lippen. Die Haut um den Mund erscheint straffer.
Hilft auch bei Verdauungsbeschwerden.
Sitz: Dicht neben den Mundwinkeln.

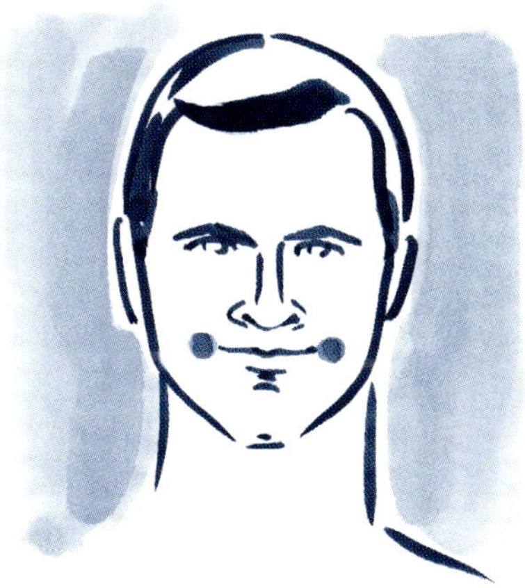

6. Übung – Bringt sensible Männer wieder ins Gleichgewicht
»Empfang der Düfte« lautet die Übersetzung für diese Punkte. Diese wichtigen Stoffwechselpunkte wirken positiv auf Haut und Schleimhäute, beruhigen Hautirritationen und beleben das Gewebe. Hilft auch bei Schnupfen und vermindertem Geschmacksempfinden.
Diese Übung hilft Ihnen auch, nach einem Streitgespräch wieder im Lot zu sein.
Sitz: Seitlich der Nasenflügel, in Höhe der Nasenlöcher.

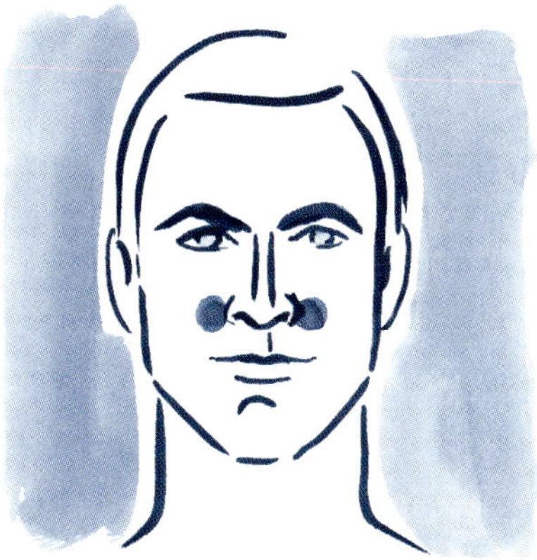

7. Übung – Macht aus einem Miesepeter einen Strahlemann
Zwei Punkte, die den Regenerationsprozeß der Haut unterstützen; die Übung beugt der Fältchenbildung um Mund- und Lippenpartie vor und wirkt belebend. Diese Übung bei schlechter Stimmung gleich morgens auf der Bettkante durchführen.
Sitz: Direkt über der Oberlippe und unterhalb der Mitte der Unterlippe.

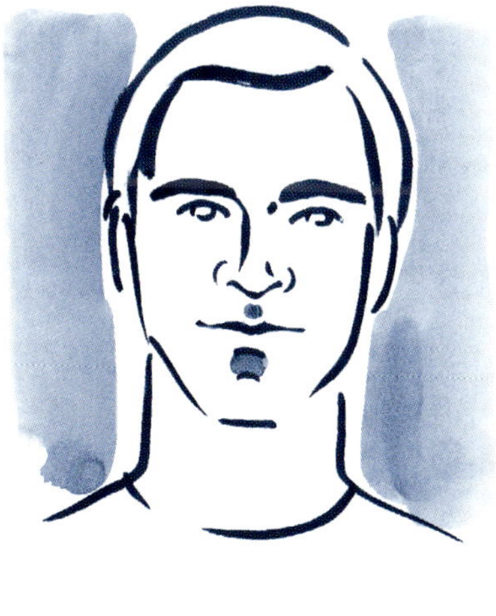

8. Übung – Macht Männer vital und erotisch
Weckt Vitalität und Abwehrkräfte. Durch die verstärkte Durchblutung wird die Mikrozirkulation gefördert, was das Hautbild verbessert. Diese beiden Akupressurpunkte werden nur durch eine leichte Klopfmassage mit den Fingerkuppen stimuliert.
Versuchen Sie diese Übung doch einmal vor dem Sex. Oder noch besser: Lassen Sie diese Punkte von Ihrer Partnerin im Bett stimulieren
Sitz: Seitlich der Wangen unmittelbar vor den Ohren.

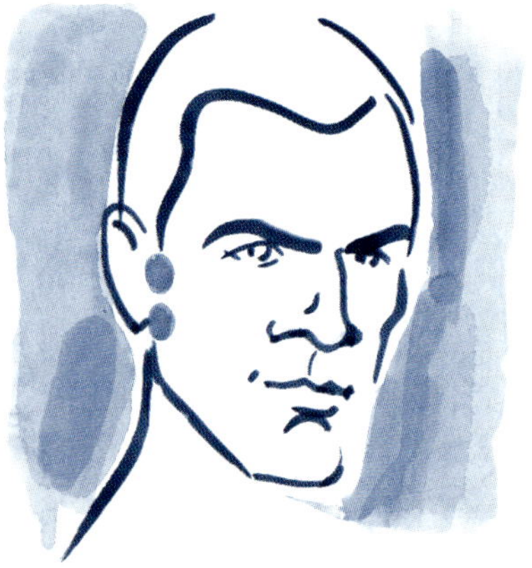

[Quelle: nach Juvena]

PROBLEMZONEN IM GESICHT

Augen. In ihrer Umgebung zeichnen sich die Sünden unserer Lebensweise wie Streß und zuwenig Schlaf zuerst ab: Tränensäcke, Rötungen, Augenringe. Greifen Sie rechtzeitig zu einer feuchtigkeitsspendenden Augencreme. Die Creme mit den Fingerkuppen sehr vorsichtig von außen nach innen leicht einklopfen. Niemals rubbeln oder drücken! Gegen geschwollene Augen helfen Beutel mit grünem Tee, die Sie lauwarm anfeuchten und zehn Minuten auflegen. Oder spezielle Augen-Gels, kühlschranktemperiert. Auch Baby-Kauringe, gut gekühlt, können Sie auf die geschwollene Augenpartie legen (s. Abbildung im Farbbildteil).

> Tränensäcke entstehen bei uns Männern meist durch eine Fettansammlung im Gewebe – bei den Frauen handelt es sich in der Regel um eine Ansammlung von Wasser, die nach dem Aufstehen von selbst wieder verschwindet – und erfordert Präparate zur Augenpflege, deren Wirkstoffe den Fettabbau unterstützen.

Lippen. Bei Sonne und Kälte, aber auch bei trockener Raumluft wird die Oberhaut der Lippen schnell rissig. Fettpflegestifte mit UV-Filtern eignen sich für die Pflege am besten. Wenn Sie grundsätzlich trockene Lippen haben, trinken Sie wahrscheinlich zuwenig. Schnelle Abhilfe liefert Honig. Einfach in die Lippen einmassieren.

Ohren- und Nasenhaare. Sie sind Attraktivitätskiller, die unbedingt entfernt werden sollten. Apotheken führen spezielle abgerundete Werkzeuge, mit denen Sie schlecht zugängliche Haare an der Wurzel auszupfen oder abschneiden können. Ohren nicht mit Wattestäbchen reinigen, weil sie das natürliche Reinigungssekret der Ohren wieder in die Tiefe zurückschieben. Nur die äußere Ohrmuschel beim Duschen mit dem kleinen Finger oder mit Wattebausch und Gesichtswasser säubern.

Pickel. Mitesser – Komedonen –, wenn sie »reif« sind, nach der Reinigung des Gesichtes unter Zuhilfenahme von Zellstoff vorsichtig ausdrücken. Am besten lassen Sie sich das einmal von einer Kosmetikerin zeigen. Alle anderen Pickel sollten Sie sowieso professionellen Kosmetikern anvertrauen. Zu leicht endet der Selbstversuch mit Entzündungen und Narben. Alkohol, Teebaumöl und Pickelstifte aus Parfümerien eignen sich für die schonende äußere Behandlung.
Haben Sie trotz obiger Pflegehinweise ein regelmäßiges Pickelproblem – eine Kosmetikbehandlung einmal im Monat kann gründliche Abhilfe schaffen. Insbesondere bei fettiger Haut – erkennbar an großen Poren, öligem Glanz und schlechter Durchblutung – helfen Heilmasken. Das sind teigige Schichten aus Heilerde, die man eine Zeitlang auf

das Gesicht einwirken läßt. Sie sind in Drogerien erhältlich. So gehen Sie vor: Zuerst Komedonen, wie eben beschrieben, entfernen. Dann Heilerde unter Aussparung des Augenbereiches nach der Gebrauchsanweisung auftragen und liegend einwirken lassen. Nach spätestens einer halben Stunde mit einem nassen Frotteetuch abreiben.

Zähne. Gelbverfärbung ist eine Folge von zuviel Zigaretten, Rotwein, Tee, Kaffee oder Cola. Vermeiden Sie Selbstbehandlung mit Zahncremes, die Aufheller enthalten. Diese wirken wie ein Peeling und rubbeln im Laufe der Zeit den Zahnschmelz ab. Gehen Sie lieber zum Zahnarzt. Er hilft, indem er den Zahnstein entfernt – eine Leistung, die die Kasse bezahlt – und kann Ihnen individuell passend weitere zahnkosmetische Maßnahmen anbieten.

Mundgeruch. Absoluter Attraktivitätskiller! Jede Frau, die auf sich hält, macht einen Rückzieher, wenn ihr von den Lippen eines charmanten Plauderers plötzlich ein Pesthauch entgegen weht. Leider bemerkt man ihn erst, wenn ein anderer einen darauf hinweist. Folgender Selbsttest ist möglich: Halten Sie die Hand dicht vor dem Mund, atmen Sie durch den Mund aus und schnell durch die Nase wieder ein. Wenn Sie nichts riechen, sind Sie auf der sicheren Seite. Ist Mundgeruch vorhanden, muß zunächst die Ursache geklärt werden. Dauerhafter Mundgeruch über viele Wochen und Monate ist entweder ein Alarmsignal für eine ernste organische Krankheit oder für Zahnprobleme. In beiden Fällen sollten Sie einen Arzt um Rat fragen, um Schlimmeres zu verhüten. Bei gelegentlichem Mundgeruch hilft gründliches Zähneputzen oder den Konsum von Knoblauch, Zwiebeln oder Alkohol einzudämmen. Auch Raucher bekommen nach einigen Jahren einen typischen Mundgeruch. Wenn Zähneputzen allein nicht hilft, können Sie mit desinfizierenden Mitteln gurgeln. In der Regel genügt dafür ein Glas Wasser, in dem Sie zwei Gramm Kochsalz auflösen. Eine weitere Möglichkeit sind Mundwasser und Mundsprays.

Zusammengewachsene Augenbrauen. Sie wirken unschön, daher nach der Gesichtsreinigung mit einer Pinzette vorsichtig auszupfen. Bitte jedes Haar einzeln und nicht mit Gewalt! Immer von der Mitte nach außen vorgehen. Anschließend mit Alkohol desinfizieren. Leider hält diese Behandlung nicht länger als zwei Wochen. Wenn Sie dem Problem ein für allemal zu Leibe rücken wollen, unterziehen Sie sich einer Elektroepilation bei einem Dermatologen oder einer Fachkosmetikerin.

Hautblässe. Sie wissen, daß der häufige Besuch einer Sonnenbank für die Haut nicht

Licht und Lichtschäden der Haut

Das Sonnenlicht ist für das Leben auf der Erde unverzichtbar, und im Rahmen der Evolution haben sich Pflanzen, Tiere und Menschen an die Sonnenstrahlung angepaßt. Das Licht ist Teil des elektromagnetischen Spektrums und besteht aus einem längerwelligen Infrarotanteil (IR) und kurzwelligerem Ultraviolett (UV). Das UV-Licht teilt man nach seiner biologischen Wirkung in:

	Wellenlänge	Wirkung bei übermäßigem Sonnenbad
UV A	315 – 380 nm	Verstärkt Sonnenbrand, dringt bis in die lebende Epidermis vor, schädigt Zellmembran, führt zur Lichtalterung (Photoaging) der Haut
UV B	280 – 315 nm	löst Sonnenbrand aus; fördert Lichtalterung, Tumorbildung
UV C	280 nm	Erreicht bei intakter Ozonschicht nicht die Erde, wird nur von einigen künstlichen UV-Strahlern abgegeben, schädigt DNA

ungefährlich ist. Die zusätzliche Belastung mit UV-Strahlen läßt Ihre Haut schneller altern und birgt außerdem die Gefahr, ein malignes Melanom – Hautkrebs – zu entwickeln.

Carotinoide – Hautschutz von innen
Mit dem Obst und Gemüse nehmen wir Carotinoide auf. Einige von ihnen, wie das Beta-Carotin, tragen entscheidend zur Vitamin-A-Versorgung bei. Carotinoide schützen nicht nur die Blätter der Pflanzen vor den schädlichen Einflüssen des UV-Lichts, sondern auch die menschliche Haut.

Aufgrund dermatologischer Forschungsergebnisse der letzten Jahre und des weltweit zu beobachtenden Anstiegs von Hautkrebserkrankungen empfehlen die Mediziner uns zum einen den maßvollen Umgang mit UV-Strahlung – gleich ob Sonne oder Solarium – und zum anderen den Gebrauch von Sonnenschutzmitteln, denn die Eigenschutzzeit der Haut ist relativ gering. Jegliche UV-Belastung darüber hinaus führt zu Schäden:

Eigenschutzzeiten bei sonnengewohnter Haut in Mitteleuropa
(Mitte Juni, 12 Uhr mittags; nach W. Raab)

Pigmentierungstyp	Eigenschutzzeit	Vorzeitige Hautalterung
I	5–10 min	2–7 min
II	10–20 min	7–14 min
III	20–30 min	14–20 min
IV	30–45 min	20–30 min

Benutzen Sie also beim längeren Aufenthalt im Freien ein Sonnenschutzmittel mit einem Lichtschutzfaktor von 12–15, das vor UVA- und vor UVB-Strahlung schützt.
Neueste Entwicklung auf diesem Gebiet: Ein Sonnenschutz, der nicht nur einen Breitbandfilter gegen UVA- und UVB-Strahlung enthält, sondern auch einen Ozonschutz bietet. Denn Ozon, so wissen wir heute, schädigt nicht nur die Atemwege, reizt Augen und Schleimhäute, sondern läßt auch die Haut schneller altern.

Zusätzliche Pflegetips für das Gesicht

Da abgestorbene Hautreste auf der Oberfläche bleiben und diese verunreinigen, lohnt sich einmal im Monat ein Peeling – am besten abends. Es fördert die Durchblutung, erneuert die oberste Hautschicht und hilft beim Kampf gegen Mitesser und eingewachsene Barthaare. Sie sehen frischer aus. Sie haben zwei Möglichkeiten: Entweder eine Peeling-Creme auf Hals und Gesicht unter Auslassung der empfindlichen Augenpartie verteilen, einmassieren und mit Wasser abspülen. Besonders empfehlenswert sind Gels ohne Fett oder mit Fruchtsäuren und Two-in-One-Peelings für Gesicht und Körper. Oder Sie reiben die normale Waschcreme mit einer weichen Gesichtsbürste ein und spülen Sie anschließend mit klarem Wasser ab. In beiden Fällen tragen Sie, wie bei der normalen Gesichtsreinigung, im Anschluß Gesichtstonic und -lotion auf. Peelings sind übrigens eine ausgezeichnete Vorbereitung auf die Naßrasur. Die Klinge gleitet viel leichter über die frisch gepeelte Haut, so daß es weniger Verletzungen und Kratzer gibt.

»Aloe-Lift«
In Kosmetikinstituten wird das Gel aus dem Inneren der Aloe-Blätter neuerdings mit Vitaminstärkepulver angereichert und wie eine Art Maske auf die gereinigte Haut punktuell nach Hautmuskelgruppen aufgetragen. Dieses »Aloe-Lift« besitzt eine Dreifachwirkung:
- Gymnastik der Muskulatur
- Förderung des Hautstoffwechsels
- Anregung der Durchblutung.

Gesichtsmaske: Noch immer werden Männer verlacht, die sich eine Pflegemaske gönnen. Dabei gibt es kaum etwas Besseres zur Regeneration von gestreßter Gesichtshaut. Sie ist besonders wirksam nach einem Peeling. Man unterscheidet mehrere Typen von Masken. Von Heilmasken gegen unreine Haut war schon die Rede. Interessant für Männer mit trockener Haut sind Feuchtigkeitsmasken. Trockene Haut wirkt dünn, feinporig und zart. Sie neigt zur Schuppenbildung und bildet frühzeitig Falten. Feuchtigkeitsmasken enthalten Wachse und Öle und beugen der Faltenbildung vor, indem sie der Haut die fehlende Feuchtigkeit zuführen. Es gibt sie als Creme, Gel oder Schaum. Einfach auf Gesicht und Hals auftragen, einwirken lassen und mit einem Papiertuch abwischen (nicht abwaschen). Müde, angegriffene Haut wirkt danach wieder munter. Bei Männerhaut reichen in der Regel fünf Minuten Einwirkzeit. Auf jeden Fall den Augenbereich aussparen, am besten mit Augen-Gel abdecken.
Hinweis: Die meisten Männer haben eine Mischhaut; einige Partien sind trocken (z. B. Wangen, Haaransatz, Hals), andere eher fettig (z. B. Stirn, Nase, Kinn). Gepflegt wird solche Haut wie die einzelnen Typen, aus denen sie besteht.

Exotische Kosmetika

Hamamelis, Kamille, Brennessel und Gurke – jahrelang hatten sie sich in der Kosmetik bewährt. Jetzt werden sie verdrängt. Fruchtig – exotisch ist seit Jahren bewährt. Viele Produkte enthalten fremdländische Ingredienzen, deren pflegende und regenerierende Eigenschaften die Haut streßgeplagter Großstädter pflegen und schützen sollen.

Aloe vera-Gel
Die dickfleischigen Blätter dieses Liliengewächses liefern ein feuchtigkeitsspendendes und proteinreiches Gel, das wegen seiner heilenden Wirkung nicht nur in vielen Sonnenschutzmitteln enthalten ist, sondern auch in reinigenden Präparaten, Wirkstoffkonzentraten, pflegenden Ölen, Lotionen, Ganzkörperpflegemitteln, Masken und Nahrungsergänzungsmitteln.

Avocado-Öl
Durch Pressen aus der fleischigen Fruchtwand gewonnen, wird das Öl besonders in der Naturkosmetik als hautpflegender Zusatz zu Salben, Cremes und Badeölen verwendet. Es verbessert rauhe, trockene Haut und hält sie feucht und geschmeidig.

Ginseng
Verwendet wird in der Kosmetik der wäßrige und ölige Extrakt, der viele Wirkstoffe enthält, die die Zellfunktionen steigern.

Jojobaöl
Eigentlich ist es ein flüssiges Wachs – gewonnen aus den Samen der Kapselfrüchte – das man irrtümlicherweise als Öl bezeichnete. Im Gegensatz zu anderen Fetten und Ölen besteht es nicht aus Glycerolestern, sondern aus Estern von geradkettigen Fettsäuren. Verwendet wird es für Gesichtscremes, Sonnenschutzöle, Hautöle und Shampoos.

Macademia-Öl
Es wird aus der australischen Macademia-Nuß gewonnen, die zu den gehaltvollsten Nüssen der Welt zählt – sie ist die Königin unter den Nüssen. Ihr Öl ist ein kostbarer Rohstoff in vielen Pflege- und Aufbaucremes.

Grüner Tee
Seit Jahrhunderten kennt man in den asiatischen Ländern die positiven Wirkungen, die grüner Tee auf den Organismus hat: Er stärkt die Abwehrkräfte und ist ein Radikalenfänger, schützt also auch die Haut vor oxidativem Streß.

Sheabutter
Man gewinnt sie aus den Fruchtkernen des Karitebaumes. In einer Konzentration von 15 Prozent besitzt sie einen natürlichen Lichtschutzfaktor von etwa 3. Wegen des hohen Anteils an Palmitin- und Stearinsäure eignet sie sich auch hervorragend gegen trockene und rissige Hände. Naturbelassene Sheabutter erhalten Sie in Bio-Läden.

Haariges

Haarschnitt: Nur wenige Männer beweisen bei der Wahl der Frisur Modebewußtsein und oder gar Risikobereitschaft. Das Gespräch beim Friseur – falls sie überhaupt einen aufsuchen – beginnt zu oft noch mit der Standardformel: »Wie immer«. Das Ergebnis ist langweilig und ohne jede individuelle Aussstrahlung. Auch die Herrenfrisur unterliegt der Mode. Im Augenblick, da wir diese Zeilen schreiben, geht der Trend beim Mann zu längerem Deckhaar bei kurzen Konturen im Nackenbereich. Nicht wenige, die den neuesten Trend in der Kleidung kennen, leisten sich unbewußt einen Stilbruch, weil sie mit einer Allerweltsfrisur daherkommen. Mit Hilfe des Haarschnitts lassen sich übrigens Unregelmäßigkeiten der Gesichtsform unauffällig korrigieren.
Grundsätzlich gilt: Verdoppeln Sie nie in der Frisur Ihre Gesichtsform! Ein rundes Gesicht mit rundem Schnitt wirkt pausbäckig. Volles Haar auf dem Scheitel und sehr kurze Seiten können dagegen ein rundes Gesicht optisch verlängern und damit schmaler wirken lassen. Eine andere Möglichkeit bei rundem Gesicht: eine Diagonale schaffen durch eine schräge Strähne vom Seitenscheitel zum gegenüberliegenden Auge. Ein langes schmales Gesicht hingegen braucht Fülle an den Seiten bis zu den Ohren. Ein dreieckiges Gesicht wird gemildert durch eine füllige Nackenpartie. Je kleiner der Kopf im Vergleich zum Körper, desto mehr Haarfülle ist zu empfehlen. Ovale Gesichter können jede Frisur tragen. Ein Zopf sieht nur so lange gut aus, wie Sie sich eines vollen Haupthaares erfreuen.
Der Schnitt soll immer das übrige Aussehen ergänzen – nicht nur Ihr Gesicht, sondern auch Ihre Statur und Ihre Körpergröße. Schauen Sie sich einmal die Männer an, denen Sie in der Öffentlichkeit begegnen. Ein Mann, der mit einer Körpergröße von über 1,90 m ohnehin Dominanz ausstrahlt, kann mit sehr kurzem Haar furchteinflößend wirken. Umgekehrt erweckt ein kleiner Mann mit vollem langen Haar keinen Respekt.
Wenn der Haaransatz mit zunehmendem Alter zurückweicht, können Sie den Verlust durch einen sehr kurzen Schnitt optisch kaschieren. Eine dicke Nackenpartie würde dagegen den Haarmangel über der Stirn noch zusätzlich betonen. Haar, das nicht zurückweicht, sondern lediglich überall dünner wird, wirkt voller, wenn Sie eine kurze, in Stufen geschnittene Frisur wählen.

Lassen Sie Ihre Haare nur von einem guten Friseur schneiden. Schlecht geschnittene Frisuren wirken ungepflegt und billig. Da hilft dann auch kein teurer Anzug...

Umgekehrt muß dichtes Haar nur regelmäßig ausgedünnt werden. Wenn es schlecht geschnitten wird, kann es passieren, daß es wie eine Perücke wirkt. Wenn Sie Locken haben, sind Sie ein Glückspilz. Die sollten nur dann kurz geschnitten werden, wenn Sie eher klein sind. Allerdings sollten die Locken immer noch zu erkennen sein – die Frauen werden es Ihnen danken.
Haarwäsche: Täglich oder alle zwei Tage mit

Auf das richtige Shampoo kommt es an
Tenside sind die waschaktiven Substanzen im Shampoo und deren pH-Wert ist für die richtige Haarpflege ganz entscheidend: Alkalische Präparate mit einem pH-Wert von 8 bis 14 greifen das Haar an, saure Mittel mit einem pH-Wert bis 6 schonen es. Die pH-Werte von Haut und Shampoo sollten stets übereinstimmen (pH-Wert 5–6), damit die Haarstruktur durch das Waschen nicht verändert wird. Wählen Sie also Produkte mit dem Vermerk »pH-haarneutral« oder »pH-hautneutral«, denn diese besitzen einen idealen pH-Wert von 5,5.

einem milden Shampoo waschen. Spezialshampoos gegen fettes Haar enthalten mehr Tenside als Schampoos gegen trockenes Haar und auch weniger rückfettende Substanzen. Kräuterzusätze machen nur Sinn, wenn Sie das Shampoo mindestens eine Minute auf der Kopfhaut wirken lassen. Das früher übliche Vorwaschen der Haare entfällt bei der täglichen Verwendung milder Shampoos. Nach dem Waschen alle Shampooreste gründlich ausspülen. Zum Abschluß können Sie zur Pflege Ihres Haares noch einen Balsam oder eine Pflegespülung verwenden. Einwirken lassen und wieder ausspülen. Diese »Schnellkuren« legen sich wie ein schützender Film um das Haar.

Gönnen Sie Ihrem Haar von Zeit zu Zeit eine Kurpackung. Ihr Friseur wird Sie gern bei der Auswahl des für Sie richtigen Produktes beraten, und Ihr Haar wird es Ihnen danken: mit Glanz und Fülle.

Trocknen Sie Ihr Haar möglichst an der Luft, jedoch nicht unbedingt an der Sonne. Wenn Sie aus Zeitgründen einen Fön benutzen, trocknen Sie es auf der untersten Temperaturstufe nur an. Der Abstand vom Haar sollte 15–20 Zentimeter betragen. Häufiges heißes Fönen strapaziert die Haarstruktur. Wenn Sie vor dem Fönen Fönlotion, Stylingschaum oder Schaumfestiger ins Haar verteilen, schützen Sie es so vor der warmen Luft des Föns. Diese sogenannten Filmbildner legen sich als Überzug um die Haare, außerdem verleihen sie dem Haar Festigkeit und der Frisur Halt.

Ursachen für Schuppen
- Seborrhoe (übermäßige Talgproduktion)
- Waschen mit aggressiven Shampoos, Färben, Dauerwelle
- zu trockene Kopfhaut
- Pilzinfektionen, Psoriasis, Ekzeme

Wenn Sie unter übermäßiger Schuppenbildung der Kopfhaut leiden und es mit Selbsthilfe versuchen wollen, empfehlen sich folgende Maßnahmen: Verzichten Sie auf Kopfbedeckungen und gönnen Sie Kopfhaut und Haar frische Luft. Verwenden Sie nur solche Bürsten und Kämme, deren Zinkenenden rund geschliffen und kantenfrei sind.
Waschen Sie diese täglich. Am besten eignen sich Massagebürsten mit Gummi- oder Holzstiften, Naturhaarbürsten und Holzkämme.
Die Haare nur mit lauwarmen Wasser waschen und an der Luft trocknen lassen. Als alte Hausmittel bewährt haben sich auch Klettenwurzelöl, das man über Nacht einwirken läßt, bevor man sich am nächsten Tag die Haare wäscht und Birkenhaarwasser, das man in die Kopfhaut einreibt.
Sollten Sie die Schuppen trotzdem nicht loswerden, liegen ernsthaftere Störungen vor und Sie müßten einen Dermatologen aufsuchen. Er verfügt über eine breite Palette medizinischer Shampoos und Tinkturen und wird Pilzinfektionen mit Antimykotika behandeln.
Das **Haarfärben** ist kein Tabuthema mehr für Männer. Man unterscheidet Färbung und Tönung. Haartönung dient lediglich dazu, ergrauendem Haar seine Naturfarbe wieder zu geben. Wählen Sie unbedingt den Farbton, der Ihrer Naturfarbe entspricht, weil Tönung eine andere Farbe nicht überdeckt. Sie eignet sich daher auch nicht zum Färben von völlig ergrautem Haar. Getöntes Haar behält seine Farbe etwa 6 bis 8 Haarwäschen lang, danach muß die Tönung wiederholt werden. Besonders Männern, die relativ früh ergrauen, ist Haartönung zu empfehlen, wenn Sie Ihre Chancen auf dem Arbeitsmarkt verbessern wollen, da dieser Trick ohne weiteres optisch um einige Jahre verjüngt.
Eine originelle Alternative zur Tönung: Lassen Sie Ihr Haar grau sein, aber färben Sie dunkle Strähnen ein. Das verjüngt insbesondere bei fast vollständig ergrautem Haar.
Wenn Sie Bartträger sind, vergessen Sie nicht, Ihren Gesichtsschmuck einzubeziehen. Eine echte Haarfärbung läßt sich nicht wie-

Die Haarfarbe war schon im Altertum ein wichtiges Unterscheidungsmerkmal. Die antiken Griechen hielten ihre Götter auf dem Olymp und ihre Sagenhelden für blond. Sie selbst waren dunkelhaarig. Gauner, Fremde und Rothaarige wurden in einen Topf geworfen: Abstand halten! Auch Judas, der Christus für 30 Silberlinge verriet, wird rothaarig beschrieben.
Seit alters her werden Haare gefärbt. Im Mittelalter benutzte man Safran und eine Mischung aus Schwefel, Alaun und Honig. Ernsthafte Schädigungen der Kopfhaut und Haarausfall waren häufige Nebenwirkungen diese Mittels. Ansonsten galt aber Haarpflege wenig. Haarwäsche alle halbe Jahr war im Mittelalter guter Durchschnitt. Der galante Chevalier verbarg seinen natürlichen Kopfschmuck ohnehin unter einer gepuderten Perücke.

der auswaschen. Das bedeutet, Sie müssen nachfärben, sobald der Haaransatz nachwächst und Ihre Naturfarbe beziehungsweise Ihr Naturgrau zum Vorschein bringt. Teenager können es sich vielleicht leisten, einen dunklen Haaransatz und eine blonde Mähne gleichzeitig zur Schau zu stellen. Bei einem Erwachsenen wirkt das eher lächerlich. Das Haarfärben ist für Sie nicht nur dann interessant, wenn Sie schon völlig ergraut sind, sondern auch, wenn zu Ihrer Haut und Ihren Augen eine andere Haarfarbe besser paßt. (Mehr zu den individuellen Farben im folgenden Kapitel.) Aber Vorsicht! Kaum ein Mitteleuropäer hat von Natur tiefschwarze Haare! Altersgrau vollständig zu überfärben ist riskant. In der Regel haben Sie ab 50 soviel andere Kennzeichen, die auf Ihr wahres Alter hinweisen, daß eine künstliche Haarfarbe unwillkürlich den eitlen Möchte-Gern verrät, der sich mit dem Ende der Jugend nicht abfinden mag. Besser ist es, Strähnchen einzufärben. Seit einigen Jahren ist es möglich, grauen Haaren die Fähigkeit zur natürlichen Farbbildung zurückzugeben. Eine Creme, die in das Haar eingerieben und nach 5 bis 20 Minuten wieder ausgewaschen wird, sorgt dafür, daß ergraute Haare unter Einwirkung des Luftsauerstoffs nach und nach ihre Naturfarbe zurückgewinnen. Der Vorteil gegenüber Färben und Tönen: Mit Naturton- bzw. Re-nature-Creme aufgefrischtes Haar sieht immer natürlich aus. Wenn Sie überlegen, ob Ihnen Ganzfärbung oder Strähnchen stehen könnten, möglicherweise auch in einer »unnatürlichen« Farbe, lassen Sie sich, wenn Sie sicher gehen wollen, von einem guten Friseur beraten. Überhaupt sollten Sie sich wenigstens einmal im Jahr einem teuren Haarkünstler anvertrauen, der die Modetrends kennt und weiß, was Ihnen steht. In den folgenden Monaten genügt dann ein Nachschneiden der Frisur. Haare, Augenbrauen, Wimpern sollten Sie stets von einem Fachmann – oder einer Fachfrau – färben lassen. Das garantiert eine perfekte Ausführung, ist für Sie weniger umständlich und Sie laufen nicht Gefahr, sich mit den Chemikalien zu verätzen.

Der Körper

Zwischen dem Zustand unserer Haut und unserer inneren Befindlichkeit besteht ein

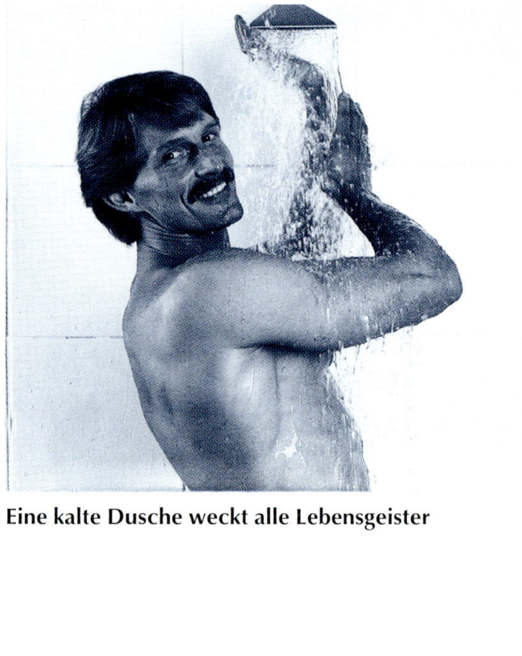

Eine kalte Dusche weckt alle Lebensgeister

enger Zusammenhang. Geht es unserer Seele gut, »fühlen wir uns wohl in unserer Haut«.
Duschen und Baden. Schweiß ist die Klimaanlage unseres Körpers. Selbst ohne zusätzlichen Sport schwitzen wir täglich bis zu einem Liter Flüssigkeit aus. Nach einer Stunde beginnen Bakterien, den Schweiß zu zersetzen – mit übelriechenden Konsequenzen. Haarfreie Haut riecht weniger. Kleidung aus Kunststoffasern provoziert Schweißgeruch. 80 und mehr Prozent Baumwoll-, Leinen- oder Wollanteil sind günstiger. Plötzliches extremes Schwitzen kann ein Hinweis auf ernste Erkrankungen sein. Konsultieren Sie in diesem Fall einen Arzt.
Duschen sollten wir mindestens einmal am Tag. Der Wechsel von warmem und kaltem Wasser belebt und beugt Erkältungskrankheiten vor. Mit warmem Wasser beginnen, mit kaltem aufhören, zwei bis drei Mal. Duschen an sich trocknet die Haut nicht aus – wohl aber, wenn ihr zuviel Seife und zu heiße Temperaturen zugemutet werden. An heißen Sommertagen nur lauwarm duschen, sonst schwitzen Sie gleich wieder.

Hyperhidrose – Übermäßiges Schwitzen
Ob beim Arbeiten, Essen, Streß oder bei großer Hitze – das Schwitzen gehört beim gesunden Menschen zur ständigen Regulation der Körpertemperatur.
Kommt es hingegen zu einer übermäßigen Schweißbildung, einem krankhaften Schwitzen, sprechen wir von einer Hyperhidrose. Hervorgerufen wird sie durch eine Überfunktion der ekkrinen Schweißdrüsen. Die Hyperhidrose tritt entweder am ganzen Körper auf oder nur an einzelnen Stellen: Hände, Füße, Achseln.
Sind ernste Erkrankungen als Ursache der Hyperhidrose ausgeschlossen – z.B. Parkinson-Krankheit, Diabetes, Schilddrüsenüberfunktion – kann der Hautarzt mit verschiedenen Therapien helfen:
- Präparate mit Metallsalzen
- Iontophorese (Gleichstrombäder für Hände, Füße oder Axillen)
- Medikamente: pflanzliche Mittel mit Salbei- und Rosmarinextrakten
- Operative Eingriffe
- Neueste Methode: Behandlung mit Botulinum-A bei axillärer Hyperhidrose.

Hautpflege beim Baden
Verrühren Sie mit dem Schneebesen 1/4 Liter Milch mit einem Eßlöffel voll Olivenöl und geben Sie diese Mischung in das Badewasser. Regelmäßig angewandt, wird Ihre Haut spürbar glatter.

Baden bringt eher Entspannung als Reinigung. Bei empfindlicher und trockener Haut nicht zu heiß baden (nicht über 37 Grad) und nicht länger als 15 bis 20 Minuten.
Welche Zusätze sind sinnvoll?
- Meeresalgenbäder wirken äußerst vitalisierend auf die Haut
- Salze straffen die Haut und liefern ihr Mineralien
- Rosmarin, Fichtennadel, Wacholder und Eukalyptus wirken belebend (sie fördern die Durchblutung)
- Melisse, Baldrian, Hopfen und Lavendel entspannen
- Cremebäder sind wegen ihres Fettgehaltes für trockene und für robuste Normalhaut geeignet.

Ein Deodorant blockt Schweißgeruch verläßlich ab. Ein gutes Deo – Stift, Roller oder Spray – enthält heutzutage keinen Alkohol (daher besonders mild und für den täglichen Gebrauch) und keine Parfümstoffe (wegen der Allergiegefahr). Alternativen sind Naturdeosteine, die es in Apotheken und Bioläden gibt, hochwirksame Antitranspirants, die allerdings Reizstoffe enthalten, sowie Puder, der Schweiß besser aufsagt als eine Lotion.

Für manche Männer soll Intimpflege ein Fremdwort sein. Sie züchten wahre Bakterienkolonien unter ihrer Vorhaut. Beschnittene haben es leichter: Die normale Dusche erle-

digt das Notwendige mit. Nichtbeschnittene ziehen ihre Vorhaut vollständig zurück und säubern sich mit einem alkalifreien Mittel (neutraler pH-Wert). Sie schützen den Säureschutzmantel der Haut und beugen so jeder Art von Infektion vor. Keine parfümierten Mittel verwenden! Sie reizen die empfindlichen Schleimhäute. Danach gründlich mit Wasser spülen. Mindestens einmal am Tag waschen, insbesondere nach Sport und Sex.
Körperenthaarung mindert den Schweißgeruch. Ob – und falls ja, an welchen Stellen – Sie sich dazu entschließen, ist letztlich eine Frage des Geschmacks. Brusthaare gelten als männlich, Rückenhaare nicht. In der Werbung geht schon seit Jahren der Trend ganz eindeutig zur unbehaarten männlichen Haut. Auch Bodybildner präsentieren ihre Muskelstränge gänzlich unbehaart. Wenn Sie eine starke Behaarung stehen lassen, sollten Sie besonders oft duschen und Ihr Deodorant überall anwenden.
Folgende Enthaarungsverfahren werden angewandt:
Elektroepilation: Sie wird von Dermatologen und Kosmetikerinnen mit spezieller Ausbildung angeboten. Wirkt bei richtiger Durchführung dauerhaft, ist aber zeitintensiv – in der Regel sind mehrere Sitzungen erforderlich – und folglich teuer. Jede Haarwurzel muß einzeln verödet werden.
Die von manchen Ärzten angebotene Photo-Derm-Behandlung arbeitet mit Lichtblitzen und kann größere Körperflächen behandeln. Allerdings sind die Kosten sehr hoch. Es gibt Berichte über Nebenwirkungen.
Enthaarungscremes: Sie enthalten chemische Stoffe, die das Haar im Schaft lösen. Man bekommt sie in jedem Kaufhaus, in Drogerien und Parfümerien. Das Haar wächst langsamer nach, dadurch hält der Effekt bis zu zehn Tagen an. Die Creme wird großflächig aufgetragen, wirkt zehn Minuten ein und wird gründlich abgespült. Um zu prüfen, ob eventuell eine Allergie gegen das Mittel besteht, zuerst in der Armbeuge testen!
Wachs: In Kaufhäusern, Drogerien und Parfümerien als Kaltwachsstreifen oder Warmwachs erhältlich. Letzteres ist vor dem Auftragen zu erhitzen. Mit dem Wachs werden die Körperhaare gründlich entfernt. Nach drei Wochen muß die Behandlung wiederholt werden. An Stellen mit starker Behaarung ist das Verfahren ziemlich schmerzhaft. Kosmetikerinnen können unerwünschten Haaren perfekter und dauerhafter mit Heißwachs zu Leibe rücken.
Körperrasur: Schnell und unkompliziert wie im Gesicht, muß aber spätestens nach drei Tagen wiederholt werden.

Über Intimrasur darf heutzutage offen gesprochen werden. Die Methoden der Wahl sind eine vorsichtige Naßrasur oder Enthaarungscremes (vorher auf Verträglichkeit testen). Im Lendenbereich ist auch Wachs anwendbar. Achtung! Nachwachsende Haare jucken und pieken fürchterlich. In Großstädten bieten spezielle Genitalfriseure ihre Dienste an.

Hände und Füße

Studien beweisen, daß Frauen sehr auf die Hände und Füße von Männer achten. Letztere stecken meist in Schuhen – dazu mehr im nächsten Kapitel. Die Hände, vor allem die Fingernägel, sind ein Aushängeschild dafür, wie es generell um unsere Pflege bestellt ist. Abkauen und Schmutzränder wirken auf Frauen abstoßend.

Der Anzug von Armani, die Uhr von Cartier, die Hände ungepflegt – Sie merken selbst, daß das ein Unding ist. Wer es in Beruf und Gesellschaft zu etwas bringen will – oder schon gebracht hat – legt auch Wert auf gepflegte Hände. Die Maniküre ist hierfür unverzichtbar.

Fingernägel: Der Nagel des Mannes sollte nicht über die Fingerkuppe hinausragen.

Zuerst Schmutz entfernen, am besten beim Waschen mit Seife und Nagelbürste, zwischendurch mittels eines mit weichem Papier umwickelten Holzstäbchens. Mit Nagelschere oder -knipser den überstehenden Nagelbereich kappen. Die ideale Form ist in der Mitte gerade und an den Rändern oval. Sie stellen Sie mit einer Sandblattfeile her. Wer nur schneidet, ohne zu feilen, erzielt einen unregelmäßig gezackten Nagelrand und verletzt das Fleisch an den Seiten der Nägel.
Überstehende Nagelhaut entzündet sich leicht, da sich unter ihr Schmutz sammelt. Meist genügt es, nach dem Duschen oder Händewaschen die Nagelhaut leicht mit dem Frottiertuch oder einem Holzstäbchen zurückzuschieben, so vermeiden Sie überstehende Nagelhaut gänzlich.

Maniküre-Tips
Die Nägel immer von der Seite zur Mitte hin in einem Winkel von etwa 45 Grad feilen – so erreichen Sie auch die untere Nagelschicht. Die Nagelecken werden an den Seiten nicht ausgefeilt, um ein Einreißen der Nägel zu vermeiden.
Besser als Metallfeilen sind sandblattbeschichtete Feilen.

In das Nagelbett regelmäßig Nagelcreme oder Nagelöl einmassieren, dann bleibt das Nagelbett geschmeidig und der Nagel elastisch.
Haben Sie brüchige Nägel, dürfen auf keinen Fall Metallfeilen verwendet werden. Tragen Sie Nagelhärter auf (aus Drogerien). Brüchige Nägel können ein Hinweis auf Vitamin- und Mineralstoffmangel sein – sorgen Sie für genügend Obst, Gemüse, Vollkornprodukte und Fisch in Ihrer Nahrung.
Noch besser sehen Ihre Finger aus, wenn Sie die Nägel polieren. Nail-Polish heißt das im Kosmetiksalon und wird dort im Rahmen der Maniküre angeboten. Dazu wird die Nagelplatte mit Creme oder Polierpaste eingefettet und mit einer Polierfeile, besser noch mit

Interessant ist auch eine Nagelmodellage, besonders für Nagelprobleme wie eingerissene, gespaltene, abgebissene oder bis zum Nagelbett abgerissene Nägel. Dabei wird der Naturnagel mit einer dünnen Schicht durchsichtigem Acryl überzogen, mit einer Schablone modelliert und anschließend poliert. Am hinteren Ende wird ein ebenmäßiger Übergang zum Naturnagel geschaffen.

einem Lederbuffer blank poliert. Nicht mehr als ein- bis zweimal im Monat durchführen!
Einige Männer lassen nach der Maniküre Ihre Fingernägel mit einem Mattlack, der den Nägeln einen samtig matten Schimmer verleiht, lackieren.
Hände: Wenn Männerhaut auch etwas dicker als die der Frauen ist, so ist sie doch ebenso empfindlich und bedarf der intensiven Pflege. Besonders strapaziert sind die Hände durch die verschiedensten Berufe oder Hobbys. Gegen rauhe Hände infolge von Arbeiten mit Schmutz und aggressiven Chemikalien schützen Handschuhe und eine Schutzcreme, die Sie mehrmals täglich auftragen. Harnstoffhaltige Salben (gibt es in Apotheken) gelten als besonders wirksam.
Zur Pflege Ihrer Hände empfehlen wir:
- Reinigungsbad für die Hände
- Handpeeling
- Packung oder Paraffin-Bad oder Ampullen-Kur
- anschließend Massage mit Creme oder Lotion.

Fußnägel kommen im Sommer ans Tageslicht, zum Beispiel, wenn Sie Sandalen tragen oder am Strand liegen. Behandeln Sie sie wie die Fingernägel. Das Abschneiden überstehender Nägel ist wichtig, weil der Nagel sonst gegen den Schuh stößt, was zu Verletzungen und Blaufärbungen führt. Nicht die Ecken abrunden! Ist der Nagel erst einmal eingewachsen, gibt es heftige Schmerzen, gegen die nur noch der Hautarzt oder ein ausgebildeter Fußpfleger (Podologe) helfen kann.

Fußschweiß muß nicht sein! Wenn Sie dagegen anfällig sind, tragen Sie Socken aus hundert Prozent Wolle oder Baumwolle und Schuhe, die – einschließlich Sohle – aus echtem Leder gefertigt sind. Die Schuhe nach jedem Tragen gründlich auslüften. Waschen Sie Ihre Füße mindestens zweimal am Tag und pudern Sie sie oder benutzen Sie nach dem Waschen eine Fußdeocreme, die als Wirkstoffe Manuka-Öl und Zinkoxid enthält. Fußbäder – mit Salz versetzt – erfrischen. Häufiges Barfußlaufen im Gras oder am Strand mildert die Tendenz zum Fußschweiß.

Hühneraugen entstehen durch eine Fehlbelastung der Fußknochen und durch zu enge Schuhe. Tragen Sie nicht mehrere Tage hintereinander die gleichen Schuhe. Einmal vorhanden, können Sie den Hühneraugen nur mit Spezialtinkturen oder -pflastern den Garaus machen.

Das ist Balsam für die Füße
- Fußgymnastik (Fuß-Kreisen, Zehen spreizen, mit den Zehen greifen, auf den Zehenspitzen laufen)
- Trockenbürsten (mit Massagebürste oder Luffahandschuh)
- Fußmassage (mit Mischungen aus ätherischen Ölen)
- Kräuterumschläge (Handtücher in Kräutersud tauchen und um Füße wickel, darüber kommt eine abdeckende Folie)
- Heilerde-Auflagen (nur Produkte sehr guter Qualität verwenden)

Hornhaut verhält sich wie Drachenköpfe: Je mehr man abschneidet, desto mehr wächst nach. Übermäßiger Wuchs an den Ballen deutet auf eine Fehlbelastung der Füße hin, die Sie mit Hilfe eines Orthopäden korrigieren lassen sollten.

Sie können die Hornhaut nach jeder Dusche oder dem Baden mit Bimsstein oder Hornhautschwämmchen entfernen. Durch Einfetten mit im Handel erhältlichen Spezialcremes halten Sie die Haut der Fußsohlen geschmeidig. Weiches Schuhwerk mildert die Neigung zur Verhornung. Massagen mit Bürsten beugen vor.

Männerpflege – Die Extras

Düfte

Seit Patrick Süskinds Krimi »Das Parfüm« weiß jeder um die faszinierende, unheimli-

Der Duft des anderen

Unsere körpereigenen Duftstoffe beeinflussen ganz entscheidend die Partnerwahl – so lauten die neuesten Erkenntnisse der Immunbiologie. Unabhängig von unserem Willen läßt uns die Nase diejenigen als angenehm empfinden, deren Immunsystem zu dem unseren paßt: Die Zellen des Immunsystems sind an der Oberfläche von einem bestimmten Eiweiß besetzt; ihr Muster ist für jedes Individuum typisch und bildet den sogenannten Haupt-Gewebeverträglichkeitskomplex (MHC). Mit ihm weisen sich die körpereigenen Zellen gegenüber dem Immunsystem aus und bleiben ungeschoren. Paaren sich Individuen mit stark von einander abweichendem MHC-Profil, erhöht sich dadurch die Vielfalt der Eiweiße in ihrem Immunsystem und somit ihre Widerstandskraft gegenüber Krankheitserregern.

Der genetische Ausweis ist für andere wahrnehmbar – als unser Körpergeruch. Wie Studien des Kieler Instituts für Psychologie ergaben, ziehen sich Duftgegensätze zwischen Mann und Frau an. Männer und Frauen bevorzugen den Duft derjenigen andersgeschlechtlichen Partner, deren MCH sich stark von dem eigenen unterscheidet – dann sind die Weichen unweigerlich auf Sex gestellt.

che Wirkung von Gerüchen, die unser Unbewußtes verzaubern. Auch die Männer waren einst geradezu verschwenderisch im Umgang mit duftenden Ölen und Salben. Die antiken Griechen ließen ihre Haare nach Majoran, ihre Hände nach Apfelsaft durften. Die Römer benutzten lebende Sprühdosen: Sklaven füllten den Mund mit süßlich duftenden Wässerchen, die sie Mätressen und Gästen über den Kopf zu pusten hatten. Feldherren zogen nicht in die Schlacht, ohne sich vorher parfümiert zu haben.

Im Zeitalter des Rokoko dienten starke Düfte vor allem dazu, die Gerüche der sich nur selten waschenden Hofgesellschaft zu überdecken.

Ein gutes Parfüm hat eine dreifache Wirkung. Die Kopfnote (z.B. Zitrusöle) ist der oberflächliche Duft, der am schnellsten verfliegt. Die Herznote (häufig Blütenextrakte) bildet die eigentliche Parfümwirkung über mehrere Stunden. Und der Fond (z.B. Moschus und Ambra), das ist die Basisduft, der noch lange in den Kleidern haftet. Es gibt Versuche, unterschiedliche Düfte unterschiedlichen Charaktertypen zuzuordnen. Da aber jeder von uns eine sehr individuelle Mischung von sehr verschiedenen Persönlichkeitszügen in sich vereint – von denen je nach Laune und Anlaß mal der eine und mal der andere in den Vordergrund tritt – ist es besser, bei der Auswahl den eigenen Vorlieben zu folgen. Es ist sinnvoll, für wechselnde Stimmungen eine kleine »Garderobe« verschiedener Düfte einzukaufen.

Lassen Sie die ausgewählten Varianten auf Ihre Haut (nicht auf Papier) aufsprühen und warten Sie mindestens zehn Minuten ab, ehe Sie den Duft beurteilen. Der Grund für dieses Vorgehen: Jede Duftnote riecht auf jeder Haut anders. (Unser Eigengeruch ist eine Mischung aus Veranlagung und unserer Ernährung.) Und der Duft des aufgetragenen Parfüms verändert sich in den ersten Minuten. Entscheidend ist die Langzeitwirkung. Sie wollen ja nicht perfekt riechen, wenn Sie sich noch im Badezimmer befinden, sondern wenn Sie Ihr Büro oder die Party erreicht haben. Lassen Sie auf jeden Fall auch eine Frau den Duft beurteilen. Frauen riechen und beurteilen Düfte anders.

Für den privaten Abend dürfen Sie ein schwereres, sinnlicheres Parfüm wählen als für die Bürostunden. Je sinnlicher der Anlaß, desto auffälliger der Duft. Wenn Sie in der Firma als gepflegter Mann Eindruck machen wollen, wählen Sie keinesfalls eine Billigmarke. Unter Nichtduftenden machen Sie nur mit einer dezenten, eleganten Note Eindruck. Billiges wirkt auch billig!

Haben Sie Ihre Düfte gefunden? Sprühen Sie Ihre Neuerwerbung auf behaarte und gut durchblutete Körperpartien: Brust, Nacken, Handgelenke, Ellenbogeninnenseite und Hals. Sie sind die idealen Duftträger. Der Lendenbereich darf für den intimen Abend eingesprüht werden. Für das Gesicht sind Parfüms zu scharf. Nur auf die Schläfen und hinter die Ohrläppchen dürfen Sie eine paar Tropfen geben. An das übrige Gesicht lassen Sie nur Ihr After-Shave der gleichen Duftnote heran. Dosieren Sie sparsam, insbesondere am Arbeitsplatz. Was außerhalb eines halben Meters Umkreis noch deutlich wahrnehmbar ist, ist zuviel.

> Versuchen Sie nicht, in einer Parfümerie sämtliche Düfte durchzuprobieren. Bei mehr als drei ist Ihre Nase überfordert. Was Sie zuletzt erschnuppert haben, beeinflußt Ihr Urteil bei der Bewertung des nächsten Duftes. Versuchen Sie lieber, vorher genau zu bestimmen, wie Sie wirken wollen. Dezent, sportlich, auffallend, würzig, fruchtig, männlich, androgyn, blumig, warm? Je genauer Sie Ihr Ideal festlegen, desto gezieltere Empfehlungen kann Ihnen das Personal unterbreiten, denn jeder Duft ist nach solchen Kategorien klassifiziert. Wenn vorhanden, lassen sie sich kostenlose Proben der Düfte, die in Ihre engere Wahl gekommen sind, mit nach Haus geben.

Leichte Düfte verfliegen schneller als schwere. Nach spätestens acht Stunden müssen Sie nachsprühen. Zwei Nachteile möchten wir noch erwähnen. Parfüms können Schweißgeruch nicht unterbinden (dafür sind Deos und Antitranspirantien da), und die Nase gewöhnt sich innerhalb eines Vierteljahres an ihren Geruch.
Wenn Sie sich für einen Duft entschieden haben, kaufen Sie ein komplettes Kosmetiksortiment von einer Produktlinie. Unterschiedliche Düfte vernichten sich gegenseitig. Zu einem Sortiment gehören After-Shave (wenn Sie Trockenrasierer sind, auch Pre-Shave), Deo, Duschgel, Body-Lotion, wenn möglich auch Gesichtslotion und -tonic, sowie das eigentliche Duftwasser. Bei letzterem können Sie – je nach Konzentration des Duftes – unter verschiedenen Varianten wählen. Die Body-Lotion hat die geringste Konzentration. Stärker ist sie im Eau de Cologne, noch stärker im Eau de Toilettte und am intensivsten im Eau de Parfum. Geöffnet halten Duftwasser etwa achtzehn Monate, danach verändert sich das Aroma.

Make-up für den Mann?

»Das Make-up für Männer ist da«, verkündete Paul D. Blackman von Fabergé. »Nennen Sie es bloß nicht Make-up!«
Gesichtsbemalung für Männer? Die meisten können sich etwas Derartiges höchstens beim Karneval vorstellen. Zu Unrecht. Sie hat eine lange Tradition in der Geschichte und ist heute noch bei vielen Naturvölkern verbreitet. Nur unsere abendländische Kultur, die Männer eher nach der Schönheit ihres Kontos statt ihres Körpers beurteilt, hat uns zu einem Einheitsgrau verurteilt – in der Kleidung ebenso wie bei der Hautfarbe.
Erst langsam setzt ein Umdenken ein. Es waren Mitte der 80er Jahre die amerikanischen Geschäftsmänner, die einen Wandel bewirkten: Sie ließen sich die Haare wellen und tönen, Augenbrauen und Wimpern färben, waren schlank und manchmal auch dezent geschminkt, kleideten sich modischer. Der moderne Mann wird einen Kompromiß suchen. Er wird nicht das volle Make-up-Programm der Frauen – bestehend aus Grundierung, Rouge, Puder und Lidschatten, Wimperntusche und so weiter – kopieren, sondern sich eher auf dezente Korrekturen beschränken. In neueren Umfragen verraten immerhin 12 Prozent der Männer ein Interesse an Make-up. Kein Wunder, sie haben bei ihren Freundinnen gesehen, wie leicht sich damit Fältchen und eine müder, fahler Teint verbergen lassen.
Um blasse Haut frischer wirken zu lassen, wählen Sie eine getönte Tagescreme oder ein selbstbräunendes Feuchtigkeitsgel. Pickel und andere Unreinheiten decken Sie mit einem Cover-Stick ab.
Grundsätzlich gilt: Das Tages-Make-up für den Mann soll den Teint nur etwas ebener wirken lassen, er wird weder dunkler noch heller geschminkt. Dabei ist darauf zu achten, daß nicht nur das Gesicht, sondern auch der Übergang zum Hals und die Ohren einen Hauch von Make-up erhalten, damit keine unschönen Kontraste entstehen. Tragen Sie anschließend etwas transparenten Puder auf – das nimmt jeglichen Fettglanz von der Haut.

Schon immer wechselten – so lehrt ein Blick in die Geschichte – Perioden ausgeprägten Körperbewußtseins mit solchen puritanischer Hygiene- und Kosmetikpraktiken. So war es im Zeitalter des Rokoko in der höfischen Gesellschaft durchaus selbstverständlich für Männer, sich zu salben, zu schminken und kunstvoll zu frisieren. Falten und Hautunreinheiten überdeckte man mit Unmengen weißen Puders, der den Gesichter eine »vornehme Blässe« gab, die kontrastreich mit Rouge, Wimperntusche und Lippenfarbe verziert wurde.

Feuertyp: Hallo, hier bin ich!

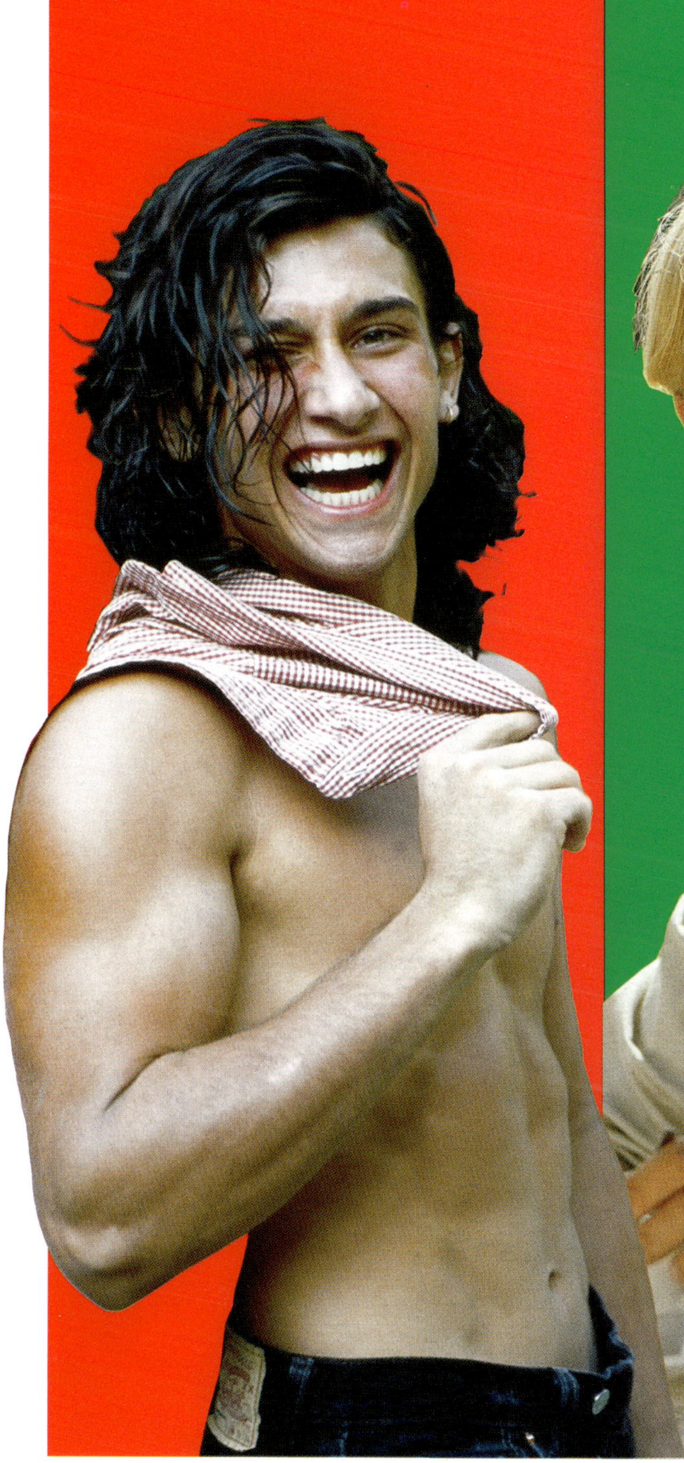

Lufttyp: Der nette Kerl, wie ihn sich Schwiegermütter wünschen!

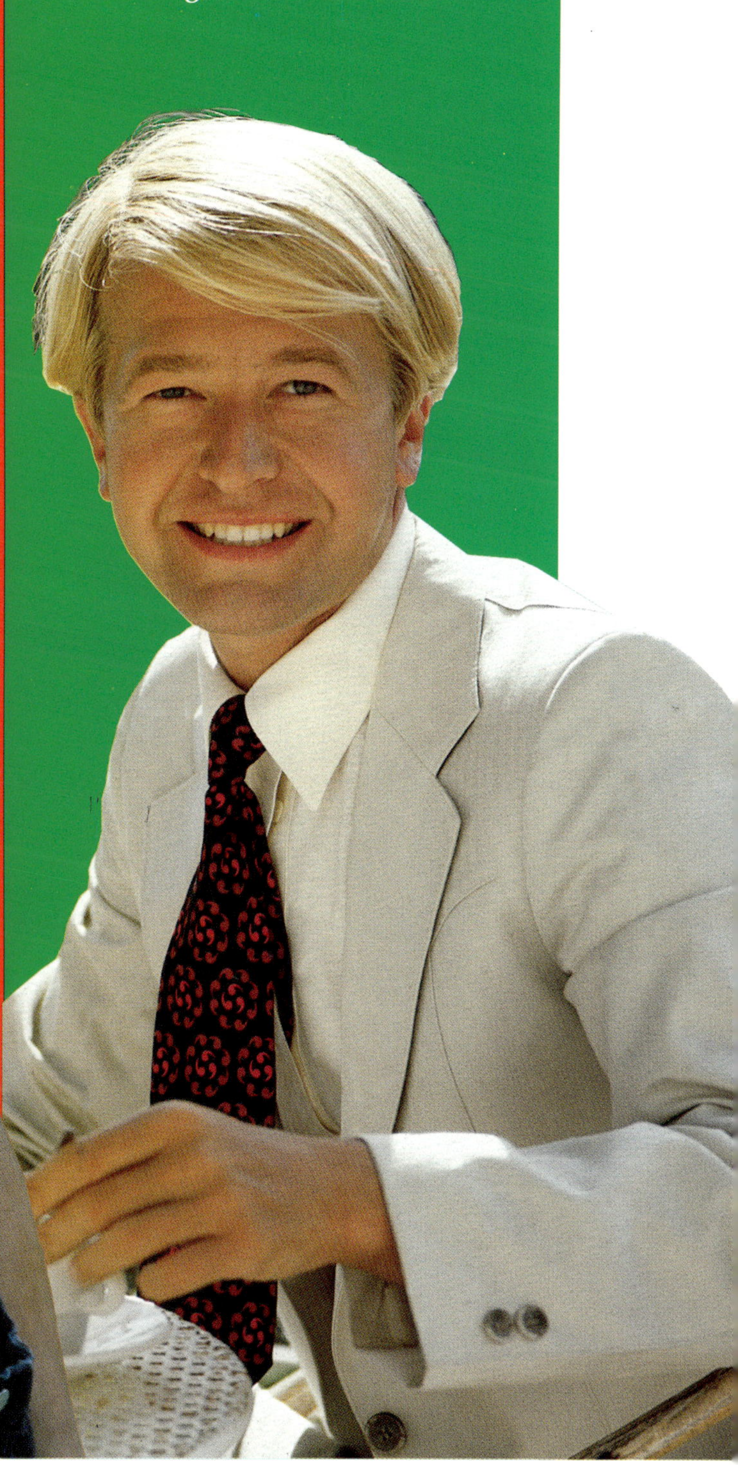

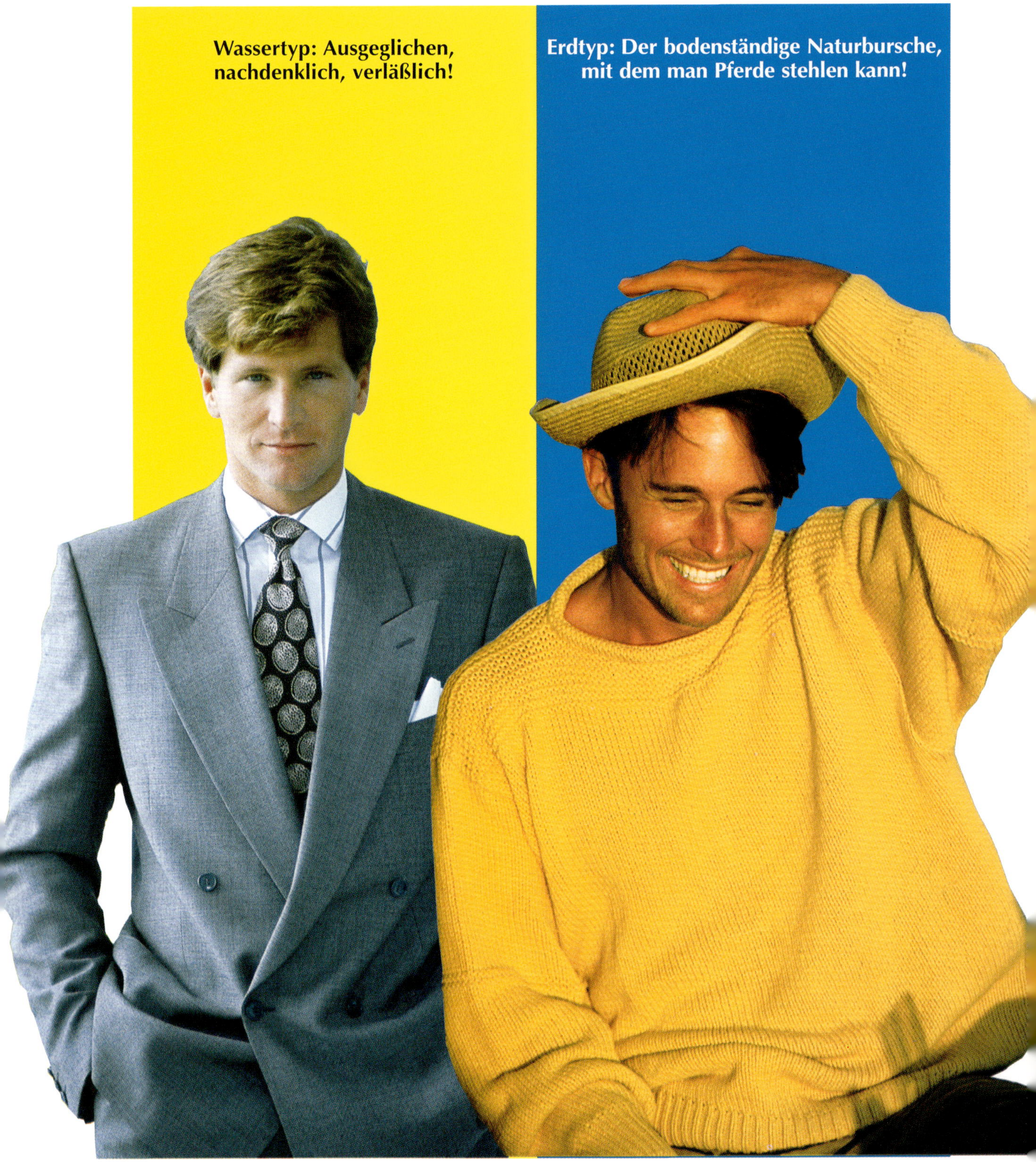

Wassertyp: Ausgeglichen, nachdenklich, verläßlich!

Erdtyp: Der bodenständige Naturbursche, mit dem man Pferde stehlen kann!

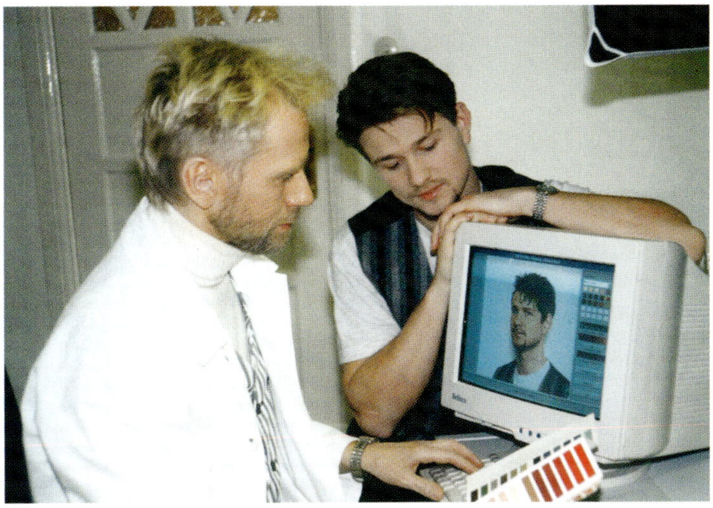

Farb-, Typ, Mode- und Frisurenberatung per Computer werden neuerdings auch für Männer angeboten. So kann man(n) bereits vorher auf dem Bildschirm sehen, wie man(n) hinterher aussieht. Ein Versuch lohnt sich und ist ganz ohne Risiko.

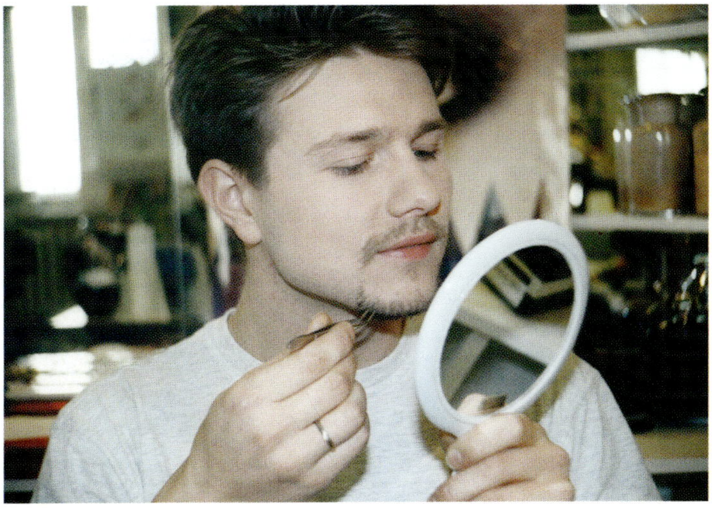

Regelmäßig einwachsende Barthaare sollten mit der Pinzette am Vergrößerungsspiegel herausgezogen werden. Wichtig ist, daß die Stellen danach mit Alkohol desinfiziert werden. Kosmetikerinnen und Dermatologen bieten neuerdings auch Elektroepilation zur dauerhaften Entfernung von Haarwurzeln an. Kein Nachwachsen – kein Einwachsen.

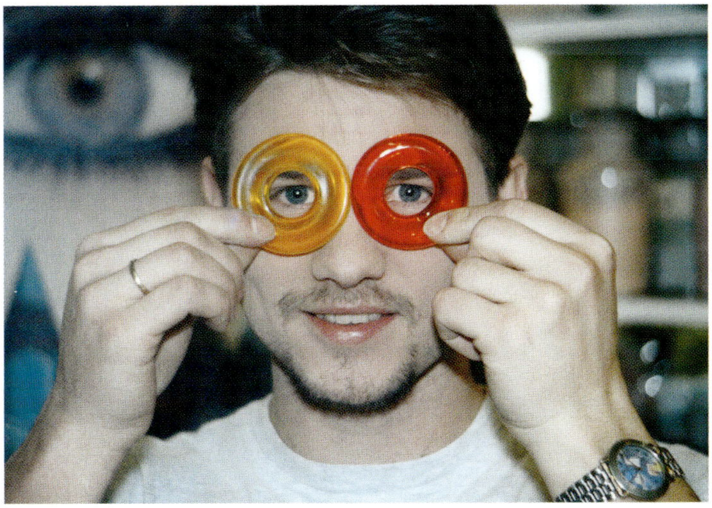

Gekühlte Babykauringe helfen gegen Augenschwellungen, aber auch bei müden Augen und Knitterfältchen. Sie werden am besten als Kompressen im Intervall von 10 Sekunden aufgelegt:

- blaue, gekühlte Ringe gegen Tränensäcke und Irritationen
- rote, leicht angewärmte Ringe bei Verspannungen und angestrengten Augen
- gelbe, gekühlte und erwärmte Ringe im Wechsel zum Entschlacken nach zuviel Alkohol.

Farblichtbestrahlungen sind der »Energie-Riegel« für die Haut. Zwischen zwei Konferenzen, je nach Stimmungslage, mit der entsprechenden Farbe bestrahlen und man(n) fühlt sich wieder topfit:

- **Blau zum Beruhigen**
- **Rot zum Powern**
- **Gelb zum Motivieren**
- **Grün zum Besänftigen**
- **Lila zum Meditieren**
- **Orange zum Stimulieren.**

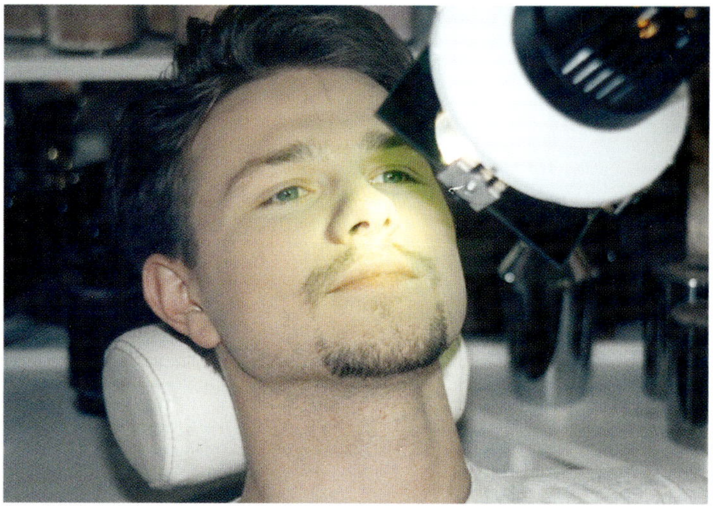

Pickel verschwinden – zumindest optisch – mit einem Abdeckstift. Die betroffenen Stellen damit bestreichen und mit der Fingerkuppe leicht in die Haut eintupfen. Manche Stifte sind aseptisch und haben sogar entzündungshemmende Stoffe beigefügt, so daß das Desaster schneller abheilt.

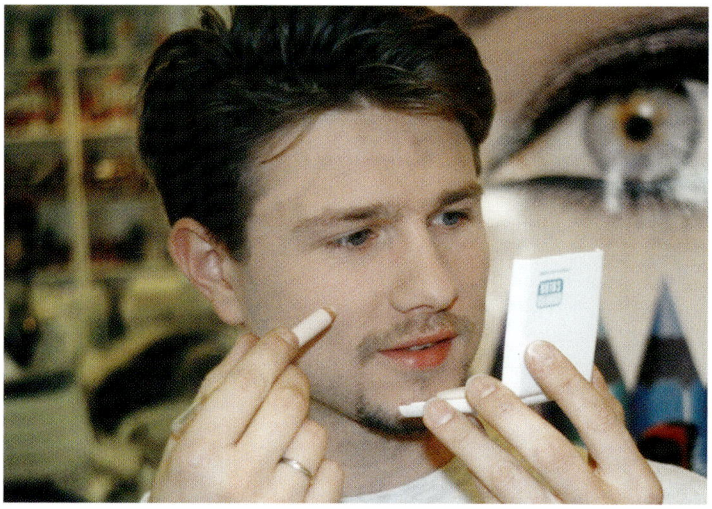

Augenränder, rote Äderchen, Schnupfnasen und blaue Flecken etc. lassen sich mit einer Camouflage sehr gut kaschieren. Ebenso werden vorübergehende Operationsnarben nach einem Lifting damit verdeckt. Über 60 Farbnuancen sorgen für den angepaßten Hautton.

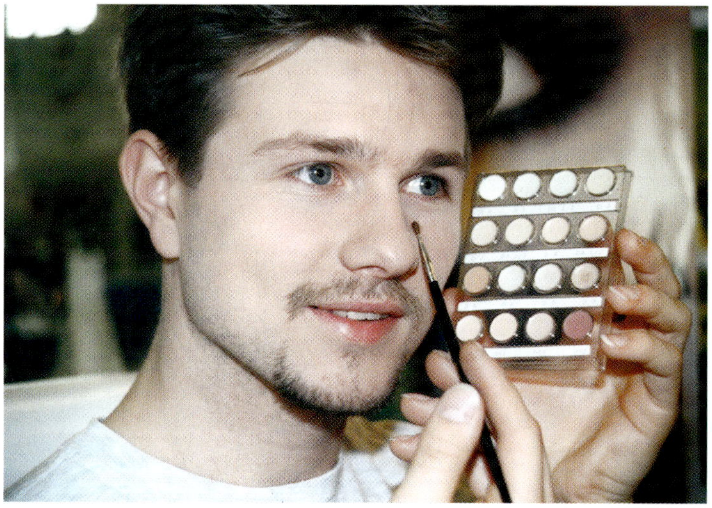

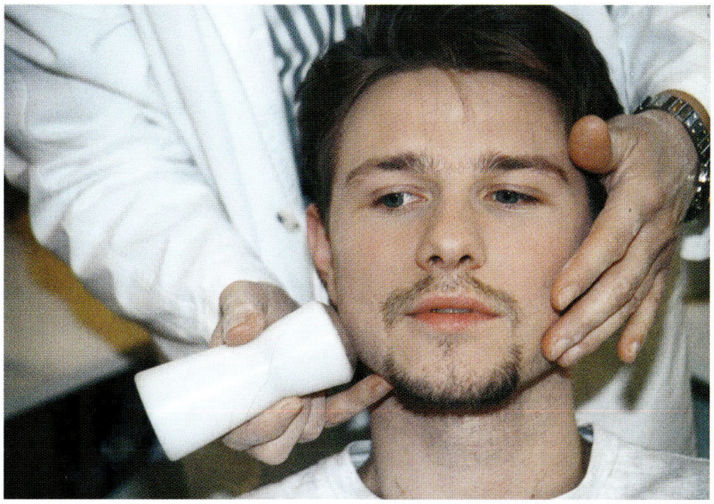

Falten machen auch vor Männerhaut nicht Halt. Damit sie sich jedoch erst gar nicht tief eingraben können, bieten einige Kosmetik-Insitute Behandlungen mit Ultraschall und Bio-Molekülen an. Eine effektive, wenn auch nicht ganz preiswerte High-Tech-Methode für den modernen Business-Man mit wenig Zeit.

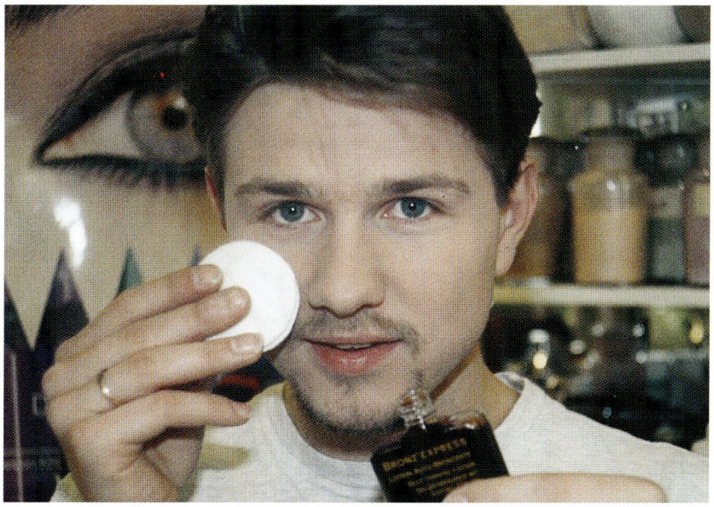

Die neuen Selbstbräuner sind besser als ihr Ruf und haben mit den übelriechenden Pasten der 70er Jahre nichts mehr gemeinsam. Ob als Emulsion, Gel oder in flüssiger Form tönen sie jede blasse Männerhaut ohne schädliche Nebenwirkungen im Nu:

- bei sensibler Haut Emulsionen
- bei trockener Haut bis Mischhaut Gel
- und bei Mischhaut bis öliger Haut flüssige Lotion mit einem Wattepad auftragen und anschließend sofort die Hände waschen.

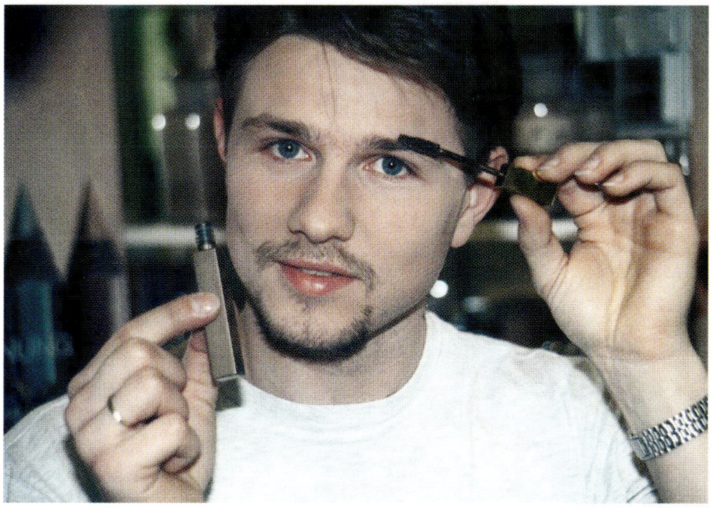

Auch männliche Wimpern und Augenbrauen können für drei bis vier Wochen vom Friseur oder der Kosmetikerin eingefärbt werden. Wer dort Farbe nur ab und zu haben will oder einfach testen möchte, wie es aussieht, kann dies mit Wimperntusche oder Augenbrauen-Haargel ausprobieren:

- Helles Beigebraun für blonde Männer
- Dunkelbraun für braun- bis dunkelhaarige Männer
- Anthrazit für schwarzhaarige Männer
- Grau für ergraute Männer.

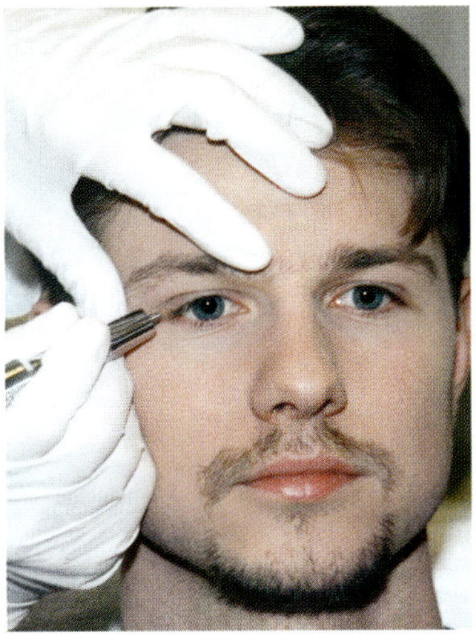

Der Hit für junge Männer ist ein Permanent-Make-up aus kleinen Punkten zwischen den Wimpern, um sie dichter aussehen zu lassen.

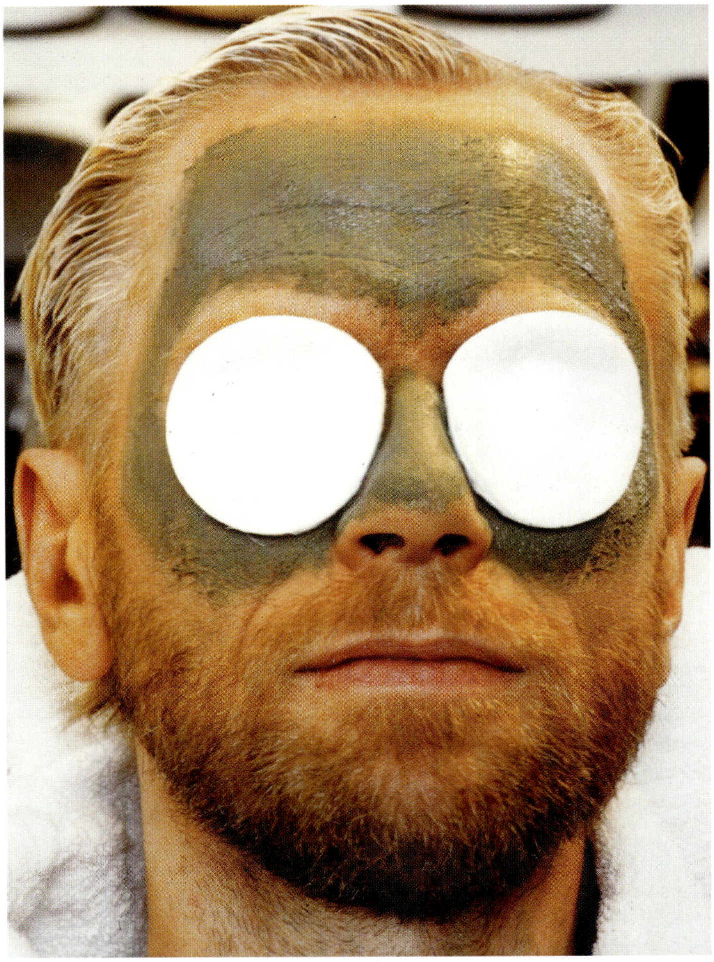

Die Empfehlung für reife Herren: Gesichtsmasken aus Vulkanerde! Die darin enthaltenen Mineralien und Spurenelemente bringen müde Männerhaut schnell wieder »auf Trab«. Entweder zu Hause im do-it-yourself-Verfahren anwenden oder im Kosmetikinstitut, wo man(n) längst nicht mehr allein ist. Denn laut Statistik begeben sich bereits 10 Prozent der Männer regelmäßig in kosmetisch professionelle Hände.

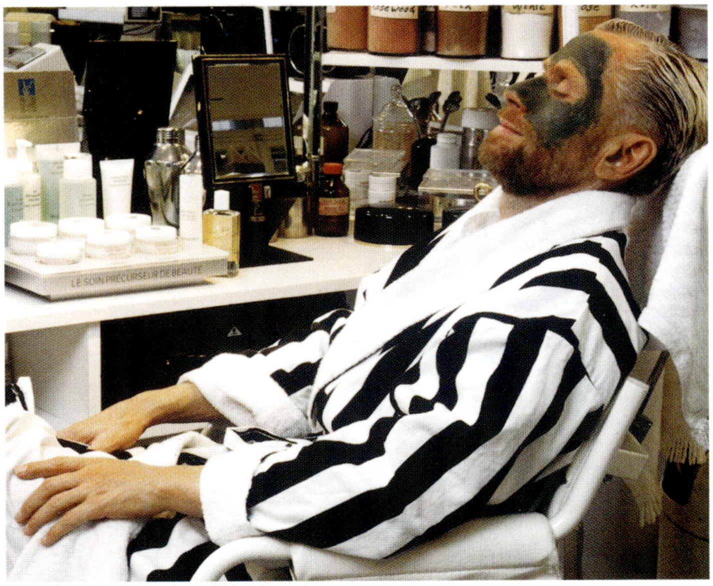

Der androgenetische Haarausfall (von vorn gesehen)

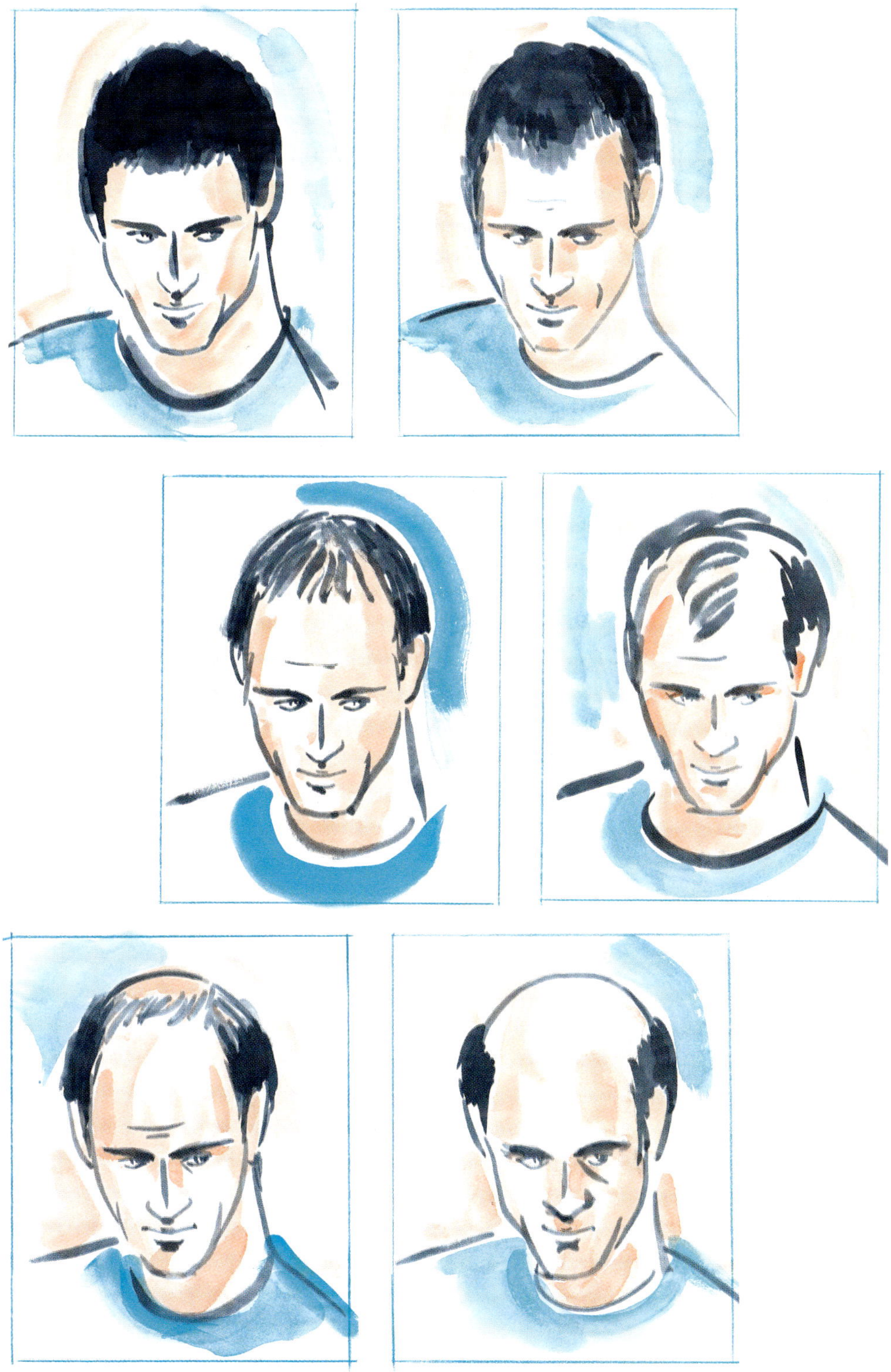

Der androgenetische Haarausfall (von der Seite gesehen)

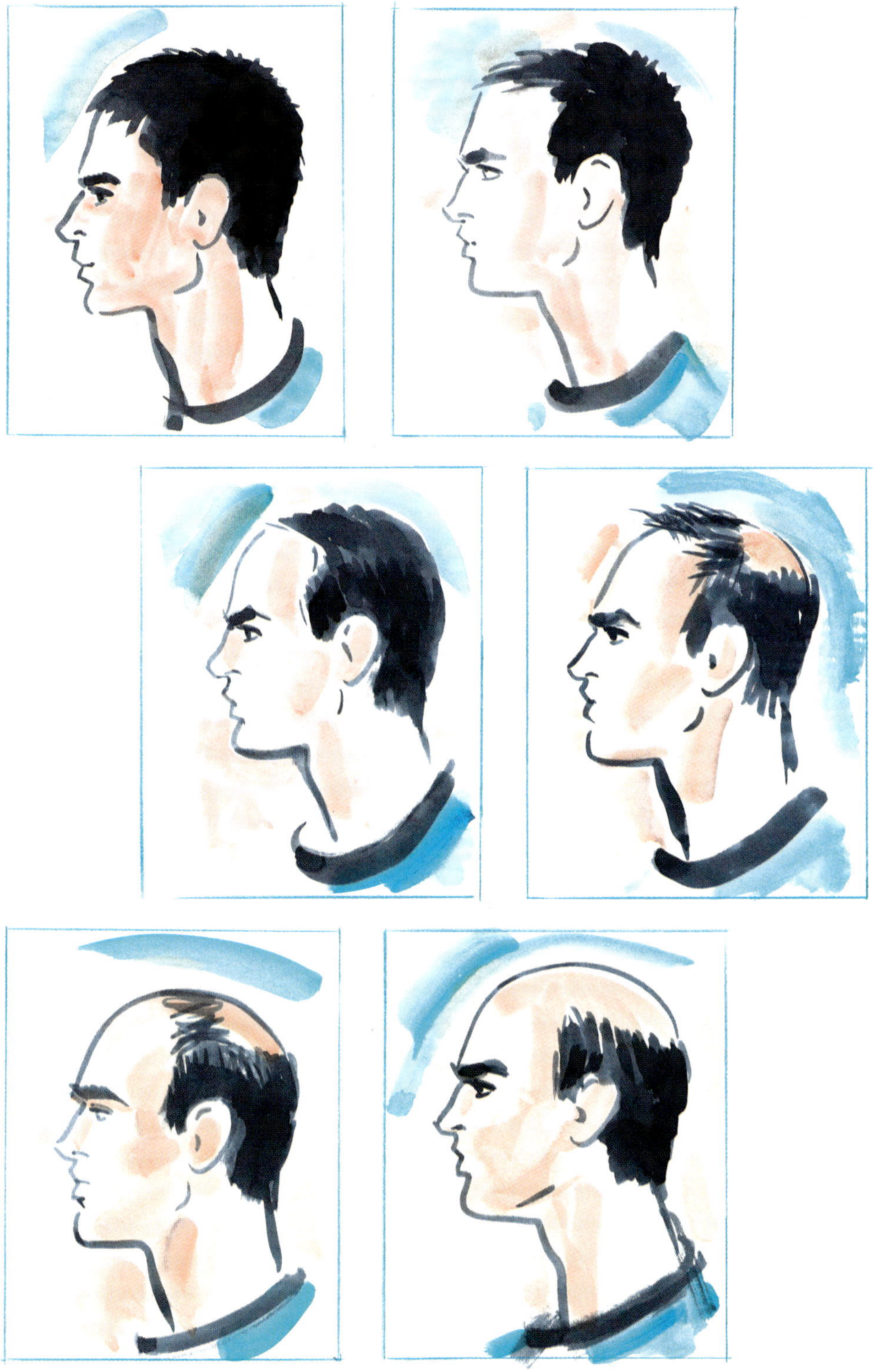

Camouflage – Schummeln ist erlaubt

Camouflage (französisch: Tarnung) dient dem Abdecken, Verdecken oder Verschleiern farbabweichender Hautfehler. Dafür benötigt man spezielle Kosmetikartikel, die stärker als herkömmliches Make-up Farben überdecken und in hohem Maße wasser- und hitzebeständig sind. Was kann also jemand tun, der geplagt ist von

- dunklen Augenschatten oder dicken Tränensäcken
- roten Äderchen im Gesicht (Besenreiser)
- dunklen Flecken an Gesicht und Hals
- auffälligen Unfallnarben
- weißen Hautflecken (Vitiligo)
- Schuppenflechte (Psoriasis)
- großflächigen vernarbten Verbrennungen
- Feuermalen (angeborene rote Hautflecken)
- unerwünschten Alt-Tätowierungen und
- deutlichen Altersflecken?

Solche extremen Veränderungen der Haut – das genaue Gegenteil des Ideals makelloser Glätte – beeinträchtigen das Selbstwertgefühl der Betroffenen in erheblichem Maße. Einige dieser Anomalien können heute mit chirurgischen Techniken angegangen werden. (Mehr dazu im Abschnitt über Schönheitsoperationen). Aber eine volle Beseitigung der Störung ist nicht immer möglich. Manchmal ist der Aufwand und damit der Preis sehr hoch. Bei etlichen angeborenen Anomalien kann die Medizin nur helfen, wenn die Operation in früher Kindheit erfolgt. Deswegen wird man in den meisten Fällen zu einer Kombination von medizinischen und kosmetischen Techniken – dem Camouflagieren – greifen.
Seit Ende der 70er Jahre stehen Spezialpräparate zur Verfügung, die Hautanomalien zuverlässig und farbkorrekt überdecken. Man kann damit baden gehen und sich in der Sonne aufhalten. Sie verändern sich nicht beim Schwitzen, sind weitgehend abriebfest und halten etwa 24 bis 36 Stunden. Infolge der großen Vielfalt natürlicher Farbtöne – zur Zeit sind mehr als 60 Nuancen lieferbar – ist Camouflage für jeden Hauttyp geeignet. Models, Schauspielerinnen, aber auch Brand- und Unfallopfer in ganz alltäglichen Berufen bestätigen dem Kosmetiker immer wieder, daß die Präparate als hautfreundlich und angenehm empfunden werden. Sie sind leicht aufzutragen, geruchsneutral und an jeder beliebigen Körperpartie einzusetzen. Jedem, der unter Hautmakeln leidet und sich folglich wegen seines Aussehens seelisch gehemmt fühlt, kann mit Camouflage schnelle Hilfe zuteil werden.

Daß Camouflage hilfreich ist, um Menschen mit großflächigen Verbrennungen wieder in den normalen Alltag zurückkehren zu lassen, kann sich jeder vorstellen. Patrick B. gehört zu ihnen. Bei einem Autounfall zog er sich schwere Verbrennungen im Gesicht zu. Monatelang mußte er sich im Krankenhaus komplizierten Hauttransplantationen unterziehen. Trotz aller Erfolge war das Ergebnis kosmetisch wenig befriedigend, konnte es auch nicht sein, denn die von solchen Verletzungen zurückbleibenden Narben verschwinden nicht. Für ihn war das Erlernen der Camouflage-Technik eine Lösung; konnte er doch so die Narben im Gesicht verbergen und blieb weitgehend von neugierigen Blicken seiner Mitmenschen verschont.

Eine Camouflage hilft aber auch bei kleineren Peinlichkeiten.
Ein junger Universitätsdozent errötete schon als Student bei jeder unpassenden Gelegenheit. Schlimm wurde es, als er nun selbst mehrmals in der Woche vor anderen Menschen sprechen sollte. Er fühlte sich wie ein Glühwürmchen und wäre vor Scham über sein knallrotes Gesicht am liebsten im Erdboden versunken. Hier konnte eine Camouflage helfen. Dünn aufgetragen, war sie fast nicht zu bemerken, verbarg aber die lästige Röte völlig. Das gab dem jungen Dozenten

die Sicherheit, die er für seine Vorlesungen brauchte. Schon nach wenigen Wochen besaß er soviel innere Ruhe, daß er in Zukunft auf eine Camouflage verzichten konnte.

Ein Psychologe hätte ihm wahrscheinlich statt dessen die Teilnahme an einer Verhaltenstherapie gegen Lampenfieber empfohlen, um zu erreichen, daß er sich trotz seines Errötens sicher gefühlt hätte. Da Inneres und Äußeres beim Menschen eng zusammenhängen, kann es jedoch manchmal effektiver sein, das Innere über das Äußere zu korrigieren statt umgekehrt – wie unser Beispiel zeigt. Das trifft besonders dann zu, wenn das Problem nur in einer sehr speziellen Situation auftritt.

Der Markt ist voll von erprobten Camouflage-Produkten. Dabei muß das Teuerste nicht das Beste sein. Die meisten Produkte erfüllen alle Anforderungen an Haltbarkeit, Aussehen und Verträglichkeit. Dies sind die wichtigsten Bestandteile eines Camouflage-Sets:

- Reinigungsmilch und -creme, Gesichtswasser, Lotionen, Peeling-Masken, Feuchtigkeitsemulsionen für die Vorbehandlung
- Abdeckcreme (in Tuben, Tiegeln oder Spiegeldosen)
- Abdeckstifte
- Neutralizer in Grün
- Aufhell-Lotionen
- Cremeblusher in Rougenuancen
- Schattierrouge
- Bodycover in Tuben
- Fixierpuder und -spray
- Auftrageschwämmchen und Puderbürsten
- Paletten mit 6, 12, 16 oder 24 Farben.

Für zarte Abdeckungen gibt es außerdem Soft- oder Lightversionen.

So wird die Camouflage gemacht:

Farbauswahl: Aus den verschiedenen Farbtönen wählen Sie bei Tageslicht den zur Haut passenden Ton aus. je nach Jahreszeit und Sonneneinstrahlung ändert sich der Hautton, so daß Sie im Laufe der Zeit mehrere Nuancen benötigen.

Vorbehandlung: Auftragen der Feuchtigkeitscreme. Bei fettiger Haut wird die Haut vorher mit einer Gesichtslotion gereinigt.

Auftragen: Die Camouflage-Creme tragen Sie gleichmäßig und dünn mit einem Schwämmchen oder Ring- und Mittelfinger bis über den Rand der zu bedeckenden Stelle hinaus auf. An den Rändern sanft auslaufen lassen.

Schattieren: Mit einem Camouflage-Rouge oder einer passenden Zweitfarbe schattieren.

Abpudern und Fixieren: Mit der Puderbürste bringen Sie Fixierpuder auf die korrigierte Hautpartie auf. Etwa fünf Minuten einwirken lassen und dann den überschüssigen Puder mit einer Ziegenhaarbürste vorsichtig abbürsten.

Unterschiedliche Farbabweichungen der Haut benötigen unterschiedliches Camouflage. Bei leichten Flecken genügt meist ein einziger Farbton, während bei starken Anomalien manchmal zwei oder drei Nuancen übereinander aufgetragen werden müssen.

Die wichtigsten Varianten für die Camouflage

- Rote Stellen (Feuermale, Narben, Verbrennungen): Sie werden mit Grün, der Komplementärfarbe von Rot, neutralisiert. Deshalb wird vor dem Abdecken eine grünliche Camouflage-Creme sehr dünn auf die betroffenen Partien aufgetragen.
- Blaue Stellen (Blutschwamm, Blutergüsse, Krampfadern): Zuerst wird die bläuliche Hautverfärbung mit einer Farbe aufgehellt, die wesentlich heller ist als der eigene Hautton (beinahe weiß). Die Ränder mit einem Wattestäbchen in die Umgebung verstreichen. Darüber kommt die eigentliche Abdeckung.
- Weiße Stellen (Vitiligo, Narben): Sie werden mit einer Bräunungslotion vorgetönt. Dadurch benötigt man wesentlich weniger Abdeckcreme.
- Braune Stellen (Pigmentflecken, Altersflecken, Augenränder): Dunkle Flecken werden mit einem flachen Pinsel nach innen heller camoufliert. Als zweite Farbe darüber wählt man eine rosigere Nuance als die des eigenen Hauttons, so daß sich die Abdeckung im Endeffekt der Umgebung natürlich anpaßt.

Tätowierungen

Die Kunst des Tattoos gehört, wie prähistorische Funde beweisen, zu den ältesten kulturellen Erfindungen der Menschheit. Die Römer ergötzten sich daran, aber auch die Japaner und Chinesen des Mittelalters. In das Europa der Neuzeit hat sie der legendäre Weltumsegler James Cook eingeführt, der sie im 18. Jahrhundert auf Tahiti entdeckte. Er führte »Great Omai«, einen auffallend dekorierten Polynesier, in London vor, und plötzlich interessierte man sich wieder für diese Kunst. Lange Zeit blieben sie eine Domäne von Seefahrern, Jahrmarktsschaustellern und harten Jungs auf Motorrädern. Heute finden wir Tattoo-Studios auf der ganzen Welt – einige davon von wahren Meistern der Zunft betrieben – zu deren Kunden jede Menge junge Frauen und Hollywood-Stars gehören. Ob Mino Spadacini im Mailand oder Eric & Maryline Mestraud in ihrem »Art Tattoo Studio« in Paris – von Europa bis Kalifornien sind die Meisterstudios stets ausgebucht.

Wie schmerzhaft das Aufbringen eines Bildes ist, hängt von der Körperregion ab. Je größer das einzuarbeitende Motiv, desto länger dauern die Sitzungen. Kleine, einfache Bilder sind in einer Stunde zu bewältigen. Ein Ganzarm-Tattoo kann schon drei bis vier Sitzungen mit insgesamt 12 bis 15 Stunden benötigen. Ein komplettes Rückenmotiv mit vielen Farben braucht unter Umständen mehr als ein Jahr.

So wird ein Tattoo gefertigt

Vorbereitung
- Reinigen und Sterilisieren der Nadeln in Ultraschallgerät und Stabilisator
- Desinfizieren der betreffenden Hautpartien mit medizinischem Alkohol
- Auftragen von Vaseline, um die Haut geschmeidig zu machen

Tätowieren
- Stechen der Konturen des Bildes mit Nadeln
- Schattieren
- Ausfüllen des Bildes mit Farbe

Nachbehandlung
- Reinigen der Haut mit Alkohol
- Eincremen mit einer speziellen Fettcreme, die frei von Konservierungsstoffen ist
- Abdecken der Haut für etwa zwei Stunden mit sterilem Verbandsmaterial
- Erneute Reinigung der Haut und Auftragen von Zinksalbe
- Baden und Duschen sind nach etwa acht Tagen erlaubt, Sonnenbäder frühestens nach sechs Wochen (sonst bilden sich unerwünschte Pigmentierungen).

Temptoo – die unkomplizierte Alternative

Ein **temp**oräres Tat**too** ist eine Alternative zum herkömmlichen Tätowieren, die eine mögliche spätere Reue von vornherein einplant. Beim Temptoo werden die antiseptischen Farben nur in die Oberhaut eingeritzt. Nach zwei bis drei Jahren beginnen die

Eine kosmetische Abart des Temptoos stellt das Permanent-Make-up dar, bei der – um das zeitaufwendige Schminken einzusparen – pflanzliche und mineralische Farbpigmente in die obere Hautschicht eingebracht werden. Eine Reihe von Schauspielerinnen wie Nadja Tiller schwört auf diese Methode. Von Männern wurde sie bisher kaum angewandt – hauptsächlich, weil sie neu und wenig bekannt ist. Sie ermöglicht es, haltbar und unauffällig dem Gesicht markantere Konturen einzugravieren. Unregelmäßige Augenbrauen, dünne Lippen oder kleine Augen kann das Pigmentieren korrigieren und in Grenzen Unfallnarben oder Haarverlust kaschieren.

Zeichnungen zu verblassen – bis zum völligen Verschwinden. Der Vorteil ist klar. Ist man des Bildes überdrüssig oder wechselt die Mode, ist man nicht auf lebenslang auf die einmal getroffene Entscheidung festgelegt. Wird man älter, kann die Tätowierung keine Falten schlagen. Und nicht zu vergessen: die Prozedur des Einritzens ist weniger schmerzhaft als bei echten Tattoos.
Noch kurzlebiger als Temptoos sind die Film- und Theater-Temptoos. Selbst Kindern können diese Abziehbilder aufgerubbelt oder aufgemalt werden. Die Motive sind von echten Tätowierungen kaum zu unterscheiden, halten aber – mit Fixierspray besprüht, bis zu drei Tagen wisch- und wasserfest. Auch für den Mann ein toller Gag für schrille Parties, aber auch ein Test dafür, ob man sie nach einigen Tagen noch genauso gut findet wie im Moment der Entscheidung für die Bemalung.

Laser kontra Tattoo

Das Einritzen eines größeren Tattoos kann teuer und langwierig sein – ist jedoch ein Schnäppchen im Vergleich zu den Kosten für das Entfernen des lästig gewordenen Körperschmucks. Immerhin, seit einigen Jahren ist es möglich. Dermatologen setzen einen Rubinlaser ein, der aufgrund seiner Wellenlänge insbesondere auf die dunklen Schwarz,- Braun-, Blau,- und Grüntöne anspricht. Das Wirkprinzip ist die selektive Photothermolyse: Dunkle Hautstellen absorbieren das Laserlicht, helle reflektieren sie. Die Farbstoffe, die in einer Tiefe von einem halben bis zu einem Millimeter unter der Hautoberfläche liegen, werden durch den Laser zerkleinert. Im Laufe der folgenden vier Wochen transportiert sie das körpereigene Lymphsystem ab. Der Patient spürt nicht mehr als ein leises Zwicken, allerdings rötet sich die Haut an der belichteten Stelle.
Ein handflächengroßes Tattoo zu entfernen, dauert drei bis fünf Sitzungen, die jeweils rund 400 Mark kosten. Der Nachteil des Rubinlasers: Hellere eintätowierte Farben (Orange, Rot) werden nur aufgehellt, verschwinden aber nicht völlig. In den USA ist inzwischen ein neuer Versapuls-Laser entwickelt worden, der Abhilfe verspricht. Er sendet auf mehreren Kanälen unterschiedliche Wellenlängen aus und kann dadurch differenziert Farben unterschiedlicher Helligkeit zugleich beseitigen.
Als Alternative für das zeitweilige Verstecken der Tätowierung bietet sich die oben beschriebene Camouflage an.

Haarersatz und Haartransplantationen

Mit Haarausfall sieht sich jeder vierte Mann konfrontiert. Die gute Nachricht: Die Glatze wird zunehmend als attraktiv und erotisch empfunden. Viele jüngere Männer, ja sogar Frauen, schneiden sich die gesamte Haarpracht weg. Schalten Sie den Musiksender VIVA oder MTV an. Trägt nicht beinahe die Hälfte der Typen in den Videos rasierte Schädel?

Haarwachstum
Jedes einzelne unserer Haare wächst in drei Phasen:
1. Wachstumsphase (Anagenphase), sie dauert 2-6 Jahre
2. Übergangsphase (Katagenphase), sie dauert 2 Wochen
3. Ruhephase (Telogenphase), sie umfaßt 2-4 Monate.

Danach fällt das Haar aus. Es dauert ungefähr drei Monate, bis an der Ausfallstelle wieder ein Haar nachwächst und der Zyklus von vorn beginnt. Normalerweise bleiben Verlust und Neuwachstum der Haare fast unbemerkt, weil sich die Kopfhaare in unterschiedlichen Phasen befinden und täglich höchstens 40 bis 80 Haare ausfallen, aber ebenso viele auch wieder nachwachsen.

Da die Glatze meist mit einem hohen Testosteronspiegel einhergeht, dürfen Sie sie als Attribut besonders ausgeprägter Männlichkeit empfinden. Denken Sie an Yul Brynner oder Kojack-Darsteller Telly Savalas. Das einzige Mittel, das wirklich und radikal gegen Glatzen hilft – sofern der Haarausfall androgenetisch bedingt ist – ist rechtzeitige Kastration. Keine angenehme Vorstellung, nicht wahr? Schlußfolgerung: Wenn Sie zu Ihrem Kahlkopf stehen, ersparen Sie sich viele Sorgen und viel Geld.

Formen und Ursachen des Haarausfalls

IRREVERSIBLE ALOPEZIEN

Androgenetische Alopezie
- genetisch bedingt
- durch Androgene hervorgerufen

Narbige atrophierende Alopezie
- Entzündungen, Infektionen
- physikalische Schädigungen
- Fehlbildungen der Haut, Tumore

REVERSIBLE ALOPEZIEN

Alopecia areata (Kreisrunder Haarausfall)
- Ursachen noch ungeklärt, diskutiert werden erbliche Faktoren und Störungen des Immunsystems

Diffuse symptomatische Alopezie (Diffuse Lichtung des Kopfhaares)
Ursachen sind endogene (im Körper selbst entstanden) und exogene (außerhalb des Organismus entstanden) Schädigungen des anagenen Haarfollikels:
- systemische Erkrankungen (z.B. Schilddrüsenerkrankungen)
- Infektionen (Grippe, Typhus u.a.)
- Akute und chronische Erkrankungen (Psoriasis, Hepatitis u.a.)
- Medikamente (z.B. Zytostatika, Antibiotika)
- Einwirkung von Schwermetallen (Blei, Quecksilber u.a.)
- Streß, psychische Belastungen
- vitamin- und nährstoffarme Ernährung (auch bei Fastenkuren, Diäten, Mangelernährung, Fehlernährung)

Haarersatz. Wenn Sie nicht mit Glatze leben wollen, greifen Sie zur Zweitfrisur. Investieren Sie lieber etwas mehr Geld in einen beratenden Spezialisten und in den Haarersatz. Das wird im Endeffekt preiswerter als ein billiger Fehlkauf.

Das Mittel gegen den Haarausfall gibt es nicht. So verschieden wie die Ursachen sind auch die therapeutischen Konzepte. Neben dem Tragen von Haarteilen, der Eigenhaartransplantation und dem Gebrauch kosmetischer Mittel sind auch medikamentöse Therapien zur lokalen oder systemischen Anwendung möglich. Die Therapie des Haarausfalls sollten Sie mit Ihrem Dermatologen beraten, denn in der Regel hilft hier eine Selbstmedikation kaum.

Vollperücken kosten zwischen 300 und 4000 Mark. Viele berühmte Schauspieler treten mit einem Toupet auf. Das sind Haarteile für Flächen bis 24 Zentimeter. Derrick-Darsteller Horst Tappert bekannte nach seinem Ausscheiden aus der Krimiserie seine Erleichterung, daß er nun endlich sein Toupet ablegen dürfe. Heutige Toupets sehen nicht mehr so dick aus wie früher und fliegen auch nicht mehr bei heftigen Bewegungen vom Kopf. Sie können damit Sport treiben. Atmungsaktive Materialien machen das Tragen auch dann noch angenehm, wenn Sie schwitzen. Sie werden mit Toupetklipsen – das sind Minikämme mit Schnappverschluß – an den noch vorhandenen Haar an den Seiten und hinten befestigt. Über der Stirn, wo kein Haar mehr ist, sichert ein doppelseitiges Klebeband, daß das Teil hält. Toupets werden aus Kunst- oder Echthaar industriell oder manuell gefertigt. Die manuelle Fertigung ist teurer, erlaubt aber eine individuelle Anpassung an die Haarlücke und die genaue Haarart des Trägers. Bei Echthaartoupets kommen europäische und asiatische Haare zur Anwendung. Asiatisches Haar ist dicker. Welche Sorte man nimmt, hängt von der eigenen Haarqualität ab. Die Kosten liegen zwischen 300 und 3000 Mark. Seit einiger Zeit gibt es übrigens auch Brusthaartoupets.

Haarsprechstunden
In vielen Dermatologischen Kliniken und Fachabteilungen gibt es Spezial-Haarsprechstunden, in denen sich Experten mit den Problemen der Patienten befassen.

Eine moderne Alternative zum Toupet ist das Hair-Weaving. In das noch vorhandene Haar werden fremde Strähnen eingewoben. Sie werden mit dem eigenen Haar zu einer Art Netz verflochten. Dieser Haarersatz hält sehr gut, man kann damit Sport treiben und schwimmen gehen. Allerdings muß die Frisur alle sechs Wochen erneuert werden.

Haarwuchsmittel: Die Menge der zeitweise hochgejubelten, aber letzendlich wenig wirkungsvollen Haarwuchsmittel kann niemand mehr überblicken. Bereits die alten Ägypter experimentierten mit »Naturextrakten« wie Meerkrabbengalle oder Taubenkot. Der altgriechische Arzt Hippokrates empfahl gegen Haarausfall Breiumschläge aus Taubenexkrementen, Kreuzkümmel und Nesseln. Modernere Haarwuchsmittel bestanden zwar aus appetitlicheren Ingredienzen, waren aber entweder genauso erfolglos oder besaßen unangenehme Nebenwirkungen. Seit Jahrhunderten verdienen Quacksalber mit Tinkturen und Mixturen zum Einnehmen an den Hoffnungen und Tragödien betroffener Männer (und Frauen).

Nun verspricht ein neues Medikament einen Fortschritt. Sein Wirkstoff Finasterid wurde in Amerika ursprünglich mit wenig Erfolg als Prostatamittel getestet. Es stellte sich jedoch heraus, daß es bei den getesteten Männern in unvermutetem Ausmaß – quasi als Nebenwirkung – die Haare wachsen ließ. Die Nebenwirkungen sind gering. Die »Glatzenpille« ist ab Frühjahr 1999 auch in Deutschland auf dem Markt.

Finasterid ist nur für Männer mit androgenetischem Haarausfall geeignet. Der Wirkstoff kann den Haarwuchs fördern, bzw. den Haarverlust stoppen, das ergaben Studien mit mehr als 1800 Männern im Alter zwischen 18 und 41 Jahren. Zwölf Monate lang erhielten die Testpersonen täglich 1 mg Finasterid: Im Ergebnis wiesen über 86 Prozent von ihnen nach Ablauf eines Jahres mehr Haare als vorher auf und der Hälfte wuchs dichteres Haar. Nach zwei Jahren durften sich zwei Drittel nach Einnahme von einem Milligramm Finasterid pro Tag über eine Zunahme des Haarwuchses freuen.

Und so wirkt Finasterid: Für den androgenetischen – also erblich bedingten – Haarausfall ist das Dihydrotestosteron, das mittels eines körpereigenen Enzyms aus dem männlichen Hormon Testosteron gebildet wird, verantwortlich. Finasterid ist in der Lage, dieses Enzym zu blockieren, so daß wesentlich weniger Dihydrotestosteron im Organismus gebildet werden kann und der Haarausfall ausbleibt

Ein wichtiger Vorteil des Wirkstoffes Finasterid ist, daß das männliche Sexualhormon Testosteron davon nicht beeinflußt wird – kein Mann muß also um seine Männlichkeit bangen. Die Anwendung des Mittels ist auf den männlichen Haarausfall im Tonsur- und Mittelbereich beschränkt.

Um einen zufriedenstellenden Effekt zu errei-

Wirkstoffe gegen Haarausfall
In rezeptpflichtigen Mitteln:
- Estradiol (Hormon)
- Finasterid

In rezeptfreien (aber apothekenpflichtigen) Mitteln:
- Kombinationen von Hirseextrakten, L-Cystin, Panthotensäure, Biotin, Zink oder Gelatine

chen, ist eine Mindesteinnahmedauer von sechs Monaten erforderlich. Auch kann es nach dem Absetzen des Medikamentes wieder zum Haarausfall kommen, so daß für einen andauernden Erfolg eine ständige Einnahme – nach heutigen Erkenntnissen vielleicht lebenslang – nötig wird.
Eine teure, aber durchaus wirkungsvolle Alternative ist die **Haartransplantation**. Winzige Hautteile mit Resthaar – sogenannte Grafts – werden am Hinterkopf entnommen und in kahle Stellen eingepflanzt. Aus den Haarzwiebeln wachsen etwa drei Monate nach der Operation neue Haare. Die Kosten hängen von der Menge ab und davon, ob örtliche Betäubung genügt oder eine Vollnarkose erforderlich ist. Sie können ohne weiteres bis 17 000 Mark betragen. Meist sind mehrere Sitzungen nötig. Pro Eingriff werden jeweils 500 Transplantate eingesetzt. Achtung! Auf diesem Gebiet sind viele Pfuscher tätig, die schnelle Erfolge in einer einmaligen Aktion versprechen. Die Anschriften seriöser Ärzte nennt der Verband Deutscher Haarchirurgen.
Eine Methode, die kaum noch angewandt wird und vor der die Hautärzte warnen, ist die Implantation von Kunsthaar. Meist stößt die Haut die körperfremden Substanzen wieder ab. Außerdem treten sehr häufig allergische Reaktionen auf.
Reduktionsmethode: Bei vernarbendem Haarausfall auf kleinen Flächen kann die Haut der Kahlstelle herausgeschnitten und die umliegende behaarte Haut vorsichtig zusammengezogen und vernäht werden. Voraussetzung ist, daß die Kopfhaut elastisch genug ist. Der Preis: zwischen 2000 und 5000 Mark.

Schönheitsoperationen – Kosmetik per Spritze und Skalpell

Operieren von Gesunden – vor zwanzig Jahren galt es als unmoralisch, heute ist es eine gefragte Dienstleistung. Annähernd 100 000 Männer legen sich in Deutschland jedes Jahr unter das Messer, um ihr Äußeres dauerhaft zu korrigieren. Endlich eine gerade Nase, nie mehr Speck auf den Hüften, Schluß mit Tränensäcken und Falten!

> Sie nennen sich Fachärzte für plastische und wiederherstellende Chirurgie, haben ihre eigenen Stars wie den Brasilianer Ivo Pitanguy, der unter anderem Jaqueline Onassis das Kinn richtete, und gehören zu den wenigen, die durch ihrer eigenen Hände Arbeit zu Millionären werden können: die Schönheitschirurgen.

Wer – wie Andreas G. – schon mit 40 Jahren unter schweren Tränensäcken leidet, hat gute Chancen, mit Hilfe der plastischen Chirurgie zu einem attraktiveren Aussehen zu gelangen. Anfangs, so der studierte Betriebswirt, wies er jeden Gedanken an eine kosmetische Operation weit von sich, erschien ihm das zu wenig männlich. Andererseits fühlte er sich mit seinen – offensichtlich vom Vater geerbten – Tränensäcken alt und häßlich. Zunehmend ergriff ihn deswegen Verunsicherung im Umgang mit anderen Menschen, und das nicht nur privat, sondern auch beruflich. Also faßte er sich, dem Rat eines guten Freundes folgend, ein Herz und konsultierte eine Schönheitschirurgen, nahm nach dessen ausführlicher Beratung seinen Jahresurlaub und ließ den Eingriff durchführen. Die Reaktion in der Firma nach seiner Rückkehr: »Sie sehen aber diesmal toll erholt aus, muß ja ein Urlaub der Spitzenklasse gewesen sein...«

Die wichtigsten Operationen für Männer – Chancen und Risiken

»Superfizielle Liposuktion« lautet der Fachbegriff für das **Fettabsaugen**. Da die Anzahl der Fettzellen des Menschen im Erwachsenenalter nicht mehr zunehmen kann, ist ihre Entfernung erfolgreich, wo Diäten versagen: Fettzellen können nicht nachwachsen. Allerdings bleiben immer einige Fettzellen übrig,

die sich ausdehnen und eine erneute (allerdings begrenzte) Gewichtszunahme auslösen, wenn man nicht seine Nahrungsmenge reduziert und für ausreichend Bewegung sorgt. Das Fett wird mit einer Speziallösung aufgeschwemmt, verflüssigt und zum Schluß mit einer feinen Sonde abgesaugt. Herz und Kreislauf müssen überwacht werden. Über einen Tropf erhält der Patient Mineral- und Zuckerlösung. Die Schnitte für die Sonde sind winzig, so daß es genügt, sie am Ende zu verkleben. Nach der Operation bleibt der Patient eine Nacht in der Klinik. Nicht selten müssen Schmerzmittel gegeben werden. Vier bis acht Wochen muß man Tag und Nacht eine Kompressionshose tragen, die nur zum Duschen ausgezogen werden darf. Sport ist in dieser Zeit verboten.
Der Eingriff ist nicht risikofrei. Es können sich Dellen bilden. Wird zuviel Fett auf einmal abgesaugt, drohen Kreislaufprobleme. Manchmal muß zusätzlich die nun überschüssige Haut gestrafft werden, insbesondere beim Absaugen am Bauch. Das ergibt einen langen Schnitt, der eine Narbe zurückläßt. Sie kann allerdings in den Badehosenbereich gelegt werden. Doch nicht nur Bauch und Hüften – auch das Konto wird schlanker. Die Operation kostet 3000 Mark und mehr.
Gore-Tex-Implantation ist ein relativ neues, inzwischen häufig angewandtes Verfahren zur Aufpolsterung tiefer Falten sowie zur Vergrößerung von Lippen und Kinn. Die Mikrofaser Gore-Tex ist bekannt als Material für Sporttextilien. In der Chirurgie hat sie sich bewährt, weil sie gewebefreundlich und somit gut verträglich ist. Sie wird vom Körper nicht abgebaut und kann im Gegensatz zu Kollagen oder Gel jederzeit ohne Probleme wieder entfernt werden. Der Patient wird in eine Art Dämmerschlaf mit örtlicher Betäubung versetzt. Das bedeutet, man erhält Beruhigungsmittel, bleibt aber immer ansprechbar. Dann zieht der Arzt das Implantat mit einer Nadel unter die Haut. Anfangs entsteht eine größere Schwellung, die aber nach einem Tag zurückgeht. Dann ist auch bereits wieder Sporttreiben möglich. Die Risiken dieses Verfahrens sind gering. Verhärtungen oder Blutergüsse treten nur in seltenen Ausnahmefällen auf. Der Preis liegt bei 2000 Mark und mehr.
Korrekturen mit dem **Laser** haben wir schon als Mittel zur Beseitigung von Tätowierungen vorgestellt. Weitere Anwendungsgebiete sind unter anderem leichte Falten, Hautanomalien unterschiedlichster Art und Narben. Der Eingriff erfolgt in der Regel unter örtlicher Betäubung. Falten können geglättet werden, indem der Chirurg mit dem Er:YAG-Laser die oberen Hautschichten verdampft (Skin Resurfacing). Der Er:YAG-Laser hat sich für die Therapie oberflächlicher Hautveränderungen – Altersflecken, Aknenarben, Falten – durchgesetzt. Eine Wellenlänge von 2,94 µm sichert, daß das auf die Haut auftreffende Licht sehr gut von Wasser absorbiert wird, so daß gesichert ist, daß der Laser nur dort wirkt, wo er wirken soll und das umliegende Gewebe nicht schädigt. Nach der Behandlung bildet sich für einige Tage eine nässende Wunde. Spezielle dematologische Salben, die in die Wundheilungsphasen eingreifen, beschleunigen diesen Prozeß. Außerdem bieten sie den nötigen Licht- und Pigmentierungsschutz; sie sind getönt und decken die anfangs noch vorhandene Rötung gut ab – ein Vorteil, der es ermöglicht, daß der Laserpatient sich schon wenige Tage nach der Behandlung wieder in der Öffentlichkeit zeigen kann.
Blutschwämme – das sind gutartige, bläuliche Hautgeschwülste, die schon bald nach der Geburt auftreten und rasch wachsen – werden möglichst schon im Kleinkindalter mit Laser beseitigt. Je nach Tiefe der Geschwulst kommen Laser mit unterschiedlicher Wellenlänge zum Einsatz. Auch Feuermale, das sind zunächst hellrote, im späteren Alter dunklere Hautanomalien, werden möglichst früh mit Laser entfernt. Nach der Operation bleibt die Haut eine Zeitlang gerötet. Mindestens ein Vierteljahr ist Sonnenlicht zu meiden. Deshalb führt man die Operation am besten im Winter durch. Zusätzlich werden Lichtschutzsalben aufgetragen, um eine

Die Entwicklung der Lasertechnik für die dermatologisch-kosmetische Behandlung schreitet rasant vorwärts. Der Trend geht zu Speziallasern, die für einen eng begrenzten Indikationsbereich eingesetzt werden, von großer Wirksamkeit sind und ein narbenfreies Ergebnis ermöglichen. Trotzdem stellt jede Laserbehandlung ein Risiko dar, da unerwünschte Nebenwirkungen nicht gänzlich auszuschließen sind. Lassen Sie deshalb eine Lasertherapie nur von einem ausgewiesenen Fachmann durchführen.

ungleichmäßige Pigmentierung der behandelten Hautareale zu vermeiden.
In der Regel sind mehrere Behandlungen nötig, um eine verfärbte Hautpartie – wie z.B. Tätowierungen, Überpigmentierungen, Rosacea u.a. – aufzuhellen. Es können Blutergüsse auftreten, die sich bald zurückbilden. Bei etwa jedem Zwanzigsten bleiben an der behandelten Stelle Pigmentstörungen bestehen. Narben treten mit den neuen Pulslasern nur noch in Ausnahmefällen auf. Der Preis der Operation: je nach Größe der behandelten Fläche und Zahl der Wiederholungen ab 2500 Mark aufwärts.
Störende Operationsnarben lassen sich grundsätzlich mit Laser aufhellen und dem umgebenden Hautton anpassen. Zur vollständigen Beseitigung ist eine Kombinationstherapie aus Laser und Kryotherapie (Kälteanwendung mittels flüssigem Stickstoff) oder Injektion von Kortikosteroiden (Hormone der Nebennierenrinde) nötig.

Übrigens lassen sich die »Operationsnachwehen«, nach Abheilen der Wunden, sehr gut mit einer Camouflage kaschieren. Überdies wird die zarte, sich neu bildende Haut durch die Camouflage auch vor äußeren Belastungen geschützt.

Facelifting mittels SMAS-Methode: Bei dieser modernen Form des Gesichtsstraffens schneidet der Chirurg die Haut zwischen Ohr und Wange unter örtlicher Betäubung oder Vollnarkose ein. Zuerst strafft er das darunterliegende Bindegewebe Richtung Ohr, schneidet heraus, was zuviel ist und vernäht die Schnittstelle. Danach unternimmt er die gleich Prozedur mit der darüberliegenden Gesichtshaut: Straffen, Verkürzen, Vernähen. Nach dem Ziehen der Nähte bleiben nur unauffällige Narben hinter den Ohren zurück. Unmittelbar nach der Operation muß man aber mit Schmerzen, Blutergüssen und Schwellungen rechnen. Der Verjüngungseffekt soll etwa fünf bis zehn Jahre anhalten. Kosten: ab 8000 Mark.
Lidstraffung: Die Lidhaut ist die dünnste Haut am menschlichen Körper und wird daher am ehesten faltig. Bei Männern ist die »klassische« Lidkorrektur nach den Nasenkorrekturen die häufigste Schönheitsoperation überhaupt. Unter Lokalbetäubung und im Dämmerzustand erfolgt in jedes Lid ein Einstich, danach wird am Oberlid die überschüssige Haut in der Umschlagsfalte halbmondförmig und am Unterlid direkt unter den Wimpern bajonettförmig entfernt – häufig zusätzlich noch ein Muskelstreifen. Mit einem elektrischen Messer geht es dann – wenn gewünscht – den Tränensäcken zu Leibe. Mit feinstem Material wird der Einschnitt im Anschluß vernäht. Danach muß die Operationsstelle einige Stunden gekühlt werden. Bei ausgeprägten »Krähenfüßen« kann zusätzlich eine Laser- oder Peelingbehandlung notwendig sein. Die Operation ist risikoarm, ihre Kosten liegen bei 5000 Mark und mehr.
Faltenglättung durch Injektionen: Um das Gesicht zu glätten, spritzt der Chirurg körpereigenes Fett aus anderen Körperpartien, Kollagen oder Gel mit einer feinen Nadel unter die betreffenden Hautpartien. Pro Falte sind mehrere Einstiche nötig. Die entstehenden kleinen Wülste streicht er sofort glatt. Der Eingriff wird unter örtlicher Betäubung durchgeführt. Es entstehen als Folge der

Operation Schwellungen, die unter Kühlung nach etwa zwei Tagen abklingen. Genauso lange muß das Gesicht vor Druckeinwirkung geschützt werden. Sauna und Sonnenlicht sind für acht Tage verboten.
Bei der Verwendung von Kollagen treten bei einem Teil der Patienten allergische Reaktionen auf. Deshalb muß vier Wochen vor der Behandlung ein Allergietest gemacht werden. Da das Material, wie schon erwähnt, vom Körper abgebaut wird, kommen die Falten nach spätestens einem Jahr wieder. Dann kann die Behandlung wiederholt werden, aber man sollte sich fragen, ob es sich lohnt, für einen relativ kurzfristigen Effekt jährlich einige Tausend Mark auszugeben.
Die Risiken sind in den letzten Jahren geringer geworden, da die Ärzte inzwischen viel Erfahrung biem Umgang mit ihren Materialien gesammelt haben. Gelegentlich kommt es vor, daß sich das Material ungleichmäßig verteilt und verhärtet. Die Gefahr ist vor allem dann gegeben, wenn als Füllmaterial flüssiges Silikon zur Anwendung kommt.
Die Kosten: ab 1000 Mark.
Bei neuen Eigenfettverfahren, die in Amerika bereits erfolgreich durchgeführt wurden, sind diese Gefahren bekannt. Die Erfolge sind dauerhaft, die Kosten: ab 3000 Mark.
Die neueste Entwicklung auf dem Gebiet der Faltenunterspritzung ist ein synthetisches Produkt aus Polyvinylhydrogelsphären und Polyamidgel, vom Hersteller »Evolution« getauft. Dieses Produkt soll auf Grund seiner rein synthetischen Zusammensetzung allergische Hautreaktionen vermeiden, was einen sofortigen Beginn der Behandlung – ohne Hauttest – ermöglicht.
Lifting durch Endoskopie ist möglich bei der Straffung der Bauchdecke sowie Liftings von Stirn und Hals. Endoskope sind Kanülen mit einer eingebauten Mikrokamera. Der Chirurg kann daher über einen Monitor in das Innere des Patienten schauen. Er schneidet nicht an geöffneten Geweben, sondern nimmt lediglich drei kleine Schnitte vor. Durch diese führt er drei Kanülen ein. Zwei sind für das Schneiden, Straffen und Absaugen da. Die dritte enthält die beleuchtete Kamera, die jeden Handgriff auf den Monitor überträgt. Er agiert nicht mehr unmittelbar am Operationsherd, sondern bewegt seine Finger außerhalb und beobachtet das Geschehen am Monitor. Jede seiner Handbewegungen wird über ein Steuerungssystem im Innern an den Kanülen umgesetzt. Das Verfahren ist schonender als die herkömmliche Operationstechnik und vermeidet große Narben. Allerdings erfordert es viel Erfahrung und ein besonderes Geschick des Chirurgen. Bei diesem Lifting wird nicht die Haut selbst, sondern das darunter liegende Gewebe gestrafft. Hinterher wird ein dünner Druckverband für einige Tage aufgelegt. Die Risiken sind gering, wenn der Arzt sein Handwerk beherrscht. Die Kosten liegen bei über 3000 Mark.
Body-Shaping heißt die klassische Methode, die mittels Skalpell die Form und Stellung von Körperteilen verändert. Für Männer dürften Ohren- und Nasenkorrekturen am interessantesten sein. Daß man dabei nach und nach eine Nase beinahe völlig zum Verschwinden bringen kann, beweist das berühmte Beispiel Michael Jackson.
Abstehende Ohren werden angelegt, indem der Arzt den Knorpel aus der Ohrmuschel neu formt. Der Eingriff dauert unter örtlicher Betäubung eine Stunde.
Bei Nasenkorrekturen meißelt der Chirurg im Regelfall den Knochen auf dem Nasenrücken ab und entfernt den Knorpel unter der Nasenspitze. Der Nasenflügel wird gestrafft. Narben bilden sich keine, weil der Chirurg von innen schneidet. Soll dagegen die Nase neu aufgebaut werden, entnimmt der Arzt zu diesem Zweck Knochenmaterial aus den Hüften, den Rippen oder Knorpel aus den Ohrmuscheln. Komplizierte Operationen erfordern Narkose und einen Klinikaufenthalt.
Manchmal zieht der Eingriff die Nasenschleimhäute und damit das Riechvermögen für längere Zeit in Mitleidenschaft. In einigen Fällen wird die Nasenspitze hart, in anderen verformt die innere Narbe den Nasenrücken. Der Preis für die Operation: ab 3000 Mark aufwärts.

Ein heikles Thema sind **Penisvergrößerungen**. Obwohl längst bekannt ist, daß Riesenpenisse fast ausschließlich in selbstgestrickten Legenden vorkommen, daß kleinere Geschlechtsorgane im erigierten Zustand sich mehr vergrößern als größere und die Länge beim Liebesspiel kaum eine Rolle spielt, fühlen sich viele Männer mit einem eher kleineren Organ minderwertig. Ein operativer Eingriff bringt eher zweifelhafte Ergebnisse. Chirurgen, die Penisvergrößerungen vornehmen, bedienen sich vorrangig zweier Methoden.

12,9 Zentimeter soll er messen – der deutsche Durchschnittspenis. Trotzdem leiden Millionen Männer darunter, daß ihr bestes Stück nicht wesentlich größer ist – und sind bereit, sich für diese fixe Idee unter das Messer des Chirurgen zu legen. Aber diese warnen: Der neue Penis sieht zwar länger aus, ist jedoch keinesfalls tüchtiger als vorher. Auch bei diesen Operationen kann man Komplikationen nie ausschließen: Möglich sind Infektionen, Vernarbungen, Wundheilungsstörungen, Nervenschäden, schmerzhafte Dauererektionen und manchmal sogar Impotenz.

Im ersten Verfahren wird der Penis vor allem verdickt, und zwar durch körpereigenes Fett, das der Chirurg den Innenseiten der Schenkel oder dem Bauchgewebe des Patienten entnimmt. Nach einer Reinigung bringt er es mit Spezialkanülen mit einem Durchmesser von höchstens einem Millimeter unter die Penishaut. Auf diese Weise kann man den Umfang des Gliedes um bis zu 2,7 Zentimeter vergrößern. Da es zugleich schwerer wird, verlängert es sich bis zu zwei Zentimeter in hängendem Zustand. Fünf bis sechs Wochen Nachbehandlung sind erforderlich, bis das Ergebnis »genutzt« werden kann. Die Operation kostet (ohne die Nachbehandlung) mindestens fünftausend Mark.

Zum zweiten kann der Penis verlängert werden, indem das Band, das den Penisschaft am Beckenknochen festhält, fast vollständig gelöst wird. Man nennt das Penisaugmentation. Der Penis wird »tiefergelegt« und etwas aus der Bauchhöhle herausgezogen. Verlängerungen bis zu vier Zentimeter sind hier

Wie eine Umfrage, die das Männermagazin »Men' s Health« gemeinsam mit der Frauenzeitschrift »Allegra« durchführte, ergab, ist nur etwa sechs Prozent der Frauen die Penislänge wirklich wichtig. Für alle anderen zählt, daß Männer ihren Körper pflegen und sich selbst so mögen wie sie sind: Selbstbewußtsein macht sexy!

möglich. Allerdings geht der Eingriff auf Kosten der Stabilität der Peniswurzel. Parallel dazu kann die Haut des Penis verlängert werden. Oft wird diese Operation mit der erstgenannten Verdickung kombiniert. Der Preis der Verlängerung liegt bei 4000 Mark aufwärts, kombiniert mit Verdickung ab 8000 Mark. Beide Verfahren sind nicht ohne Risiko, und das oft minimale Resultat sieht nicht unbedingt gut aus. Ein Chirurg, der sich eine solche Operation bei einem Kollegen angesehen hat, beschrieb das Ergebnis in einer Talkshow so: »Es schaut aus wie bayerische Weißwurst. Grauenhaft.«

Ein anderer Fall ist die operative Wiederherstellung der Erektionsfähigkeit, wenn für Impotenz eindeutig organische Ursachen vorliegen. Da geht es nicht um das Aussehen, sondern um die Funktion. Verhindert eine von Cholesterinablagerungen verschlossene Beckenarterie die ausreichende Blutversorgung des Penis, geht die Erektion auf Halbmast, sobald ihr Besitzer richtig loslegen will. In diesem Fall kann ein Bypass gelegt werden, der die Blutzufuhr durch eine andere Arterie umleitet. Produziert der Körper zuwenig Testosteron, kann der Arzt dieses Hormon als Medikament verordnen.

Bei psychischen wie körperlichen Ursachen hilft in der Mehrzahl der Fälle das neue Medikament Viagra, das allerdings nur die Symptome für einige Stunden, nicht aber die Ursachen kuriert (vgl. S. 30). Ein vergleichbares mechanisches Hilfsmittel sind Vakuumpumpen. Das klassische Modell besteht aus einem Rohr mit einem Gummischlauch am Ende. Das Rohr wird über den Penis gestülpt und durch den Schlauch Luft abgesaugt. Dadurch entsteht um den Penis ein Unterdruck, wodurch Blut in sein Schwammgewebe gesaugt wird, das ihn dehnt. Ein enger elastischer Ring um die Peniswurzel hält das Blut solange im Penis gefangen wie nötig (maximal dreißig Minuten). Behauptungen mancher Hersteller, man könne damit eine Erektion um zehn Zentimeter verlängern, sind allerdings mit äußerster Skepsis zu betrachten.

Nutzt das alles nichts, implantiert der Chirurg einen Kunststoffspan in den Penis. Die dadurch erreichte Versteifung genügt für den sexuellen Akt, erfüllt aber meist nicht die hochgesteckten Erwartungen der betroffenen Männer. Seit den siebziger Jahren gibt es jedoch eine entscheidende Verbesserung: aufpumpbare Penisprothesen. Durch Drücken auf eine kleine Pumpe im Hodensack wird eine Kochsalzlösung aus einem Minibehälter durch eine Röhre in den Penis gedrückt. Ergebnis: Das gute Stück dehnt sich. Später genügt es, ein Ventil zu betätigen, und die Flüssigkeit fließt zurück.

Risikoabwägung: Die Möglichkeiten der Schönheitschirurgie sind mittlerweile riesig – ob Facelifting, Fettabsaugungen, Vergößerungen von Busen, Brust (bei Bodybildnern), Po oder Penis, Nasen-, Ohren- oder Augenkorrekturen, Kieferkorrekturen, Haartransplantationen – das alles ist heute machbar. Aber ist es auch wirklich sinnvoll?

Unterziehen Sie sich nie ohne längere und reifliche Überlegung einem schönheitschirurgischen Eingriff. Außer bei eindeutigen Mißbildungen ist es in der Regel oft sinnvoller, die Problemzone durch Frisur oder Kleidung zu kaschieren (Halsfalten, abstehende Ohren). Anderes ist eine Einstellungsfrage. Eine große Nase zum Beispiel gilt bei einigen ja immer noch als Hinweis auf ein großes Geschlechtsorgan. Hänseleien oder heimlichem Gekicher kann man daher erfolgreich mit der Bemerkung »Das ist beileibe noch nicht das größte Teil an mir« begegnen – egal, ob ein solcher Zusammenhang existiert oder nicht. Auf das gezeigte Selbstbewußtsein kommt es an.

Wenn Sie – aus welchen Gründen auch immer – über eine Schönheitsoperation nachdenken, ziehen Sie sorgfältige Erkundigungen ein, bevor Sie sich unters Messer legen.

Dr. Claudius Ullmann von der Kosmas-Klinik Bad Neuenahr sagte: »Hauptrisiko ist stets der Operateur selbst. Ist er fachlich ausgebildet, hat er Erfahrung, handelt er verantwortungsbewußt?« Freunde, Friseure, Kosmetiker, aber auch der Hautarzt können häufig Auskunft geben, welcher Chirurg in der Nähe am erfahrensten ist. Zur Not fordern Sie eine Liste von zuständigen Verbänden an – Adressen finden Sie im Anhang des Buches.

Unser Tip

Lassen Sie sich von mindestens zwei Ärzte beraten, bevor Sie sich für eine kosmetische Operation entscheiden. Ein Beratungsgespräch kostet etwa DM 100,-. Erkundigen Sie sich nach der angewandten Methode, lassen Sie sich über den Ablauf, die Kosten und die Risiken aufklären. Schauen Sie sich Vorher-Nachher-Bilder an. Verlangen Sie einen aufgeschlüsselten Kostenvoranschlag und einen ausführlichen Vertrag. Weitere Fragen: Wie erfahren ist der Arzt? Wie gut ist seine Praxis ausgerüstet? Welche Narkoseverfahren kommen zum Einsatz? Treffen Sie exakte Absprachen, wie das Ergebnis aussehen soll. Mißtrauen ist angebracht, wenn der Operateur jede gewünschte Korrektur verspricht oder nur wenig über die Eingriffe, Chancen und Risiken zu sagen weiß.

Was tun, wenn etwas schief geht? Ist die Operation gelungen, das Ergebnis aber nicht zufriedenstellend, kann der Patient eine Nachbesserung verlangen. Dafür müssen Sie jedoch eine gehörige Portion Geduld mitbringen. Häufig müssen Monate vergehen, bis der Heilungsprozeß nach dem ersten Eingriff soweit fortgeschritten ist, daß erneut operiert werden kann. Vermuten Sie dagegen einen Kunstfehler, wenden Sie sich an die Schlichtungsstelle der Landesärztekammer. Sie erstellt ein medizinisches Gutachten und veranlaßt eine Anhörung vor einer Fachkommission. Beides ist kostenlos. Die Erfahrung besagt allerdings, daß nur bei wirklich grober Unfähigkeit dem Arzt ein eindeutiger Kunstfehler nachgewiesen wird. Der Weg über die Gerichte hat kaum größere Erfolgsaussichten, weil auch dort die Gutachter aus der eigenen Zunft stammen.

Die Kassen übernehmen die Kosten nur, wenn Gutachter bestätigen, daß der Patient unter seiner Mißbildung seelisch erheblich zu leiden hat. Das ist besonders nach Unfällen und Krebsleiden der Fall. Selbst dann finanzieren einige Kassen lieber eine mehrmonatige Psychotherapie gegen das seelische Leiden als die (in der Regel billigere) chirurgische Korrektur. So gut wie immer zahlt die Kasse, wenn es sich um Unfall- oder Brandopfer handelt. Auch das Anlegen abstehender Ohren gilt meistens als finanzierungswürdig. Nachfragen lohnt auf jeden Fall.

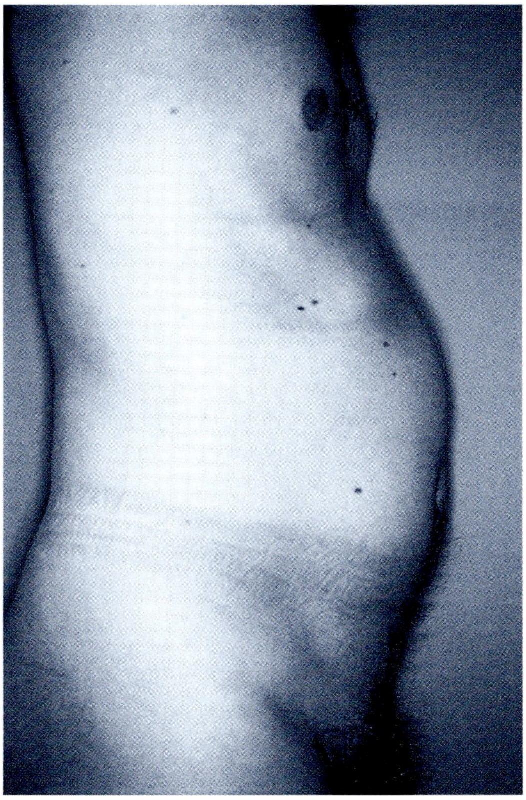

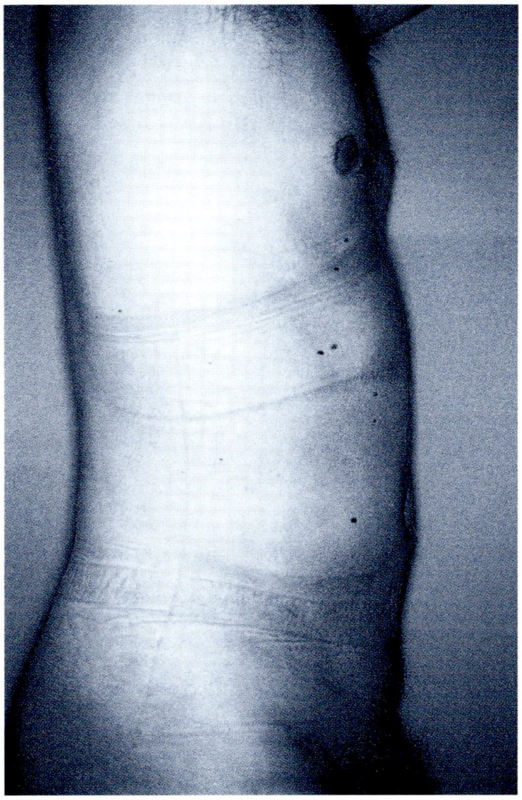

Auch Männer leiden unter ihren Problemzonen. Die Abbildungen zeigen die Korrektur eines »Kugelbauchs«. a) vor dem Eingriff; b) nach Ultraschallfettabsaugung.

Kleidung: Die Hülle des Mannes – Jacke wie Hose?

Die Welt der Männer ist bunter geworden. Neben dem Beamten in Einheitsgrau und dem ewigen Studenten in T-Shirt und Levi's findet man den schrillen Punk mit buntem Hahnenkamm, prächtig herausgeputzte Schwule am St.-Christopher-Street-Day oder Jungakademiker mit Blazern in allen Farben und lustigen Krawatten mit witzigen Motiven. Dennoch kein Vergleich mit der Vielfalt der Frauengarderobe. Um so größer sind Ihre Chancen, mit einem geschickt gewählten Outfit die Mehrzahl der Männer um Längen zu schlagen.

Die beste Kleidung ist zweifellos die, in der wir uns wohlfühlen. Wenn dies im Sommer aber Römerlatschen, weiße Socken und bunte Bermudashorts mit Bauchkordel, im Winter Jeans und ausgeleierte Pullover sind, könnte eine Portion Einbildung daran beteiligt sein.

Immer noch behaupten viel Männer, sie tragen Jeans, weil sie von allen Hosen am bequemsten sind. Das ist nachweislich falsch. Gut, sie müssen nicht gebügelt werden – aber das würden die meisten ohnehin einer Reinigung oder ihrer Partnerin überlassen. Die klassischen Jeans sind eng, kneifen im Schritt, und der Stoff reibt auf der Haut. Einige Mediziner machen ihre Enge sogar für die weltweit zurückgehende Fruchtbarkeit der Männer mitverantwortlich. Weiter geschnittene Hosen aus Woll- oder Seidencrêpe sind viel bequemer.

Normen, Stil und Individualität

Der erste Eindruck, den Sie bei einem oder einer Fremden hinterlassen, ist zunächst eine grobe Gesamteinschätzung, die sich in solch vagen Kategorien ausdrückt wie: ordentlich – unordentlich, gepflegt – ungepflegt, akzeptabel – wie sieht denn der aus?! Auch die Nähe beziehungsweise Ferne von der Durchschnittsnorm wird eingeschätzt: übertrieben – normal – unauffällig, interessant – langweilig. In diesen ersten Sekunden spielen Details noch keine Rolle, mit Ausnahme von zwei, drei auffälligen Besonderheiten vielleicht.

Neben der Gepflegtheit ist die Kleidung für diesen ersten Eindruck entscheidend; allerdings nicht die Kleidung an sich, sondern die Art und Weise, wie sie die Persönlichkeit unterstreicht oder sie im Gegenteil verfälscht oder zu ihr im Widerspruch steht. Im letztgenannten Fall entsteht ein verwirrender Gesamteindruck, der eher Mißtrauen hervorruft als Sympathie und Neugier.

Die gut gewählte Kleidung macht nicht auf sich selbst aufmerksam, sondern auf ihren Träger. Leute, die Sie neu kennenlernen, sollen sich später nicht an Ihren schicken Blazer erinnern, sondern an Sie. Die Kleidung, die unauffällig Ihren Typ unterstreicht, darf in der Erinnerung ruhig in den Hintergrund treten. Dieses Ziel wurde verfehlt, wenn die Leute nach der Heimkehr von der Party sagen: »Weißt du noch, der Typ in Existentialistenschwarz, der immer an seiner Zigarettenspitze kaute?« Oder: »Erinnerst du dich an den Kerl mit Cowboyhut und -stiefeln? Wie hieß der bloß?«

Die meisten, die ein auffälliges Outfit tragen, führen, wie in den beiden Beispielen, nicht sich selbst vor, sondern einen Typ – ein Karnevalseffekt.

Ihre Kleidung gewinnt den Charakter einer Uniform, bei deren Anblick der Betrachter den Träger sofort gedanklich in eine Schublade einsortiert. Damit Sie sehen, was wir meinen: Hier einige Beispiele für Alltagsuniformen, die Sie sicher schon gesehen haben, und was der zufällige Zuschauer dabei denkt.

Baseballkappe verkehrtherum, T-Shirt mit amerikanischen Abkürzungen	Er hat Schwierigkeiten mit dem Erwachsenwerden, der Ärmste!
Schnürstiefel, Militärhose und -jacke	Die sollten erst mal dienen, die grünen Jungs!
Blaue Jeans aus dem Sonderangebot, grüne Windjacke, unbedrucktes T-Shirt, Turnschuhe, Plastiktüte	Er hat ein Haus und ein Auto abzuzahlen. Oder: Leute? Ich sehe keine Leute.
Goldkettchen, T-Shirt mit sexuellen Anspielungen	Auch Single und vergeblich auf Kontaktanzeigen geantwortet? Oder: Ich war auch auf Mallorca und kenne den Laden, der das Zeug verkauft.
Schmal geschnittener marineblauer Anzug, weißes Hemd, dunkle Krawatte mit glänzender Krawattennadel	Ich habe zwar keinen Job, aber ich darf wenigstens anziehen, was ich will.
Jeans, Parka, Zottelbart, Ohrring, langer Pferdeschwanz	Rück mal ein Stück, Junge. Ich bin meine Läuse von Woodstock seit dreißig Jahren wieder los.

Die Vorurteile, die solche Kleidungsstile aktivieren, mögen alle falsch sein – sie beeinflussen trotzdem unsere Einschätzung anderer. Der Alt-Hippie der letzten Tabellenspalte mag einfach aus Gewohnheit den Kleidungsstil seiner Jugend beibehalten haben – schließlich hört er auch die alten Platten am liebsten – und längst ein sauberer, zuverlässiger Handwerksmeister geworden sein. Vielleicht ist er nur zu einem Klassentreffen unterwegs, deren Veranstalter als besonderen Gag alle aufgefordert haben, in den Klamotten zu erscheinen, in denen sie damals die Schulbank drückten. Davon ahnt der zufällige Betrachter nichts. Er kann sich sein Urteil nur aus dem bilden, was er sieht.

Gut gewählte Kleidung kommentiert dreierlei: Ihre soziale Position, Ihren Lebensstil und Ihre Individualität. Sie werden sich dabei von der Mode anregen lassen, aber immer das auswählen, was zu Ihrem Stil paßt – nicht umgekehrt. Außerdem sollte das Outfit weder übertrieben schrill noch zu konventionell sein. Wie findet man das richtige, das attraktive Maß?

Lassen Sie uns dazu einen kleinen Ausflug in die Welt der Wissenschaft unternehmen. In einem klassischen, in vielfachen Variationen wiederholten Experiment, herauszufinden, was menschliche Schönheit ausmacht, gingen die Forscher folgendermaßen vor: Man nahm Paßbilder von ungefähr zwanzig Männern und stellte mittels Computer durch Übereinanderlegen der Fotos und Ermitteln der Mittelwerte ein Durchschnittsfoto her. Nun legte man diese Fotos einer genügend großen Zahl von Frauen vor mit der Aufforderung, diese Fotos in der Rangfolge ihrer Schönheit zu ordnen. Ergebnis: Das am Computer erzeugte Mittelwertsgesicht wurde eindeutig als das schönste eingeschätzt. Schönheit ist Durchschnitt. Aber die Forscher fanden noch ein weiteres aufschlußreiches Resultat: Das schönste Gesicht ist auch dasjenige, das am schnellsten vergessen wird. Das glatte Ebenmaß wirkt leblos, maskenhaft und langweilig. Thomas Mann sprach von der »Ödigkeit vollkommener Schönheit«. Was nützt es, makellos zu sein, wenn man nicht im Gedächtnis der Menschen haften bleibt?

Deshalb paßt der kluge Mann sich nicht in

allen Dingen der Norm an, die seiner Position und seiner Firma entspricht. Er wählt ein oder zwei charakteristische, abweichende Details, in denen er seine Individualität unterstreicht. Das ist auch das Erfolgsgeheimnis aller bekannten Models. Ihre Maße entsprechen dem branchenüblichen Ideal, aber zusätzlich haben sie wenigstens ein Charakteristikum aufzuweisen, das sie vorteilhaft von ihren Konkurrenten unterscheidet und woran das Publikum sie sofort wiedererkennt. Ein Detail, das Ihnen Individualität verleiht.

Cindy Crawford, mit einem Jahreseinkommen von 12 Millionen Dollar Gagenkönigin unter Amerikas Supermodels, überlegte am Anfang ihrer Laufbahn, ihr kleines Muttermal links über der Oberlippe entfernen zu lassen. Heute ist sie froh über ihr Zögern. Das kleine Mal ist ein wichtiges Element ihres Erfolges geworden.

Zu viele individuelle Details würden allerdings den Betrachter verunsichern und die Einschätzung erschweren. Deshalb keine krampfhafte Originalitätssucht! Jeder von uns unterscheidet sich ja nicht nur von anderen Menschen, sondern besitzt auch eine Reihe von Übereinstimmungen mit ihnen. Das ist kein Unglück. Jedermann ist froh, wenn er entdeckt, daß er mit anderen auf einer Wellenlänge liegt. Die richtige Mischung aus Durchschnitt und Einzigartigkeit macht's.
Nun gibt es nicht nur eine Norm. Jede Subkultur hat ihre eigenen Leitbilder. Es gilt herauszufinden, welche der verfügbaren Normen der eigenen Persönlichkeit entsprechen und wie man sie geschickt in ein passendes Outfit übersetzt. An welchen Punkten sollte die eigene Individualität klar zum Ausdruck gebracht werden, und wie wählt man die Details, daß sie nicht aufgesetzt wirken? Da beginnen die eigentlichen Schwierigkeiten. Ist es wirklich die eigene Persönlichkeit, die da gezeigt wird? Oder ist es ein Ideal, das man gern verkörpern würde, gar die schlechte Kopie eines berühmten Originals? Oder lediglich die Person, die man nach Meinung der anderen sein sollte? Nur wem dieser Selbstfindungsprozeß gelingt, wirkt attraktiv.
Sie wollen die Aufmerksamkeit der Menschen erregen? Überlegen Sie zuerst, welcher Menschen. Allen gefallen wollen ist eine Kunst, die nicht einmal Claudia Schiffer oder Günther Jauch gelingt. Der Stil – der Typus, den Sie verkörpern – hängt von dieser Entscheidung ab. Die Menschen, an deren Stil Sie sich anlehnen, werden Sie als einen der Ihren erkennen – die unabdingbare Voraussetzung für jeden weiteren Kontakt. Nun machen Sie sich Gedanken, mit welchen Details Sie im Rahmen des gewählten Stils Ihre Einzigartigkeit unterstreichen, und zwar so , daß die anderen neugierig werden, Sie kennenzulernen. Dafür benötigen Sie eine realistische Selbsteinschätzung und Phantasie in der Umsetzung.
Halten Sie sich für kooperativ, erfahren, dominant, jugendlich, freundlich, weltgewandt, liebenswürdig, cool, professionell, kompetent, gebildet, dynamisch, effizient, erfolgreich, diszipliniert, mächtig, verläßlich, kreativ, ehrgeizig, arbeitsam, gut organisiert, charmant? Wählen Sie drei derartige Adjektive aus, sie Sie am besten charakterisieren – nicht mehr. Und nehmen Sie solche, die wirklich auf Sie zutreffen, nicht solche, mit denen Sie sich gern schmücken möchten. Bedenken Sie auch, daß einige einander ausschließen. Wenn Sie sich etwa als kooperativ und zugleich dominant charakterisiert haben, sollten Sie noch einmal gründlich nachdenken. Und gute Freunde fragen, ob Sie Ihrer Selbsteinschätzung zustimmen. Stellen Sie sich vor, Sie treffen an einem Urlaubsort einen Fremden und unterhalten sich zwei Minuten. Würde er Sie mit genau den drei von Ihnen gewählten Worten beschreiben? Überlegen Sie nun, wie ein Mensch gekleidet sein müßte, damit man diese drei Eigenschaften sofort an ihm erkennt. Fragen Sie auch andere um Rat. Diese drei Eigenschaf-

ten sollten als Ihre Stärken erkennbar werden. Wenn Ihnen das gelingt, besitzen Sie ein stimmiges Image, das Vertrauen schafft. Falls Sie jedoch mehr auf Ihr Wunsch-Ich als auf Ihr reales Sein gehört haben, werden Sie Schwierigkeiten bekommen, andere von sich zu überzeugen. Ein falsches Image bricht schnell zusammen. Ein echtes Image hat dagegen positive Auswirkungen auf Sie selbst: Andere Leute akzeptieren Sie, wie Sie wirklich sind. Das liefert Ihnen die Selbstbestätigung, die Sie benötigen, um selbstsicher aufzutreten und Ihre Pläne erfolgreich umzusetzen.

Kleider machen Leute, davon wußte Gottfried Keller in seiner gleichnamigen Novelle zu erzählen, und das gilt heute immer noch. Zwar haben wir uns von der ständischen Kleiderordnung der Vergangenheit weit entfernt, aber auch an unserem Outfit kann man erkennen, zu welcher gesellschaftlichen Schicht wir gehören (wollen).

Klar, daß Sie nicht in allen Situationen dieselben Sachen anziehen. Sie sind schließlich flexibel. Am Arbeitsplatz herrschen andere Normen als auf einer Gartenparty. Im Büro werden Sie förmlicher angezogen sein als bei einem Rendezvous. In einer Umgebung, die Sie genau kennen, fällt die Entscheidung leicht. Sie bilden aus dem Kleidungsstil aller anderen Anwesenden den Durchschnitt. Sie selbst ziehen sich ein klein bißchen besser an als dieser Durchschnitt und fügen Ihre individuellen Accessoires hinzu. Achten Sie jedoch darauf, daß Sie nicht vornehmer angezogen sind als Ihr Chef (oder bei einer Einladung: als Ihr Gastgeber). Das würde wie ein Affront wirken, als Versuch, etwas Besseres sein zu wollen als der Vorgesetzte und alle Kollegen. Sollte Ihr Chef in Sachen Kleidungskultur ein Stiesel sein – wählen Sie ein zwar bescheidenes, aber geschmackvolleres Outfit.

An einem Arbeitsplatz mit vorgeschriebenem konventionellem Anzug sind Ihre Möglichkeiten, Individualität zu beweisen, naturgemäß gering. Setzen Sie wenigstens mit der Krawatte einen Farbtupfer. Oder mit einem farbigen Einstecktuch. Das wird in diesem Fall ausreichen, daß Firmenkunden sich an Sie erinnern werden.

Je weniger streng die Normen, desto mehr Spielraum haben Sie. Dennoch sollte die individuelle Phantasie niemals die Gepflogenheiten der Umgebung überwuchern. Sie wollen ja nicht nur als kreativ gelten, sondern auch als verläßlich. Und Vertrauen erweckt nur das Vertraute. Lediglich einige schrille Paradiesvögel der Medienwelt können sich größere Ausrutscher leisten. Die knalligen Hawaii-Hemden von Jürgen von der Lippe sind sein Markenzeichen und signalisieren, daß Sie ihn nicht ernst zu nehmen brauchen. Aber schon der Alles-Verspotter Harald Schmidt tritt im Anzug auf – allerdings mit witziger Schleife am Revers.
Die meisten Menschen – auch Männer – haben viel zu viel Garderobe im Schrank. Darunter sind wahre Altertümer, die bestenfalls einen Erinnerungswert haben. Manchmal aufgehoben mit der Ausrede »Es könnte ja wieder modern werden«. Selbst wenn Sie Ihre Schlaghose aus den Siebzigern noch besitzen, werden Sie feststellen, daß ihre Nachkommen aus der Mitte der Neunziger in Stoff und Verarbeitung sichtbar abweichen. Die Erfahrung lehrt, daß eine kleine, nach Qualität und Kombinierbarkeit ausgewählte Garderobe sinnvoller ist als ein voluminöser, ungeordneter Kleiderhaufen. Für jedes neue Stück wird ein Vorgänger ausgesondert.
Haben Sie Überflüssiges aussortiert? Bevor Sie jetzt zum Neukauf aufbrechen, machen Sie sich bitte ein paar Gedanken über Farben und Schnitt. Was Ihnen steht, hängt von Ihrer Silhouette sowie von den Farben Ihrer Haut, Ihrer Augen und Ihrer Haare ab.

Manche Ratgeberbücher rechnen vor, welche Teile die Grundgarderobe eines Mannes unbedingt enthalten muß – meist einen formellen und einen sportlichen Anzug, mehrere Hemden und Krawatten, Sommer- und Wintermantel, T-Shirt, Pullover, Jeans, unterschiedliche Schuhe und so weiter. Nach unserer Meinung bestimmen die Lebensbedingungen jedes Einzelnen, welche Garderobe er braucht. Der Beamte im höheren Staatsdienst wird mehr Anzüge und Jacketts benötigen als ein Fernmeldetechniker, der das ganze Jahr durch Keller und Erdgräben kriecht. Überlegen Sie also, was Sie in Freizeit und auf Arbeit vorrangig tragen und wie oft Sie in die Oper, zu Familienfesten und in die Disco gehen. Davon hängt ab, was Sie brauchen. Erstellen Sie am besten eine Liste, und vergleichen Sie das Ergebnis mit dem Inhalt Ihres Kleiderschranks.

Die persönlichen Farben

Die einen bevorzugen grelle Stoffe, weil sie auffallen wollen. Die anderen bleiben lieber im Hintergrund und bevorzugen unauffällige, gedeckte Farben. Die wenigsten überlegen sich, ob das gekaufte Teil zu den Farben des eigenen Körpers paßt – aber gerade darauf kommt es an. Rot, grün, blau, grau oder gelb können im Prinzip alle tragen, nicht aber jede Nuance dieser Farben. Ein T-Shirt in leuchtendem Rot sieht auf einem südländischen Typ klasse aus, während ein Mann mit hellerer, rosiger Haut darin käsig wie eine Leiche wirkt.

Letztlich ist die richtige Wahl der Farben eine individuelle Angelegenheit, weil auf der ganzen Welt keine zwei Menschen exakt gleich sind. Wer es genauer wissen möchte, sollte daher einen Farbberater aufsuchen, der eine persönliche Farbpalette zusammenstellt. Leider gibt es auf diesem Sektor viele schwarze Schafe, da die Berufsbezeichnung »Farbberater« nicht gesetzlich geschützt ist. Jeder darf sich so nennen.

Wenn Sie in Ihrer Umgebung keine vertrauenswürdige Kraft finden, die Sie professionell berät, greifen Sie zur Selbsthilfe. Schon die Berücksichtigung einiger weniger Grundsätze in der Farbwahl wird Sie vor groben Schnitzern bewahren.

Die Auswahl der »richtigen« Farben ist für die Ausstrahlung einer Persönlichkeit sicher ein wichtiger Aspekt, aber er dominiert nicht. Viel wichtiger als die Zuordnung sogenannter passender Farben zum jeweiligen Hauttyp ist es, die äußeren mit den »inneren Farben« seiner Persönlichkeit in Übereinstimmung zu bringen, mit den Kleiderfarben die Farben der Persönlichkeitseigenschaften zu unterstreichen.

Die meisten Farbberater ordnen die Menschen einem Farbtypus zu und unterscheiden nach: Wintertyp, Frühlingstyp, Sommertyp und Herbsttyp. Aber die eindeutige Zuordnung zu einem der klassischen Farbtypen ist meist schwierig, weil es Überschneidungen gibt, und wird dem Betreffenden oft nicht gerecht. Wir kennen Blonde mit dunkler Haut und Dunkelhaarige mit hellem Teint. Die Entscheidung, ob man mit kühlen oder warmen Farbtönen besser aussieht, erfordert ein geübtes Auge und das Wissen um das eigene Temperament. Aber ebenso sind aktuelle Modetendenzen zu beachten und der jeweilige Anlaß, für den man – auch farblich – passend gekleidet sein möchte. Wir sehen daher die Männer nach ihren unterschiedlichen Wesensmerkmalen als Feuertyp, Lufttyp, Wassertyp und Erdtyp (siehe auch Abbildungen im Farbbildteil):

Feuertyp

Er ist der extrovertierte »Hallo, hier bin ich-Typ!«, der Latin Lover, mit dunklen Haaren

Ihre Farben auf einen Blick

Typ	Merkmale	Körperfarben	Empfohlene Textilfarben
Feuertyp (Wintertyp)	intensive, kühle, kontrastreiche Farben	Dunkles bis blauschwarzes Haar, das relativ früh ergraut, hell- bis dunkelbrauner Hautton ohne goldbraunen Schimmer, Augen meist mittelbraun bis dunkel, aber auch grün oder blau. Keine roten Wangen, Teint nicht rosig überhaucht. Haut olivfarben bis dunkel.	Schwarz, Weiß, Grautöne, Eistöne (alle sehr hellen, kühl wirkenden Varianten von Blau, Grün, Rosa u.ä.), kräftige Farben wie intensives Grün, Scharlachrot, Bischofslila, Lagunenblau, Zitronengelb. Ideale Grundfarben sind Anthrazit, Nachtblau, Kardinalsrot. Ihm stehen Kontraste, etwa dunkler Anzug mit weißem Hemd und bunte Krawatte in lebhaften Farben.
Lufttyp (Frühlingstyp)	zarte, warme Farben, klare Farbgebung	Haut elfenbein, pfirsichrosa oder goldbeige. Häufig Sommersprossen. Errötet leicht. Haare blond oder rötlich bis goldbraun, immer mit goldigem Schimmer, niemals aschig. Augen blau, seltener hellbraun.	Hell- bis Mittelgrau, Schokoladen- bis Goldbraun, blasse Töne aller bunten Farben (Apfellindgrün, Orange, Pfirsich, Koralle, Aquamarinblau, Sonnen- bis Goldgelb). Ideale Grundfarben sind Graublau, Apricot, Kamelhaargelb.
Wassertyp (Sommertyp)	zarte, kühle Farben, gedämpfte Farbgebung	Haut hell, rosig überhaucht (besonders die Wangen), dennoch bei Sonnenlicht gut bräunend. Haare mittelblond bis brünett mit Aschton. Je dunkler die Haare, desto heller die Haut. Augen blau, grün, grau oder haselnußbraun.	Gedämpfte Farbtöne wie Graublau, Kakaobraun, Rosé, Weinrot, Tannengrün, Pflaumenblau, Malve, Blaugrün. Pastellgrün, Rosa. Ideale Grundfarben sind Dunkelblau, -braun, Malve.
Erdtyp (Herbsttyp)	leuchtend-intensive, warme Farben. Alle erdigen Farbtöne	Haut pfirsichfarben bis goldbeige, mit Sommersprossen. Haare rot- bis dunkelblond oder Braun. Augen goldbraun oder grün.	Leuchtende Gold- und Orangetöne, Türkis, Apfelgrün, Olivgrün, Braun- und Cremetöne. Ideale Grundfarben sind Petrolblau, Khaki, Rostbraun.

und brauner Haut; er trägt gut kräftige, kontrastreiche und intensive Farben. Bekannte Vertreter sind z.B. Antonio Banderas, Alain Delon oder Placido Domingo.

Lufttyp
Er nimmt das Leben leicht, kann mit den weiblichen Elementen seines Wesens leben und setzt sie ein; er trägt zu seinen goldblonden Haaren und blauen Augen besonders gut zarte, Pastell- und warme Farben. Beispiele: Thomas Gottschalk, Johannes B. Kerner, Leonardo DiCaprio.

Wassertyp
Ausgeglichen und nachdenklich; brünett; trägt kühle Farben wie Grau und Blautöne bis zum Marineblau. Beispiele: Paul Newmann, Frank Elstner, Kevin Costner, Ben Becker.

Erdtyp
Das ist der bodenständige »Naturbursche«, der irische Typ; er wurzelt im Leben. Seine Farben sind die warmen und intensiven Erdfarben. Berühmtes Beispiel: Robert Redford.

Wenn Sie sich unsicher sind, welche Farben zu Ihnen passen, halten Sie sich bei Tageslicht verschiedene farbige Stoffe gegen Ihr Gesicht. Finden Sie heraus, mit welchen Farben Sie den überzeugendsten Eindruck machen. Vergleichen Sie ähnliche Farben. Wenn Sie eher dunkel sind, prüfen Sie: Wie sehe ich besser aus, mit schwarz oder einem satten Braun? Im ersten Fall sind Sie Feuertyp, im zweiten Fall Erdtyp. Wenn Sie eher hellhäutig und hellhaarig sind, prüfen Sie, ob Sie mit Apricot oder in Mauve besser aussehen. Im ersten Fall sind Sie ein Lufttyp, im zweiten Fall ein Wassertyp.
Schwierig ist die Einschätzung bei einem Kontrasttyp. Welche Farben sind optimal, wenn Haare, Haut und Augen unterschiedliche Typen verkörpern? In diesem Fall helfen Ihnen auch Farbtabellen nicht weiter. Sie müssen eine individuelle Entscheidung treffen, indem Sie geduldig Kleidung verschiedener Farben testen. Die falsche Farbe läßt Ihre Haut fahl, gelblich oder schmuddelig aussehen. Falten, Augenschatten und Bartstoppeln treten hervor. Sie wirken älter, und die Kleidung betont sich selbst, läßt Ihr Gesicht in den Hintergrund treten. Die richtigen Farben bewirken das Gegenteil.

Einige Regeln für die Farbwahl:
- Wählen Sie für einen Anzug und für das Büro gedecktere Farben als für die Freizeitkleidung, die bunter und leuchtender sein kann.
- Zu einem gemusterten Hemd gehört eine dezentere Krawatte und umgekehrt.
- Kombinieren Sie unterschiedliche Teile, sollten nie mehr als zwei zugleich gemustert sein, oder aber die Muster sind in Farbe und Formen aufeinander abgestimmt.
- Ein einfarbiger Look läßt sie größer, ein kontrastreiches Kombinieren verschiedener Farben kleiner wirken.
- Je heller und bunter ein Kleidungsstück im Vergleich zur übrigen Kleidung ist, desto stärker betont es die zugehörige Körperpartie.
- Je dunkler die Haare und die Augen, desto intensiver und kontrastreicher dürfen die Farben der Stoffe sein.
- Weiße Hemden kleiden nur den Feuertyp. Andere tragen farbige Hemden.

Schnitt und Figur

Enganliegende Kleidung steht nur einer Adonisfigur. Ein hautenges T-Shirt macht keinesfalls schlanker, sondern betont jede Speckfalte zusätzlich. Wenn Sie also Übergewicht haben, entscheiden Sie sich für lockere Schnitte, bei denen der Betrachter nicht so leicht erkennt, wieviel Fleisch unter der Kleidung verborgen ist. Sind Sie dagegen sehr schlank, werden Sie sich vor weiten Sachen hüten. Die würden an Ihnen formlos herunterhängen und Sie kraftlos und schmächtig wirken lassen. Statt dessen wählen Sie schmal geschnittene Stücke.
In den siebziger Jahren, unmittelbar nach Woodstock und der Studentenrevolte gegen das Establishment, galten Anzüge unter jun-

gen Männern als spießig. Das hat sich mittlerweile geändert, mit gutem Grund.
Der Anzug, auch als Kombination, vermittelt den Eindruck von Verläßlichkeit, Seriosität und Reife. Eigenschaften, auf die Frauen bei Männern großen Wert legen. Aber auch untereinander bewerten sich Männer wechselseitig so.

Amerikanische Wissenschaftler haben folgendes Experiment durchgeführt. Sie zeigten Studentinnen Fotos von jungen Männern und baten Sie, diese nach ihrer Attraktivität zu ordnen. Unter diesen Fotos waren einige Männer zweimal abgelichtet – einmal im sportlichen Jackett und einmal in Jeans und T-Shirt. Ausnahmslos wurde derselbe Mann im Jackett als attraktiver eingestuft als im T-Shirt.

Hinzu kommt, daß ein Sakko Figurprobleme wie zuviel Bauch oder Hüften kaschiert. Eine kurze Lederjacke oder ein Blouson enden dagegen genau an der Problemzone und lenken damit erst recht den Blick auf die Körpermitte, die das längere Sakko geschickt überspielt.
Wer im sportlichen, nicht zu konservativen Jackett durch den Alltag geht, ist aber noch nicht am Ziel angelangt. Man glaubt gar nicht, wieviel Männer in schlecht sitzenden Anzügen herumlaufen. Dabei ist es eigentlich nicht so schwer, beim Einkauf grobe Schnitzer zu vermeiden. Probieren Sie den Anzug an, schließen Sie den mittleren (bei drei Knöpfen) beziehungsweise obersten Knopf (bei zwei Knöpfen) und betrachten Sie sich von allen Seiten. Auf folgende Punkte kommt es bei der Kleiderwahl an:

- Wirft das Jackett Querfalten, ist es zu eng, wirft es Längsfalten, zu weit.
- Der Jackettkragen muß hinten am Hemd anliegen und darf keinen Zwischenraum lassen.
- Die Hose muß, wenn Sie sich gerade hinstellen, auf den Schuhen aufkommen und etwa zwei Zentimeter darüber einen kleinen Knick werfen. Treten weiter oben weitere Knicke auf, ist die Hose zu lang, gibt es gar keinen Knick, ist sie zu kurz – die Hose hat »Hochwasser«.
- Kurze Jacketts lassen Ihre Beine länger wirken.
- Breite Hüften kaschiert ein Jackett mit einem einzelnen tiefsitzenden Knopf.
- Wenn Sie relativ klein sind – insbesondere die Beine im Verhältnis zum Rumpf ziemlich kurz wirken – hüten Sie sich vor Hosen mit Aufschlag an den Beinenden. Die würden Sie noch kürzer aussehen lassen.
- Nadelstreifen und Längsstreifen auf Hemden, Hosen, Sweatshirts und so weiter lassen Sie schlanker und größer wirken.
- Weite Schnitte können Unförmigkeiten Ihrer Figur perfekt verbergen, lassen Sie aber kleiner wirken. Das gleiche gilt auch für Zweireiher (außer wenn die Knopfleisten sehr eng beieinander stehen) und Jacketts ohne Taillenbetonung.
- Sind Sie in einer Körperpartie zu breit, in einer anderen zu schmal, wählen Sie Kleidung, die an der schmalen Stelle weit und an der breiten Stelle eng ist. Der gleiche Effekt läßt sich auch erreichen, indem Sie die eher schwache Körperpartie durch große Muster oder aufgesetzte Taschen betonen. Dort, wo Sie schlanker erscheinen möchten, üben Sie mit einfarbigen Stoffen ohne zusätzliche Accessoires Zurückhaltung.
- Ein zu kurzer Hals läßt sich durch Pullover mit V-Ausschnitten und offene Hemdkragen optisch verlängern. Ein zu langer, schlanker Hals wird gemildert durch Rollkragenpullover und dicht am Hals schließende Ausschnitte.
- Bei einem kräftigen Gesäß sollte das Jackett einen Rückenschlitz haben. Pullover tragen Sie über der Hose. Bei zu wenig Hintern wählen Sie ein Jackett mit Seitenschlitzen.
- Grobe, dicke Stoffe und große Muster

machen dicker. Feinmaschige Stoffe verschlanken.
- Sind Ihre Schultern zu schmal, verwenden Sie dezente Schulterpolster oder tragen Karomuster.
- Zu einem Anzug gehören immer Lederschuhe, niemals Sportschuhe!
- Ihre Socken sollen dunkel sein und so lang, daß sie kein nacktes Beinfleisch sehen lassen – egal, wie Sie sitzen.

Wenn Sie Brillenträger sind: Helle, schmale Fassungen lassen eine Brille leichter und unauffälliger erscheinen. Dunkle und dickere Fassungen betonen dagegen die Augengläser. Sie erwecken folglich den Eindruck von Strenge, Autorität oder gar Distanz. Die Form der Brille sollte die Gesichtsform ausgleichen. Mit einem ovalen Gesicht steht Ihnen jede nicht übertriebene Brillenform. Mit einem runden Gesicht sollten Sie jedoch runde Brillengläser meiden. Gut geeignet dagegen sind gestreckte Formen, die die Waagerechte betonen. Umgekehrt würde ein eckiges Gesicht durch eckige Gläser zusätz-

Weitere Anregungen für das optische Ausgleichen von Figurproblemen:

Besonderheit	**Ausgleich**
Bauchansatz, breite Hüften	Ein Anzug in Schwarz oder einer anderen dunklen Farbe macht schlank. Das Jackett sollte keine aufgesetzten Taschen haben. Es sollte weit sein, die Hose gerade geschnitten. Ein auffällig gemustertes Hemd lenkt zudem vom Bauch ab.
Dünne Beine	Helle und weite Hosen lassen die Beine stämmiger wirken. Wollen Sie den Blick von den Beinen weglenken, sollte auch das Jackett hell sein.
Lange Arme	Eine lang geschnittene Jacke sorgt dafür, daß die Proportionen im Gleichgewicht bleiben. Ein Hemd in auffälliger Farbe lenkt den Blick von der Problemzone weg.
Langer Oberkörper, kurze Beine	Eine dunkle Jacke zu heller Hose gleicht optisch die Proportionen aus. Wenn die Hose zusätzlich noch dunkle Längsstreifen hat, werden die Beine optisch verlängert. Sie soll keinen Aufschlag an den Beinende haben. Das Hemd wählen Sie unauffällig, am besten einfarbig, in einem Farbton, der nicht allzusehr mit der Jacke kontrastiert.
Gedrungener Körper	Immer einfarbige Anzüge wählen! Meiden Sie Kombinationen, die mit ihren farblichen Kontrasten den Körper optisch zweiteilen.
Schmale Schultern	Wählen Sie taillierte Kleidung und schmal geschnittene Hosen (letzteres nur, wenn Ihre Beine nicht dünn sind). Das Hemd sollte mit der Jacke einen starken Farbkontrast bilden, das zieht die Schultern optisch auseinander. Versuchen Sie nicht, mit auffälligen Schulterpolstern »nachzubessern«, das lenkt erst den Blick auf Ihre Problemzone.

lich betont. Flächige, nicht zu kleine Brillen mit runden Gläsern verleihen dieser Gesichtsform weichere Konturen. Ist Ihr Gesicht schmal, können Sie durch ein etwas breiteres Gestell, das ein wenig über den Gesichtsrand hinausragt, einen Ausgleich schaffen.
Um eine große Nase zu überspielen, eignet sich eine Brille mit breitem Steg. Halten Sie Ihre Augen für unverhältnismäßig klein, betonen Sie sie mit großen Gläsern. Stehen Ihre Augen eng beieinander, meiden Sie Gestelle mit breitem Steg; um den Blick von Ihrer Gesichtsmitte abzulenken, wählen Sie lieber ein Gestell mit einer Verzierung auf der Schläfenseite. Tragen Sie einen Bart, hat das Auswirkungen auf die Gesichts-, und damit auf die Brillenform. In der Regel werden Sie mit kleineren Gläsern, die höher als sonst auf das Nase sitzen, besser aussehen.

Der individuelle Stil

Mit welchen drei Adjektiven haben Sie sich charakterisiert (S. 96)? Da wir Ihre persönliche Wahl nicht kennen, können wir Ihnen nur an einigen Beispielen verdeutlichen, wie sich solche Attribute in den Kleidungsstil umsetzen lassen.

Stillos sind:
weiße Frotteesocken, Lederkrawatten, kanariengelbe Strickpullis, Jacketts in knallbunten Bonbonfarben, Spiegelbrillen, Goldkettchen im Brusthaar, Armbänder mit Namensaufschriften, Digitalarmbanduhren, dicke Ringe, Handys in Restaurants, in öffentlichen Verkehrsmitteln oder am Fahrzeugsteuer, Osterhasen- und Mickymausmuster, Trainings- und Jogginghosen (außer zum Joggen), kurze Hosen plus Kniestrümpfe, Handgelenktaschen, Imitate sowie Kleidung und Accessoires mit Werbung und anderen albernen Aufschriften.

Lassen Sie Ihre Phantasie spielen und fragen Sie Ihre Freunde nach ihrer Meinung.

Und hier noch einige Tips für spezielle Kleidungsprobleme am Schluß:
- Wenn Sie sich schon mal ertappt haben, daß Sie auf offener Straße oder in der U-Bahn im Schritt an Ihrer Hose zupfen, wird es Zeit, neue Unterwäsche zu kaufen. Und zwar eine Nummer größer als bisher. Männer, die gelesen haben, daß auch sie ab

Autoritär	Intensive Farbkontraste (hell – dunkel)
Elegant	Gentleman-Look: Anzug aus weichen Stoffen, edle Manschetten, Einstecktuch
Ehrgeizig, erfolgsorientiert	Designer-Kleidung und -Accessoires, dabei Mut zu lebendigen Farben
Konservativ	Klassisch-zeitlos, betont dezent, aber Uhrkette und ungewöhnliches Krawattendesign; dunkler Mantel
kreativ	Mischung von Stilen, also Freizeithemd mit Krawatte, Jeans mit Weste u.ä.; dazu Tücher und ein originelles Schmuckstück
Sportlich-salopp	Helle oder gemusterte Bundfaltenhose, Polohemd, viele Muster
Sportlich-athletisch	Schulterbetonung, Längsstreifen

jetzt in Underwear sexy aussehen dürfen, übersetzen diese Botschaft oft in »kneifend eng«. Erotische Unterwäsche erkennt man an Form und Farbe sowie an der Verwendung sinnlicher Stoffe, die sich gut anfühlen.

- Schals und Handschuhe sind nicht nur eine Waffe gegen Kälte, sondern willkommene Gelegenheiten, die eigene Garderobe farblich aufzupeppen. Ein Schal aus Seide, Kaschmir oder Baumwolle ist hautfreundlich. Schals aus Polyester, Lamm- oder Shetlandwolle schmeicheln nur Masochistenhälsen. Ungefütterte Lederhandschuhe mögen erotisch wirken, sind aber nichts für kalte Wintertage. Fäustlinge wiederum sind warm, allerdings müssen Sie sie jedesmal ausziehen, wenn Sie nach einer Münze oder einem Fahrschein kramen. Woll- oder kaschmirgefütterte Fingerhandschuhe sind besser.
- Ein Hut ist auffällig, wirkt bei den meisten Männern aber affektiert. Wenn Sie allerdings bei klirrender Kälte zu Ohrenschützern, Ohrenklappen oder einer Strickmütze greifen, ignorieren Sie ruhig sämtliche spöttischen Blicke. Ihre Gesundheit ist Ihnen wichtiger.
- In richtig sitzenden Jeans sieht ein runder Hintern knackig und eine durchschnittliche Hüfte schmal aus. Karottenhosen sind nur etwas für Männer, die so mager sind, daß ihre Knochen hervorstehen. Wenn ein Kerl mit zwanzig Prozent Übergewicht Jeans trägt, ist dies entweder ein Zeichen für optischen Masochismus oder der (gelungene) Versuch, noch dicker zu wirken als er ist.
- Schuhe, die Sie zu einem Anzug anziehen, sind schwarz oder dunkelbraun, mit Schnürsenkeln versehen und aus Leder. Wenn Sie mit dicken Socken in beiden Schuhen bequem gehen können, stimmt die Größe. Gut, sie geben in den ersten Tagen noch nach, aber nur in der Weite, nicht in der Länge.
- Socken sind kein Ort für Modeexperimente oder witzige Designs.
- Halten Sie Ihre Hose entweder mit einem Gürtel oder mit Hosenträgern, aber nicht mit beidem zugleich. Hosenträger kleiden nur große, schlanke Männer. Untersetzte, dicke Männer wirken in Hosenträgern noch korpulenter.
- Wenn Sie schmächtig sind, sieht ein Hemd besser aus als ein T-Shirt.
- Wenn Sie Mut haben, wählen Sie ein ausgefallenes Accessoire als Ihr Markenzeichen, das im Gedächtnis haften bleibt. Voraussetzung ist, daß es nicht albern wirkt, sondern auf einen originellen Verstand hinweist. Markenzeichen bedeutet: Sie werden Ihre Umgebung nur überzeugen, wenn Sie es immer tragen. Varianten, etwa ein Wechsel der Farbe, sind natürlich möglich.
- Tragen Sie im Geschäftsleben niemals Ohrringe oder Ketten. Auch Kragen- und Krawattennadeln sind bestenfalls vorübergehende Moden. Elegant sind Ehering und eine Uhr mit Analoganzeige und Lederarmband.
- Im Geschäftsleben sind die Anzüge grau oder marineblau. Im Bankgewerbe oder auf Vorstandsetagen wählen Sie die Krawatte nicht zu schrill. Diagonale Streifen oder kleine geometrische Muster wirken seriös. Eine Krawatte hat die richtige Länge, wenn ihre Spitze am Gürtel auftrifft. Stil beweisen Sie in solcher Umgebung mit der Qualität Ihrer Aktentasche aus dunkelbraunem Leder und einem eleganten Füllfederhalter.
- Wer sich edle Schuhe im klassischen Design leistet, kann damit einen preiswerten Anzug eleganter wirken lassen. Das Umgekehrte gilt nicht.
- Entscheiden Sie grundsätzlich selbst, was Sie einkaufen und anziehen wollen. Aber berücksichtigen Sie die Ratschläge anderer.

Charisma: Das Feuer, das von innen strahlt

Warum löst der Blick in den Spiegel an manchem Morgen erhebliche Selbstzweifel aus? Warum beneiden wir die Erfolgreichen dieser Welt? Warum ist das Glück so ungleich verteilt?

Das Wort Charisma kommt aus dem Griechischen und bedeutet »Gnadengabe«. Es galt früher als göttliche Eingebung, die Führungspersönlichkeiten mit einer besonderen magischen Energie ausstattete. So begründeten erfolgreiche Heerführer – wie z.B. Alexander der Große – ihre Erfolge damit, daß die Götter ihnen gnädig seien und ihnen »Charisma« verliehen.

Eines scheint sicher: Glück hat eine ererbte Komponente. Eineiige Zwillinge, die getrennt aufwuchsen, erreichten im späteren Leben einen ähnlichen Grad an subjektiven Glücksgefühlen. Das ergab eine Studie von David Lykken, Professor an der Universität von Minnesota. Drei bis fünf Gene scheinen dafür verantwortlich. Sie wirken vorrangig über Hormone. Eine optimale Ausstattung mit dem Nervenbotenstoff Dopamin garantiert Phantasie und Kreativität. Sein Gegenspieler, das Serotonin, sorgt für Ausgeglichenheit und Harmonie. Wird er in ungenügenden Mengen gebildet, sind Ängste und Depressionen die Folge. Das Nebennierenhormon Noradrenalin wirkt aktivierend, verbessert die Gemütslage und entkrampft. Körpereigene Endorphine, die in ihrer chemischen Struktur dem Morphium ähneln, stillen Schmerzen und heben die Stimmung. Jeder Ausdauersportler kennt ihre Wirkung, denn Endorphine werden vermehrt nach längerer körperlicher Anstrengung ausgeschüttet und erzeugen dann in uns ein Hochgefühl. Joggen gilt daher als vorzügliches Mittel gegen Depressionen und schlechte Laune.

Aber eine mindestens ebenso große Rolle spielt die soziale Umgebung. Die besonders Zufriedenen haben einige Lebensumstände gemeinsam: eine Arbeit, die Ihrer Begabung entspricht, einen optimalen Wechsel von Belastung und Entspannung sowie vertrauensvolle Beziehungen zu anderen Leuten. Geld, Reichtum und Gesundheit sind wichtig, aber nicht entscheidend.

Eine gepflegte Erscheinung und stilvolle Kleidung sind gute Voraussetzungen, um glücklich und erfolgreich zu werden, aber sie genügen nicht. Wer glücklich ist, besitzt mehr Ausstrahlung als andere. Wer mit dem Leben zufrieden ist, ist es auch mit sich. Die wahre Selbstzufriedenheit äußert sich nicht durch prahlerisches Imponiergehabe – das ist eher ein Hinweis auf getarnte Minderwertigkeitsgefühle – sondern eher in einem stillen Schmunzeln.

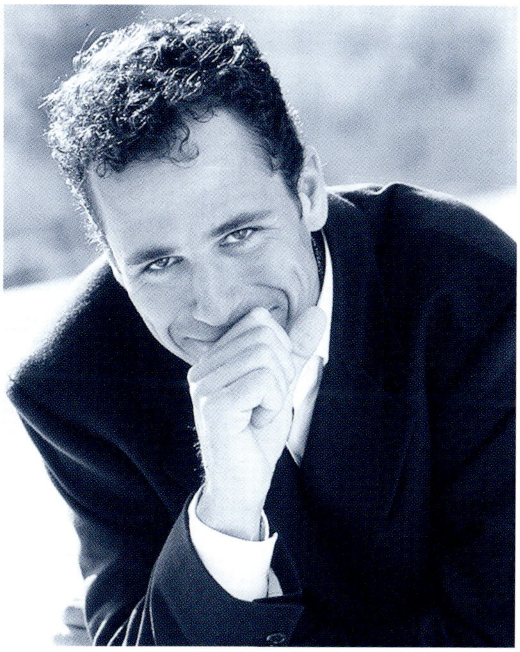

Die Psychologen haben das Charisma inzwischen entmystifiziert. Traurige aufmuntern, Fleißige loben, Sorgenvolle ablenken und Stille aus der Reserve locken – wem es gelingt, andere wichtig zu nehmen und außerdem noch über sich selbst zu lachen, entwickelt Ausstrahlung. Charisma entsteht aus einer Mischung aus Glauben an sich selbst und selbstsicherem Auftreten. Wir kennen heute zehn Bereiche, in denen jedermann seine Ausstrahlung verbessern kann.

Die Psychologie des gewissen Etwas

1. Werden Sie sich Ihrer Stärken bewußt. Nehmen Sie sich ein Blatt Papier und schreiben Sie links Ihre Stärken, rechts Ihre Schwächen auf. Welche Liste ist länger geworden? Falls es die rechte ist, sind Sie übertrieben selbstkritisch und neigen dazu, Ihr Licht unter den Scheffel zu stellen. Wahrscheinlich denken Sie häufiger an Gefahren und Risiken, die Sie vermeiden wollen, statt an die Ziele, die Sie erreichen möchten. Dadurch werden Sie übervorsichtig und wirken schüchtern. Oder sie versuchen die Unsicherheit durch betonte Forschheit zu überspielen, was Ihnen auch wenig Sympathien eintragen dürfte.

Fragen Sie sich lieber: »Was habe ich, was andere nicht haben?« Die Antwort darauf benennt Ihre Trümpfe. Glatte Haut, schöne Hände, dunkle, ausdrucksvolle Augen, Humor, Gelassenheit, Courage – irgendetwas hat jeder. In depressiven Stunden rufen Sie sich Ihre Stärken in Erinnerung.

Jedesmal, wenn Sie merken, daß Ihre innere Stimme einen negativen Gedanken formuliert (»Das schaffe ich nicht.« – »Mit mir will sich keiner unterhalten.«) formen Sie ihn in einen positiven Satz um (»Ich bin kräftig und kompetent.« – »Ich kann sehr gut zuhören und interessierte Fragen stellen.«)

2. Im Hier und Jetzt leben. Grübeln Sie häufig darüber nach, was Sie in der Vergangenheit hätten anders machen sollen? Denken Sie oft voll Unsicherheit an die Zukunft? Menschen mit Charisma leben gedanklich in der Gegenwart. Die Vergangenheit ist unwiderruflich vorbei, was die Zukunft bringt, wissen Sie erst, wenn sie da ist. Verbauen Sie sich nicht den Genuß am Augenblick! Bemühen Sie sich, an den kleinen Dingen des Alltags Freude zu finden: einem freundlichen Lächeln, netten Worten oder einem überraschenden Anruf. Ein bewährtes Rezept: Denken Sie jeden Morgen nach dem Aufwachen an drei Dinge, auf die Sie sich an diesem Tag freuen.

3. Mut zum Risiko. Sie brauchen nicht vom Zehn-Meter-Brett zu springen oder Hals über Kopf Ihren Job zu kündigen. Aber im Alltag etwas mehr wagen als die übrigen, hebt Sie über den Durchschnitt hinaus. Ziehen Sie nicht den Kopf ein, wenn man Sie kritisiert, sondern nehmen Sie den Fehdehandschuh auf. Bekennen Sie sich offen zu Ihren Ansprüchen. Mucken Sie auf gegenüber rücksichtslosen Zeitgenossen! Versuchen Sie, Ihre Hemmungen zu überwinden, statt sich einzureden, daß ein anständiger Mensch wie Sie gern einen Rückzieher macht. In vielen Fällen werden Sie sich nicht durchsetzen können, aber Sie haben Flagge gezeigt. Überlegen Sie, was Sie beim nächsten Mal anders machen werden und riskieren Sie erneut die Konfrontation. Das beste Mittel gegen Angst ist, genau das zu tun, wovor man Angst hat. Und zwar immer wieder, bis sie vergeht. Überlegen Sie: Was kann Ihnen schlimmstenfalls schon passieren? Selbst wenn man Ihnen vor versammelter Mannschaft den Kopf wäscht oder Sie kalt abblitzen läßt: Davon geht die Welt nicht unter. Nehmen Sie die Blamage mit gefaßter Miene hin, und man wird Sie bewundern.

4. Achten Sie auf Ihre Körperhaltung. Stehen Sie aufrecht, ohne hängende Schultern. Fühlen Sie, wie Ihr Scheitel Sie zu Decke zieht. Heben Sie Ihre Augen soweit, daß Ihr Blick beim Gehen über der Horizontlinie ruht. Blicken Sie Ihren Gesprächspartnern direkt ins Gesicht. Lassen Sie Ihren Blick wandern, schauen Sie auch mal zur Seite,

aber suchen Sie immer wieder die Augen Ihres Gegenüber. Bemühen Sie sich um einen freundlichen Gesichtsausdruck. Zeigen Sie ab und zu ein Lächeln. Wenn Ihnen das schwerfällt: Denken Sie an eine lustige Begebenheit von früher, und Sie lächeln von ganz allein.
Sicheres Auftreten und selbstbewußte Körperhaltung übertragen sich auf Ihr Gemüt und geben Ihnen einen regelrechten Stimmungskick. Sie können das testen. Stellen Sie sich vor einen Spiegel und lächeln Sie Ihr Ebenbild eine Minuten lang an, so gut Sie können. Kein Problem, wenn es wie ein schiefes Grinsen aussieht. Sie werden merken, wie sich allmählich Ihre Laune verbessert.
Wichtig sind Ihre Gesten. Trommeln Sie nicht nervös mit den Fingern und kauen Sie nicht am Kugelschreiber. Wenn Sie die Arme verschränken oder die Beine kreuzen, wirkt das wie eine Barriere. Öffnen Sie die Arme und wenden Sie sich Ihren Gesprächspartnern mit dem ganzen Körper zu. Alle offenen, ruhigen Gesten wirken sympathisch.
5. Seien Sie entscheidungsfreudig. Schieben Sie keine Entschlüsse auf die lange Bank. Entscheiden Sie lieber falsch als gar nicht. Erst die Folgen einer Tat zeigen klar, ob man hätte anders entscheiden sollen. Vor allem, geben Sie klare Signale, ohne sich ein Hintertürchen offen zu lassen. Nichts wirkt männlicher als unzweideutig zu sagen, was man will und was nicht. Sagen Sie nie mehr: »Ich weiß nicht. Sag mir, was ich tun soll.« Wenn eine Entscheidung falsch war, korrigieren Sie sie sofort mit einer neuen Entscheidung. Unentschiedenheit dagegen lähmt die Lebensfreude. Also schreiben Sie auf, was Sie schon lange erledigen wollten und seit ewigen Zeiten vor sich herschieben. Und dann packen Sie es an.
6. Legen Sie die Opferrolle ab. Fühlen Sie sich benachteiligt wegen ihrer Erziehung, Ihrer Herkunft, Ihres Geschlechtes, Ihres Aussehens, Ihres Geburtsortes? An der Vergangenheit können Sie nichts mehr ändern – übernehmen Sie ab sofort die Verantwortung für Ihre Gegenwart und Zukunft! Überlegen Sie lieber, wie Sie Ihre schlechtere Ausgangsposition kompensieren und in eine Quelle von Erfolgen verwandeln werden. Betrachten Sie Schwierigkeiten nicht als Hemmnis, sondern als Herausforderung, die Sie reizt. Bedenken Sie: Erst wenn Sie die Opferrolle akzeptieren, haben die »Täter« gegen Sie gewonnen.
7. Begeisterung strahlt auf andere aus. Erinnern Sie sich, wann Sie das letzte Mal von einer Sache oder einer Person regelrecht hingerissen waren? Die Augen beginnen zu leuchten, die Stimme wird lebhaft, die Gesten gewinnen an Kraft. Selbst stille und zurückhaltende Menschen fallen plötzlich auf. In manchen Kreisen gilt es als schick, sich so gleichgültig wie möglich zu geben. Tun Sie das Gegenteil. Überlegen Sie, welche Dinge und Personen Sie mögen. Erzählen Sie andern davon. Sagen Sie ausdrücklich: »Das hat mir gefallen. Das fand ich toll.« Verzichten Sie darauf, in das in Deutschland übliche Nörgeln und Meckern einzustimmen. Nur wer sich selbst begeistert, kann auch andere begeistern.
8. Entwickeln Sie ein eigenes Profil. Hören Sie auf, all das zu tun, was die Mehrheit tut. Diana Vreeland, legendäre Chefin der Modezeitschrift »Harper's Bazaar«, sagte: »Stil bedeutet, sich selbst zu erfinden.« Finden Sie heraus, was zu Ihnen paßt. Fragen Sie Ihre Freunde, holen Sie dazu möglichst unterschiedliche Meinungen ein. Nutzen Sie die Tips dieses Buches, um für sich die richtige Mischung aus Originalität und Anpassung herauszufinden.
Wenn Sie meistens lieb und nett sind, verbergen Sie wahrscheinlich Ihre Ecken und Kanten. Wenn Sie sich akzeptieren, wie Sie sind, werden Sie auch diese verborgenen Qualitäten als Teil Ihres Selbst annehmen. Seien Sie einmal unordentlich, faul, sentimental, eiskalt, schrill oder was Sie sich sonst bisher verboten haben. Sie müssen vielleicht am Anfang über Ihren eigenen Schatten springen, aber dann macht es einen Heidenspaß.
9. Zeigen Sie Gefühle. Überlegen Sie, welche Empfindungen Sie am liebsten vor

andern verbergen, ja sich selbst kaum eingestehen. Meist stecken Erziehungsmaximen dahinter wie: Ein echter Junge heult nicht. Ein Junge kann sich zusammenreißen. Wenn Sie unzufrieden sind, sagen Sie es, statt Ihre Umgebung anzuklagen. Statt »Dieser Idiot!« sagen Sie »Ich hab mich über ihn geärgert«, statt »Laß mich in Ruhe!« »Ich fühle mich nicht wohl, ich möchte heute für mich sein«. Unwiderstehlich wirken Äußerungen über positive Gefühle: »Das finde ich spannend« oder »Ich finde, das hast du großartig gemacht«.

10. Interessieren Sie sich für andere. Laufen Sie mit offenen Augen durch das Leben. Beobachten Sie Ihre Mitmenschen genau. Stellen Sie Freunden und Fremden Fragen. Beginnen Sie mit der Postfrau und Ihrem Zeitschriftenhändler. Niemand erwartet von Ihnen dauernd tiefsinnige Gespräche. Lernen Sie lieber, genau zuzuhören und durch zustimmendes Nicken und neue Fragen zum Weitererzählen zu ermutigen. Mehr dazu im folgenden Kapitel.

Diese Unarten zerstören Ihre positive Ausstrahlung:

- sich mit anderen vergleichen und sie beneiden
- etwas tun, nur weil »man« es tun soll
- versuchen, es jedem recht zu machen und perfekt zu werden
- unrealistischen Zielen nachhängen und auf den glücklichen Zufall warten
- sich selbst bemitleiden, jammern und klagen
- andere Menschen, die Geschichte, die Gesellschaft oder Gott für sein Schicksal verantwortlich machen.

Nun kann aber nicht jeder ein Optimist werden, der stets mit einem sonnigen Gemüt durch das Leben streift. Nicht jeder ist ein wandelndes Energiebündel. Kaum jemand – auch wir Autoren nicht – vereint alle zehn Eigenschaften in sich. Auch ernste und stille Gemüter können ein gewisses Etwas besitzen. Denken Sie an Dustin Hoffmann. Sie fallen beim ersten flüchtigen Hinsehen weniger auf, beeindrucken aber um so nachhaltiger, je genauer man die betreffende Person kennt. Solche Leute bauen Ihre Ausstrahlung nach und nach auf.

Das sind Ihre wichtigsten Trümpfe:

Initiative und Engagement. Die Welt ist voll von Mauerblümchen, die ganz patente Ideen und Vorschläge entwickeln, sie aber nie äußern, weil sie Angst haben, sich zu blamieren. Mit Staunen müssen sie dann feststellen, daß ein anderer mit einer viel banaleren Idee vom Chef gelobt wird oder daß die größten Trottel die hübschesten Mädchen abschleppen. Wenn Sie unsicher sind, ob Ihre Wortmeldung angebracht ist, sagen Sie das ruhig: »Ich bin mir nicht sicher, aber mir kam da gerade der Gedanke, ob man nicht ...« Oder Sie bringen Ihre Idee als Frage ein. »Könnten wir nicht ...?« Aufmerksamkeit erregt auch, wer spontan mal eine Aufgabe übernimmt – klugerweise natürlich eine, die nicht mehrere Wochenenden Überstunden bedeutet. Auch Frauen lassen sich ansprechen, indem man ihnen Hilfe anbietet. Bei all dem gilt es, Gefühl für das rechte Maß zu entwickeln. Wer sich überall einmischt, wird lästig.

Vertreten Sie Ihren Standpunkt. Jeder muß erkennen, daß Sie eine eigene Meinung haben, die mehr ist als ein Abklatsch von der Meinung Ihres Chefs oder Ihrer Mutter. Wer Ihren Standpunkt kennt, für den sind Sie als Persönlichkeit von anderen zu unterscheiden. Das bedeutet nicht, daß Sie sich unbedingt durchsetzen müssen. Im Gegenteil, wenn Sie ausdrücklich zugeben, daß die abweichende Meinung anderer überlegenswert ist – ohne daß Sie deshalb von Ihrem Standpunkt abgehen – gewinnen Sie Sympathiepunkte.

Souverän auftreten. Das bedeutet innere Gelassenheit. Wenn Sie sich verhaspeln, machen Sie einen Scherz. Wenn man Sie verspottet, lachen Sie mit und loben den Spötter für seine lustigen Einfälle. Werden Sie

bei einer Lüge ertappt, geben Sie es sofort zu, ohne sich lange zu rechtfertigen.
Sie erscheinen auf einer Party im unpassenden Outfit und statt eine Ausrede zu suchen, geben Sie Ihren Irrtum zu und fragen den Gastgeber, ob er möchte, daß Sie sich umziehen. Sagt er ja, tun Sie es.
Sie erscheinen zum ersten Rendezvous und merken, als der Kellner die Rechnung bringt, mit Entsetzen, daß Sie die Brieftasche im andern Jackett in Ihrem Kleiderschrank stecken haben. Sie sagen, was los ist, ohne sich ewig zu schämen und bitten Ihre Begleiterin zu zahlen.
Verlieren Sie während einer Rede den Faden, erklären Sie laut und öffentlich, daß Sie den Faden verloren haben und merken erstaunt, wie alle Welt Ihnen mit Zurufen zu helfen versucht. Wenn jemand behauptet, Sie hätten keine Ahnung und zitiert als Beweis die Autorität XY, bedanken Sie sich für die interessante Information und lassen sich die genaue Quelle nennen.
Volkshochschulen bieten Rhetorikkurse und Selbstsicherheitstrainings an.
Finden Sie eine Spezialnische. Sie werden es an Souveränität nie mit Ihrem Kollegen A oder B aufnehmen? Keine Panik. Niemand kann in allem besser sein als Sie. Suchen Sie sich ein wichtiges Spezialfeld, daß von anderen als nebensächlich oder zu mühselig abgetan wurde, und beweisen Sie dort Ihre Tüchtigkeit. Die erfolgreichsten Geschäftsleute der Welt haben nicht versucht, andere auf einem Feld zu schlagen, wo diese ihnen schon fünfzig Jahre Erfahrung voraus hatten. Sondern sie suchten sich neue Märkte und waren als erste zur Stelle. Bestes Beispiel: Microsoft-Gründer Bill Gates. Von seinem Aufstieg kann jeder lernen, auch im Privatleben. Als Briefmarkensammler werden Sie nur bei Briefmarkensammlern auf Interesse stoßen. Begeistern Sie sich jedoch für irgendein ausgefallenes Hobby, ist Ihnen Aufmerksamkeit gewiß. Denken Sie nur an den Extrembergsteiger Reinhold Messner.

Die Stimme

Die Stimme eines Mannes macht annähernd vierzig Prozent seiner Attraktivität aus. Sie kann flüstern, säuseln, krächzen, brummen und brüllen. Sie kann flach, hektisch und monoton klingen oder im Gegenteil mit Resonanz, Volumen und Vibrato schwingen. Ihr Klang ist mehr als ein Zusammenspiel von Lippen, Kehlkopf und Zunge. Sie sagt uns, ob eine Mensch interessant, langweilig, gefühlvoll, kalt oder erotisch ist. Manch beeindruckender Hüne enttäuscht, sobald er den Mund öffnet. Hingegen kann eine eher unauffällige Erscheinung durch einen warmen Bariton mächtig an Ausstrahlung gewinnen. Die Tiefe der Stimme hängt übrigens mit der Menge an Testosteron, dem männlichen Sexualhormon, zusammen, die der Körper produziert. Bässe haben mehr davon als Tenöre. Daß ein kraftvoller Baß männlicher wirkt als ein heller Tenor, hat also einen realen Hintergrund. Um einem naheliegenden Vorurteil gleich vorzubeugen: Daß Männer mit mehr Testosteron auch sexuell aktiver seien, konnte von der Wissenschaft nicht bestätigt werden.

Denken Sie daran:
- wer nasal spricht, gilt schnell als weinerlich oder hochnäsig
- eine monotone Rede verrät mangelnde Begeisterungsfähigkeit
- Männer mit dünnem Stimmchen wirken unsicher und unreif.

Nur bei fünf Prozent aller Männer werden Frauen allein aufgrund ihrer Stimme schwach. Wie jeder weiß, ist die Stimme unser natürliches Musikinstrument. Wie bei einer Geige kann man ungeübt darauf herumkratzen oder ihre Möglichkeiten durch Üben und Wissen voll entfalten. Leider bemerkt man die eigenen Stimm-»sünden« erst, wenn man sich einmal eine Tonbandaufnahme von sich selbst anhört. Fast jeder erschrickt: Die eigene Stimme klingt fremd, und alle Schwächen treten erbarmungslos hervor. So wie kaum jemand über ein perfektes Aussehen verfügt, besitzen auch die wenigsten von uns ein perfektes Sprechorgan. Dennoch läßt sich einiges zur Verbesserung der Klangqualität tun.

Aber selbst eine ungeübte Stimme klingt gut, wenn ihr Eigentümer aus dem Brustton der Überzeugung spricht. Wenn Sie mit Begeisterung sprechen, vergessen die Zuhörer ihre Stimme und lassen sich von Ihrer Anteilnahme am Inhalt mitreißen.

Stimmeigenschaft	**Ursache**	**Was man dagegen tun kann**
Undeutliche Aussprache	schlechte Angewohnheit, zu schwache Muskulatur	Texte mit scharfem Flüstern vorlesen. Oder einen Plastikkorken zwischen die Zähne nehmen und laut lesen.
Klingt piepsig und flach, was der Sprecher oft durch erhöhte Lautstärke auszugleichen versucht, was unangenehm klingt	zu wenig Resonanz durch Anspannung und schlechte Haltung	Kauübung: Mit offenem Mund Kaubewegungen ausführen und dabei kurze Silben sprechen, in denen »au«, »a«, und »u« vorkommen: mjum, mjaum, u.ä. Auf gerade Haltung achten.
Klingt emotionslos	mangelnde Begeisterungsfähigkeit oder zu flache Atmung (ohne Zwerchfell)	Bewußt auf Bauchatmung achten. Dabei wölbt sich der Bauch nach vorn, das Zwerchfell senkt sich. Optimal, wenn sich zugleich die Rippen nach außen bewegen. Das ist ein Hinweis, daß sich die Lungen mit viel Luft füllen. Kontrollieren Sie Ihre Atmung, indem Sie beim Ein- und Ausatmen Ihre Hände teils auf den Bauch und teils seitlich auf die Rippen legen.
Klingt zu hoch	Anspannung im Zwerchfell-, Kehlkopf- und Stimmlippenbereich	Mit geschlossenen Lippen gähnen, das entspannt den Kehlkopf. Bewußt langsamer sprechen und ruhiger atmen.
Klingt zu monoton	Unsicherheit, Ängstlichkeit, fehlende Anteilnahme am Inhalt	Mehr Engagement. Während des Sprechens öfter mal eine Pause wagen, mal langsamer und mal schneller sprechen. Außerdem hilft folgende Übung: Sprechen Sie lauter O oder U, indem Sie mit so hoher Stimme wie möglich anfangen, aber dann die Stimme Ton für Ton in den Baßbereich fallen und wieder in die Höhe steigen lassen.

Kommunikation: Ein Mann, der lächeln kann, zieht den Erfolg magisch an

Sie haben sich gepflegt, geschmackvoll gekleidet, Ihren Körper in Hochform gebracht und sich um eine optimistische Einstellung bemüht. Nun kommt die Stunde der Wahrheit. Ihre Arbeit an sich selbst muß sich in der Praxis, in der zwischenmenschlichen Kommunikation bewähren. Worauf kommt es im Kontakt zu anderen an?

Körpersprache – die unbewußten Signale unserer Gefühle

Nach einem klassischen, viel zitierten Experiment aus dem Jahre 1972 wird der Gesamteindruck von einer Persönlichkeit zu 55 Prozent von der Körpersprache, zu 38 Prozent von der Stimme und nur zu 7 Prozent vom Inhalt des Gesprochenen bestimmt. Da zur Körpersprache auch die äußere Erscheinung gehört, besitzen Sie bereits gute Karten, wenn Sie die Erkenntnisse der bisherigen Kapitel für sich umgesetzt haben. Auch im Abschnitt über das gewisse Etwas war schon von der Körpersprache die Rede.

Haben Sie schon einmal bemerkt, wieviel körpersprachliches – die Wissenschaft sagt »nonverbales« – Verhalten in unsere alltägliche Rede einfließt? Sie nennen einen Freund, den Sie bewundern, »aufrichtig«, obwohl er gar nicht aufrecht steht, sondern gerade neben Ihnen sitzt. Ein anderer hat dagegen »keine Haltung«, Ihr Chef beweist Ihnen kein »Entgegenkommen«, eine frühere Freundin hat Sie »sitzen lassen«, also sich von Ihnen »abgewendet«. Blicke »durchbohren« uns, Dinge kann man »in den Griff kriegen«, vorausgesetzt, wir beweisen »Fingerspitzengefühl«. Die enorme Bedeutung der unbewußten Körpersignale können Sie »begreifen« – ohne sie angefaßt zu haben.

Wir alle senden und empfangen ununterbrochen körperliche Signale, ohne uns im Einzelnen bewußt Rechenschaft darüber zu geben. Dennoch bemerken wir genau, wenn jemand niedergedrückt wirkt – auch wenn wir nicht bewußt erkennen, daß sich dieses Gefühl aus dem Anblick gebeugter Schultern, zusammengekauerten Dasitzens und hängender Mundwinkel bildet. Da nonverbales Verhalten zum großen Teil angeboren ist, müssen wir die richtige Interpretation der Signale nicht lernen. Wir verstehen sie intuitiv. Aber weil das meiste auf einer unbewußten Ebene abläuft, können wir mit dem Körper auch schwerer lügen als mit Worten. Wie leicht fällt es zu sagen: »Ich mag dich wirklich«! Aber wie schwer ist es, dem anderen dabei so in die Augen zu schauen, daß er Ihnen die Worte auch glaubt, wenn Sie nicht tatsächlich so empfinden. Das ist der Grund, warum jeder in solchen Fällen lieber den Körpersignalen glaubt als den Worten. Der Körper lügt nicht.

Ein Beispiel. Stellen Sie sich vor, Sie sind zu Geschäftsverhandlungen in einer Firma. Ihr Gesprächspartner sagt: »Ich freue mich, Sie zu sehen.« Im gleichen Moment spielt er nervös mit seinem Kugelschreiber und schaut verstohlen auf die Uhr. Glauben Sie seinen Worten oder seinen Gesten, die andeuten, daß er eigentlich etwas anderes zu tun hätte, als mit Ihnen zu reden?

> Die wenigsten Männer sind sich bewußt, daß Sie mit einer einzigen unbedachten Geste die Wirkung einer ganzen wohldurchdachten Rede zerstören können. Körpersprache ist verräterisch. Sie enthüllt anderen unsere wahren Absichten. In ihr drückt sich die Welt der Gefühle und Stimmungen aus. In ihr spricht der stille, der nicht-rationale Teil unserer Seele. Genau genommen ist sie nicht unsere Körper-, sondern Gefühlssprache.

Das bedeutet, im Alltag reden und hören wir in Wahrheit zwei Sprachen zugleich: die der Worte und die des Körpers. Für ihr Verhältnis zueinander gibt es drei Möglichkeiten.

1. Beide Sprachen können einander bestätigen. Das ist der Fall, wenn ich sage: »Ich bin wütend« und zugleich mit der Faust auf den Tisch haue. Oder wenn ich jemanden mit den Worten begrüße: »Toll, daß du da bist« und zugleich hinlaufe, um ihn zu umarmen. In diesen Fällen bilden beide Sprachen eine Einheit und verstärken einander. Jeder, der sich so verhält, wirkt ehrlich und erweckt Vertrauen.
2. Der zweite Fall ist der, daß die Körpersprache die Wortsprache ersetzt. Etwa, wenn wir nicken statt »Ja« zu sagen oder mit einem Kopfschütteln unser »Nein« zum Ausdruck bringen. Das ist einer der wenigen Fälle, wo jedem bewußt wird, daß wir mit Gesten auch sprechen können.
3. In der dritten und interessantesten Variante widersprechen die beiden Sprachen einander – ein Hinweis auf einen Konflikt. Das obige Beispiel der Geschäftsverhandlung stellt so einen Fall dar. Man sagt das eine, aber denkt etwas anderes. Dieses andere wird aber sehr wohl bemerkt. Mimik und Gestik haben es verraten. Widersprüchliche Mitteilungen erwecken grundsätzlich Mißtrauen. Wer das eine sagt, aber körperlich das Gegenteil davon mitteilt, gilt sofort als unaufrichtig und unsympathisch.

Also Vorsicht bei jedem Versuch, Ihre wahren Ansichten durch klug gewählte Worte zu verbergen. Nicht immer verrät der Körper, was Sie wirklich denken, wohl aber, daß Ihre Worte nicht ehrlich sind. Und das genügt, um Mißtrauen zu säen. Ihre Gesprächspartner werden meistens zu höflich sein, um Ihnen den unguten Eindruck mitzuteilen. Aber wie man so schön sagt: Es bleibt etwas hängen. Und beim nächsten Gespräch wird man deutlich weniger Bereitschaft zeigen, sich von Ihnen überzeugen zu lassen.

Manch einer würde gern seine Mitmenschen manipulieren. Das dies nur selten gelingt, verdanken wir unserer biologischen Ausstattung, die es nicht erlaubt, Mimik und Gestik so bewußt und beliebig einzusetzen wie das gesprochene Wort.

Sind wir zu grenzenloser Offenheit verurteilt? Schließlich gibt es doch Menschen, denen es recht gut gelingt, Ihre Absichten zu verschleiern. Wenn ich beispielsweise schlechte Laune habe, muß ich dann alle Welt mit meiner miesen Stimmung belasten? Wenn ich frisch verliebt bin, muß ich unbedingt jedermann teilhaben lassen an meinem Hochgefühl?

Das müssen Sie nicht. Sie können zwar nicht die Wirkung der Körpersprache außer Kraft setzen, aber beeinflussen, wie Sie wirkt. Sie haben zwei Möglichkeiten.

Variante 1. Körpersprache teilt Ihr Gefühl mit. Zwar können Sie nicht die nonverbalen Signale, wohl aber Ihr Gefühl beeinflussen. Und wenn sich Ihr Gefühl ändert, ändern sich auch die körperlichen Botschaften. Ein Beispiel: Sie wollen einen wichtigen Kunden beeindrucken und deshalb locker und entspannt wirken. Sie wissen, daß Sie diese Botschaft am besten mit einem Lächeln herüberbringen. Nun sind Sie aber aufgeregt und angespannt. Sie versuchen, künstlich ein Lächeln aufzusetzen, bringen es aber bestenfalls fertig, Ihre Mundwinkel ein Stück nach oben zu ziehen. Bei einem echten Lächeln lachen aber die Augen mit. Die dafür erforderlichen Muskeln in den Augenwinkeln gehorchen Ihrem Willen nicht. Hoffnungslos? Keineswegs. Wenden Sie sich einen Moment ab und erinnern Sie sich an eine lustige Begebenheit oder einen Witz, der Sie garantiert zum Schmunzeln bringt. Schon tritt das schönste und echteste Lächeln, das Sie sich wünschen können, auf Ihr Gesicht. Auch die Augen lachen mit. Diese Mimik wenden Sie nun Ihrem Gegenüber zu. Der wird das Lächeln sofort auf sich beziehen, und Ihre Verkaufsverhandlung ist gerettet.

Wenn Sie fröhlich wirken wollen, denken Sie an etwas Fröhliches. Wenn traurig, an etwas Trauriges. Wenn wütend, bringen Sie sich in Rage. Die zugehörigen äußerlichen Signale bildet Ihr Körper von allein.

Variante 2. Sie werden sich bewußt, was Sie im Moment empfinden und damit, welche Signale Ihr Äußeres gerade ausstrahlt. Statt diese unerwünschten Signale zu verleugnen, gestehen Sie Ihre Empfindungen ein – beziehen Sie aber in Ihren Äußerungen auf eine andere Ursache. Um auf unser Anfangsbeispiel zurückzukommen: Nehmen wir an, Sie sind der Mann hinter dem Schreibtisch, der einerseits höflich sagt »Ich freue mich, Sie zu sehen« und andererseits verstohlen auf seine Uhr schaut. Sie merken, daß Sie im Begriff sind, das Vertrauen Ihres Partners zu verspielen. Deshalb sagen Sie, daß Ihr Auf-die-Uhr-schauen nicht gegen ihn gerichtet ist. Sie blicken noch einmal nachdrücklich auf die Uhr, legen den Kuli zur Seite und sagen: »Ich überlege gerade, wie ich dafür sorgen kann, daß uns niemand stört.« Dann sagen Sie Ihrer Sekretärin, Sie möchte in den nächsten zwanzig Minuten alle Anrufe zurückhalten. Und schon haben Sie die verräterischen Signale in einen Vorteil für Ihre Verhandlungen umgemünzt. Ihr Besucher fühlt sich wichtig genommen und wird Ihnen mit Sympathie entgegenkommen.

In beiden Fällen nutzen Sie eine Begrenztheit der Körpersprache aus: Die Signale verraten zwar die wahren Gefühle, verschweigen aber, worauf Sie sich beziehen.

Wenn wir im Folgenden einige wichtige Körpersignale vorstellen, deren Erscheinungsbild den Erfolg und die Attraktivität in der Kommunikation beeinflussen, so erinnern Sie sich bitte: Der Weg zu einer überzeugenden, natürlichen Körpersprache, führt leichter vom Gefühl zum Signal als umgekehrt.

Aufrechte Körperhaltung. Sie ist ein Signal für eine aufrechte Seele. Wie viele Männer gehen schon mit Anfang zwanzig mit hängenden Schultern, den Blick auf den Erdboden geheftet, durch das Leben. Ihr Körper sieht nicht nur niedergedrückt aus, er strahlt auch eine niedergedrückte Stimmung aus. Darum Kopf hoch, Brust 'raus, den Blick über die Horizontlinie erhoben. Wer so geht, atmet freier, er geht nicht nur aufrechter, sondern fühlt auch so. Ein aufrechter Gang strahlt Selbstvertrauen aus und hat deshalb – wie im vorigen Kapitel schon dargestellt – charismatische Wirkung. Wer seiner sicher ist, wird beim Gespräch anderen immer seinen Oberkörper zuwenden. Überzeugen wird eine aufrechte Haltung allerdings nur, wenn sie mit lockeren Bewegungen einhergeht. Wer durch die Gegend läuft, als hätte er einen Stock verschluckt, strahlt Unfähigkeit zur Spontaneität aus. Das gilt auch für die vielen Männer mittleren Alters, die mit mühsam eingezogenem Bauch am Strand entlang promenieren.

Blickkontakt. Wer den Blick abwendet, wirkt schüchtern oder als hätte er etwas zu verbergen. Wer andern ruhig in die Augen schaut, erweckt Vertrauen. Ein Blick unter Fremden wird registriert, wenn er etwa drei Sekunden dauert. Ein klein bißchen mehr als drei Sekunden ist ein Signal für eindeutiges Interesse. Dieser Blick spielt deshalb beim Flirten eine entscheidende Rolle. Dauert der Blick allerdings sehr viel länger, wirkt er starr und drohend. Beim Flirten wendet man daher

Mißtrauen Sie allen Lehrbüchern über Körpersprache, die Ihnen einreden wollen, ein vorgestreckter Zeigefinger bedeute Angriffsabsichten und ein Kratzen am Ohrläppchen den Wunsch, etwas zu verbergen. Kein nonverbales Signal hat für sich genommen irgendeine feste Bedeutung. Entscheidend ist immer der Gesamteindruck. Selbst das Lächeln kann außer Kontaktwunsch auch Verlegenheit, Bitte um Entschuldigung oder den Wunsch nach Beschwichtigung ausdrücken. Welche Interpretation zutrifft, hängt von den übrigen Gesten und der Körperhaltung ab. Was nutzt es, ein oder zwei einzelne Signale bewußt einzusetzen, wenn der übrige Körper der willentlich aufgesetzten Botschaft widerspricht? Der Schuß würde nach hinten losgehen und Antipathie hervorrufen.

Wer macht den ersten Schritt?
Das sind die Frauen. Sie tun das auf so subtile Weise, daß wir immer noch glauben, die Initiative würde von uns ausgehen. Aber wir reagieren in den meisten Fällen nur auf die von ihnen ausgesandten Signale: Blicke, über die Lippen streichende Zungen, durch die Haare fahrende Hände – dann legen wir los.

nach etwa vier Sekunden den Blick ab und schaut nach einiger Zeit auf, ob der andere den interessierten Blick bemerkt hat – ein wechselseitiges Spiel, das lange fortgesetzt werden kann. Bis sich der Mann traut, die Unbekannte anzusprechen.
Unter Gesprächspartnern ist der Blick ein wichtiger Regulator. Wer redet, wird es vermeiden, den anderen ununterbrochen anzustarren, sondern die Augen immer wieder

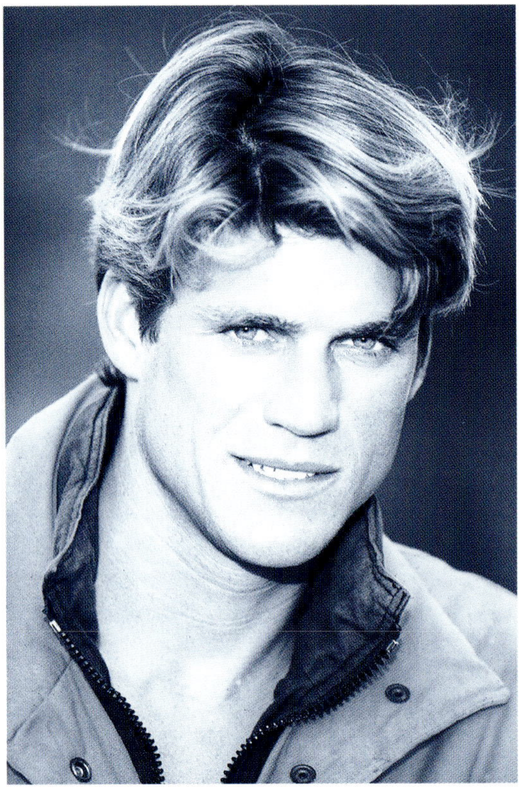

Schau mir in die Augen ...

mal zur Seite richten. Anders der Zuhörer. Wer den Sprecher unverwandt anschaut, signalisiert Interesse und Sympathie und ermuntert ihn, sich auszusprechen. Wer als Zuhörender den Blick senkt, wirkt schüchtern und abgelenkt.
Mimik. Von den zwanzig verschiedenen Gesichtsmuskeln sind siebzehn allein für den mimischen Ausdruck vorgesehen. Sie haben keine andere Aufgabe. Die Mimik zeigt unser Grundgefühl an. Wenn wir uns freuen, zeigen wir einen typischen Gesichtsausdruck, ebenso wenn wir uns ärgern, uns ekeln oder traurig sind. Diese Mimiken sind angeboren. Ein im Alltag sehr häufiger Gesichtsausdruck sieht wie eine Mischung aus Ärger und Mißmut aus. Wir legen ihn sehr häufig auf, ohne uns dessen bewußt zu sein. Wir glauben freundlich drein zu blicken, obwohl uns ein Blick in den Spiegel eines Besseren belehren würde. Dafür gibt es zwei zusammenhängende Gründe. Der eine: Wir ärgern uns in der Tat oft über irgendwelche Kleinigkeiten, die uns die Laune vermiesen und ahnen nicht, daß sich dieser Zustand auf unserem Gesicht widerspiegelt. Der andere: Wir stehen unter Anspannung und Streß, und das zeichnet sich in einer mißmutigen Mimik ab. Wenn es uns nicht gelingt, dieser Unlustgefühle Herr zu werden, haben wir es schwer, Lockerheit und Sympathie auszustrahlen. Die wenigen, die das ohne weiteres können, wirken auf uns wie Lebenskünstler, denen der Alltagsfrust nichts anhaben kann. Auch aus diesem Grund lohnt es, ab und zu sich seiner Trümpfe bewußt zu werden und negative Gedanken durch positive zu ersetzen. Der Körper dankt es uns mit einem fröhlicheren Gesicht.
Gestik. Kraftvolle und bestimmte Gesten verraten Selbstsicherheit. Sich kratzen, an sich herumzupfen und andere nervöse Gesten enthüllen Anspannung und Unsicherheit. Wer Gesten vermeidet, wirkt eingeschüchtert. Wir wissen zum Beispiel, daß jemand mit einer depressiven Störung kaum noch Gesten einsetzt. Mit unseren Händen untermalen und kommentieren wir im Gespräch

unsere Worte – und zwar eindeutiger und wahrhaftiger als die gesprochene Sprache es könnte. Nach vorn gestreckte Arme und eine einen Schlag andeutende Handbewegung unterstreichen entschiedene Worte oder eine Entscheidung. Nach oben offene Hände symbolisieren Geben, Nehmen und Bitten. Sind die Hände nach unten geöffnet, zeigen sie Zudecken oder Herabmindern an. Es lohnt also, auf die körperlichen Signale zu achten – bei sich selbst und bei anderen. Sie sagen mehr über Charakter, Bedürfnisse und die Gefühlslage aus, als Worte es vermögen.

Vom Ich zum Du – kleine Kontaktschule für Männer

Aller Emanzipation zum Trotz: Noch immer erwarten Frauen und Männer voneinander, daß der selbstsichere Mann von sich aus den ersten Schritt unternimmt beim Kennenlernen nachdem die Frau ihn durch subtile Signale ermutigte. Die Ausnahmen nehmen zu – aber sie bleiben Ausnahmen.
Nun müßte man annehmen, daß nur Jugendliche Probleme haben, mit anderen in Kontakt zu kommen. Ein gestandener Mann mit Lebenserfahrung sollte keine Schwierigkeiten haben, Fremde jeglichen Geschlechts in ein Gespräch zu ziehen. Weit gefehlt. Bei Befragungen geben rund fünfzig Prozent zu, daß sie gelegentlich, weitere dreißig Prozent, daß Sie häufig Kontaktschwierigkeiten haben. Eine große Rolle spielt Schüchternheit, also mangelnde Selbstsicherheit. Aber auch Veränderungen im sozialen Umfeld wirken sich aus. Ein guter Bekannter, Alexander, sagte mit Anfang Zwanzig: »Mädchen kennenlernen? Kein Problem. An der Uni laufen genug herum. Fast jeden Tag komme ich im Studentencafé mit einer ins Gespräch.« Fünf Jahre später, als er im Berufsleben stand, als jüngster Kollege unter lauter älteren Männern, rief er den Kommunikationstrainer von uns beiden an: »Sag mal, du beschäftigst dich doch mit Gesprächsführung und solchen Sachen? Erzähl mir mal, wie ich bei meiner jetzigen Lebensweise am besten Frauen kennenlerne.«
Je älter Sie werden, desto wichtiger wird der Grad Ihrer Kontaktfreudigkeit für Ihr Wohlbefinden. Wer scheu und gehemmt ist, fällt schnell in Einsamkeit. Wirken Sie dagegen offenherzig, zugänglich und interessant, wird es Ihnen weder an Freunden noch an Liebesaffären mangeln. In jungen Jahren stehen Ihnen Diskotheken, Bars und Singlepartys als Kontaktbühnen offen. Später sind Sie fast ausschließlich auf den Alltag angewiesen, um neue Begegnungen zu erleben: der Arbeitsplatz, öffentliche Verkehrsmittel, Urlaubsbekanntschaften, Bibliotheken, Theater oder Hobbykurse. Als Mittfünfziger werden Sie kaum noch Erfolg haben, wenn Sie eine Fünfzigjährige (oder noch schlimmer: eine Zwanzigjährige) in der U-Bahn ansprechen und unumwunden um ein Rendezvous bitten – schon weil Sie beide sich fürchten, sich vor den anderen Fahrgästen lächerlich zu machen. Aber Sie dürfen ohne weiteres eine Unterhaltung beginnen und die Telefonnummern tauschen, um ein interessantes Gespräch über die Pflege von Rosen oder die besten Geldanlagen bei anderer Gelegenheit fortzusetzen. Mit über vierzig mögen Sie nicht mehr über den jugendlichen Schwung eines Johnny Depp oder Leonardo DiCaprio verfügen, dafür sind Sie in einem Alter, wo man Sie im Allgemeinen mit Respekt behandelt. Es wird Ihnen kaum noch passieren, daß die Angesprochene Sie von oben bis unten mustert und mit einem Grinsen abblitzen läßt. (Es sei denn, Sie hätten sich an Teenager herangemacht.) Außerdem haben Sie mittlerweile genug Persönlichkeit entwickelt, um stets ein paar Gesprächsthemen parat zu haben.
Zumindest in vertrautem Umfeld können Sie Schüchternheit durch Erfahrung ausgleichen. Sie werden Kontakte auch nicht mehr allein danach bewerten, wie schnell sie Ihnen zu einem aufregenden Liebesabenteuer oder zur Frau Ihres Lebens verhelfen. Gleichgesinnte kennenzulernen für Gespräche, Hobbys und Unternehmungen wird wichtiger als früher. Sehr viele Männer benötigen Kontaktfähig-

keit in erster Linie im Beruf – sei es, um Kunden zu gewinnen, sei es, daß sie mit fortschreitender Laufbahn Mitarbeiter anzuleiten und zu motivieren haben.
Was auch immer Ihre Motive sind: Es ist von Vorteil, als kontaktfreudig zu gelten und bei Problemen auf die Hilfe zahlreicher Freunde, Kollegen und Bekannter zurückgreifen zu können. Dafür benötigen Sie drei Voraussetzungen:

- eine kontaktfreudige innere Einstellung
- den Mut, auf Fremde zuzugehen und den ersten Schritt zu wagen
- Verhaltensweisen, die Vertrauen, Sympathie und Interesse wecken.

Charisma und Selbstvertrauen bringen die seelischen Voraussetzungen mit sich, die man für eine kontaktfreudige Einstellung zu den Mitmenschen benötigt. Sie werden die hohe Übereinstimmung zu den im letzten Kapitel genannten Persönlichkeitseigenschaften erkennen, wenn Sie erfahren, welche Qualitäten, welche innere Einstellungen Psychologen und Soziologen bei kontaktfreudigen Leuten entdeckt haben:

- Sie kennen ihre Stärken. Sie mögen sich selbst und bekennen sich zu ihren Ansprüchen. Deshalb äußern sie ihre Wünsche deutlich und unumwunden, statt zu schweigen oder sich in unklaren Andeutungen zu verlieren.
- Sie sind ständig an guten Beziehungen zu ihren Mitmenschen interessiert, nicht nur dann, wenn sie gerade etwas von ihnen wollen. Sie geben sich zu jeder Zeit zugänglich und freundlich. Sie kapseln sich nicht ab.
- Sie sind hartnäckig. Von Zurückweisungen lassen sie sich nicht entmutigen, weil sie einen Korb nicht persönlich nehmen. Die Gründe für die Ablehnung können ja auch beim Gegenüber liegen. Deshalb geben sie nie auf. Sie probieren immer wieder neue Strategien aus, um ihre Ziele zu erreichen.
- Sie erholen sich schnell von Mißerfolgen und gescheiterten Kontaktversuchen. Sie nehmen jedes Scheitern mit Humor. Dies zeigt sich in ihrer Stimme und in ihrer Körperhaltung. Sie gestehen sich selbst Fehler zu und versuchen nicht, perfekt zu wirken. Wenn sie sich geärgert haben, dann tragen sie nicht den ganzen Tag ihren Frust zur Schau.
- Wenn andere ihnen geholfen haben, zeigen sie Freude und Dank. Sie geizen nicht mit Lob und Anerkennung und verstehen es, andere zu motivieren und zu begeistern.
- Sie sind neugierig auf andere. Sie sind stets an Menschen interessiert und versuchen, sich in sie einzufühlen. Sie hüten sich, neue Bekannte in eine Denk-Schublade einzuordnen. Aus diesem Grunde machen sie gekonnte Komplimente. Das heißt, sie loben Eigenschaften, die für diese spezielle Person charakteristisch sind, statt Allgemeinplätze von sich zu geben, die für tausend andere genauso zutreffen.
- Sie sind ausgezeichneter Zuhörer. Ihr bestes Gesprächsthema sind Fragen nach den Erfolgen ihrer Gesprächspartner. Sie geben ihnen Gelegenheit, über das zu reden, worauf sie stolz sind. Sie sind wohlwollend, aber nicht aufdringlich.

Das Haupthindernis in der Praxis ist der fehlende Mut, den ersten Schritt zu wagen. Hemmungen sind nichts Ungewöhnliches. Wir haben als Kind gelernt, daß man vor Erwachsenen nicht ungefragt den Mund aufmacht, und dieses Verbot verinnerlicht. Viele von uns fürchten sich auch vor Zurückweisung. Ein Mann, der zurückzuckt, wenn ihm eine Unbekannte einige Stolpersteine auf den Weg in ihr Herz und in ihr Bett legt, wirkt weder männlich noch attraktiv. Zugegeben, es ist heutzutage, wo man sich leicht eine Klage wegen sexueller Belästigung einfangen kann, nicht so einfach, über seinen Schatten zu springen. Dabei läßt sich diese Klippe leicht umschiffen, wenn man drei Regeln beachtet, nämlich:

- Niemals die Grenzen des guten Benehmens überschreiten. Wer höflich und mit einem gewinnenden Lächeln fragt, ist juristisch selbst von der böswilligsten Männerhasserin nicht zu belangen.

- Auf Zuwendungs- und Ablehnungssignale des Körpers und des Gesichtes achten. Wenn Sie sehen, daß Sie lästig fallen, ziehen Sie sich höflich zurück. Aber ohne sich wortreich zu entschuldigen – Sie haben schließlich auch Ihren Stolz.
- Gehen Sie von der Faustregel aus: Wenn ein weibliches Wesen »nein« sagt, dann meint sie auch »nein«. Wenn nicht, hat sie ein Problem und befindet sich auf einer Einbahnstraße in Richtung Einsamkeit. Drücken Sie Ihr Bedauern aus, aber versuchen Sie nicht, sie mürbe zu quatschen. Sie muß vielleicht ewig warten, bis mal wieder einer den Mut aufbringt. Sie dagegen brauchen nur den U-Bahn-Wagen zu wechseln und schon erblicken Sie eine andere aufregende Schönheit, die einen Ansprechversuch wert ist.

Ob eine Frau den Annäherungsversuch eines Mannes als spannenden Flirt oder als sexuelle Belästigung empfindet, hängt in starkem Maße von seinem Aussehen ab. Das ergab eine amerikanische Studie. Manche kühne Annäherung, die sie bei einem unattraktiven Mann als Belästigung ablehnen würden, darf sich ein gutaussehender Mann durchaus erlauben. Sieht der Mann nicht gut aus, kann er übrigens auch mit Reichtum oder hohem Status keine Pluspunkte erringen.

Läßt die Unbekannte Sie dennoch mit kaltem Blick abfahren oder ignoriert Sie gar zur Gänze? Zugegeben, das tut weh. Aber was hindert Sie, einen neuen Versuch bei einer anderen zu wagen? Vor allem, wenn Sie sich korrekt verhalten haben? Die Sie abblitzen ließ, sehen Sie höchstwahrscheinlich nie wieder. Die Frau hat vielleicht nur einen schlechten Tag gehabt oder einfach Ihre Qualitäten nicht zu schätzen gewußt.
Um den Mut zu finden, locker auf andere zuzugehen – Kunden, Frauen, hochgestellte Persönlichkeiten oder gar Prominente – benötigen Sie einige positive Erfahrungen, dann wird es von Mal zu Mal leichter. Die verschaffen Sie sich mit einigen Übungen:

- Gehen Sie an einem belebten Ort spazieren – in einer Geschäftsstraße, auf einem Universitätscampus oder auf der Strandpromenade – und sagen Sie mit freundlichem Gesicht mindestens zehn Unbekannten »Guten Tag« oder »Hallo«. Einige werden zurückgrüßen, einige verwundert überlegen, woher Sie sich kennen, die übrigen werden nicht reagieren. Sollte Sie jemand fragen, wieso Sie ihn/sie grüßen, können Sie antworten: »aus Sympathie« oder »Ich hatte den Eindruck, wir sind uns schon mal begegnet«. Auf keinen Fall entschuldigen Sie sich!
- Grüßen Sie in Zukunft alle Menschen, die Sie nur flüchtig kennen (Postfrau, Imbißverkäufer, Kollegen aus anderen Abteilungen) und wechseln Sie mit ihnen ein, zwei Sätze über das Wetter oder über ihre Tätigkeit. Oder stellen Sie unverfängliche Fragen. Sie wissen schon: Wann die Schicht der Zeitungsausträgerin beginnt, ob es im Kiosk zieht, ob die Verkäuferin beim Bäcker eigentlich noch Süßes essen mag. Zeigen Sie echtes Interesse. Verabschieden Sie sich mit einem freundlichen: »Bis morgen«.
- Sprechen Sie nun Menschen an, zum Beispiel in Wartezimmern oder in der Schlange vor der Supermarktkasse. Fragen Sie zum Beispiel, wo sie eine bestimmte Ware, die Sie in deren Einkaufskorb entdecken, gefunden haben, oder wie der Wein mit dem interessanten Etikett schmeckt. Bedanken Sie sich für die Auskunft.
- Um bei der Kontaktaufnahme am Telefon sicherer zu werden: Rufen Sie in einer Behörde oder anderen öffentlichen Institution an und bitten Sie freundlich um eine spezielle Auskunft. Fragen Sie zum Beispiel in einer Bibliothek nach der Einwohnerzahl der USA. Geben Sie eine kurze Begründung, warum Sie diese Auskunft brauchen und bedanken Sie sich freund-

lich, wenn man Ihnen hilft. Diese Erfahrung wird Ihnen beim beruflichen Telefonieren nützlich sein, aber auch, wenn Sie eine Partybekanntschaft am folgenden Abend zum Essen einladen wollen.

- Gehen Sie in ein Geschäft und sagen Sie wörtlich: »Würden Sie mir diesen Zwanzigmarkschein in einen Zehner und Münzen wechseln?« Machen Sie das so oft, bis es Ihnen nichts mehr ausmacht, abgewiesen zu werden.
- Fahren Sie in ein Stadtviertel außerhalb Ihrer Wohngegend und spielen Sie für eine Stunde Tourist. Erkundigen Sie sich bei Passanten nach Sehenswürdigkeiten, Verkehrsverbindungen und Restaurants.
- Und hier noch eine Übung für Fortgeschrittene: Ziehen Sie sich einen Anzug an, so daß Sie seriös wirken. Bewaffnen Sie sich mit Kugelschreiber und Notizblock und starten Sie in einer belebten Geschäftsstraße Ihre private Meinungsumfrage. (Vermeiden Sie den späten Nachmittag und den Samstagvormittag, wenn alle es eilig haben.) Sagen Sie, Sie recherchierten für ein Buch und fragen Sie: »Was tun Sie, wenn Sie schlechte Laune haben, um wieder in Stimmung zu kommen?« Oder: »Was glauben Sie, über welche Eigenschaften der moderne Mann verfügen sollte?« Lassen Sie sich die Antworten begründen und bedanken Sie sich freundlich für die Auskünfte.

Eine Frau kann es sich leisten, zu schüchtern zum Anbaggern zu sein und sich auf ein vages Lächeln zu beschränken. Ein Mann nicht.

Wie Sie Vertrauen und Sympathie wecken, haben Sie schon im vorigen Kapitel erfahren. Achten Sie vor allem darauf, daß Sie:

- ein freundliches Gesicht machen
- Ihrem Gegenüber in die Augen schauen
- nicht aufdringlich oder aggressiv werden.

Der beste Gesprächseinstieg sind Fragen. Der oder die andere kommt nicht umhin, Ihnen eine Antwort zu geben.

Kommunikationsstile – noch ein Psychotest

Kommunikationsforscher haben herausgefunden, daß wir in unterschiedlichen Stilen miteinander reden. Interessiert Sie, in welchem Stil Sie sich am liebsten unterhalten? Dann lesen Sie sich bitte die folgenden fünf Beispiele für typische Konfliktsituationen durch. Jedesmal stehen Ihnen sechs Antwortmöglichkeiten zur Auswahl. Kreuzen Sie diejenige an, die Ihnen am sinnvollsten erscheint.

In welchem Stil kommunizieren Sie?

Noch ein Psycho-Test[1]

I.

Ein Mitarbeiter hat von einer Konkurrenzfirma ein Einstellungsangebot erhalten. Ihm wurden 500 Mark mehr im Monat geboten, als er bisher verdiente. Er wendet sich an den Personalchef seines bisherigen Betriebes und schildert ihm den Sachverhalt. Dabei sagt er:

Mitarbeiter: Sicher, auf der einen Seite würde ich fünfhundert Mark mehr verdienen. Andererseits fühle ich mich hier im Betrieb wie zu Hause. Ich habe keinen Anlaß, mich zu beklagen.

Sie als Personalchef:

1. Inwiefern unterscheidet sich denn die Tätigkeit, die Sie dort ausüben werden von dem, was Sie bei uns tun?
2. Wenn Sie noch etwas Geduld haben, wird sich auch bei uns in finanzieller Hinsicht etwas tun.
3. Sie sind unschlüssig. Dort gibt es mehr Geld, aber hier fühlen Sie sich wohl.
4. Sie sollten sich genau überlegen, ob es das Geld ist, was glücklich macht.
5. Wenn wir bei Ihrem Gehalt noch etwas zulegen, würden Sie dann bleiben?
6. Überschlafen Sie das Ganze noch mal,

[1] Der Fragebogen wurde in Zusammenarbeit mit dem Kommunikationstrainer Karl-Heinz Tiggelers entwickelt.

vielleicht wissen Sie dann morgen genau, was Sie wollen.

II.
Ein Schüler, der in Sport schlechte Leistungen hat, aber in theoretischen Fächern einer der besten ist, spricht mit seinem Sportlehrer:

Schüler: Gewiß, ich könnte nachmittags herkommen und in der Sporthalle üben, damit ich wenigstens eine sichere Drei kriege. Andererseits werde ich nach dem Abitur nie wieder eine Reckstange anfassen müssen. Ist es da nicht sinnvoller, ich lese am Nachmittag ein paar Physikbücher, zur Vorbereitung auf mein Studium?

Sie als Lehrer:
1. Sie stört einerseits Ihre schlechte Note, andererseits haben Sie Bedenken, ob zusätzliches Trainieren für Sie nicht vergeudete Zeit ist.
2. Sprechen Sie mal mit Ihrem Klassenlehrer darüber, der kann Ihre Gesamtleistungen besser einschätzen als ich.
3. Wenn Sie wollen, kann ich Ihnen einen speziellen Trainingsplan aufstellen, so daß Sie einen Teil der Übungen zu Hause durchführen können. Wäre Ihnen damit geholfen?
4. Sie sollten nicht nur an Ihre Noten denken, sondern auch daran, daß Sie mit dem Sport etwas für Ihre Gesundheit tun.
5. Sie wollen also nichts unternehmen, um Ihre Leistungen im Sportunterricht zu verbessern.
6. Sie sind nicht der einzige, der solche Bedenken hat, aber glauben Sie mir, mit ein bißchen Training kann jeder ganz ordentliche Leistungen erzielen.

III.
Ihr Neffe, siebzehn Jahre alt, besucht Sie während der Ferien und beklagt sich über seine Eltern.

Neffe: Die ganze Familie drängt mich, ich soll studieren. Mein Vater hat mir schon angedroht, daß er mich 'rauswirft. Sogar meine Freundin macht mir Vorwürfe; aber ich weiß ganz genau, daß das nichts für mich ist. Nur, irgendwie bringe ich es nicht fertig, mich durchzusetzen.

Sie als sein Onkel:
1. Hast du schon mit einem Berufsberater gesprochen? Der hat Erfahrung und kann objektiv einschätzen, ob ein Studium für dich das Richtige ist.
2. Es bedrückt dich, daß du den anderen deine Zweifel am Studium nicht plausibel machen kannst.
3. Vielleicht fehlt dir nur das notwendige Selbstvertrauen. Deine Zeugnisse sind doch ganz ordentlich. Du solltest dir einfach mehr zutrauen.
4. An welchen Studiengang haben deine Eltern und deine Freundin denn gedacht?
5. In einer solchen Zwangslage befinden sich viele junge Leute. Du solltest die Flinte nicht gleich ins Korn werfen.
6. Du meinst also, daß dir die Ausdauer für ein längeres Studium fehlt.

IV.
Ein Lehrer wendet sich an seinen Direktor.

Lehrer: Sie wissen, daß mein Vorgehen bei der Bewertung der Leistungen bei vielen Kollegen auf Ablehnung stößt. In letzter Zeit spüre ich, daß sich die Vorbehalte inzwischen gegen mich als Person richten. Ich habe den Eindruck, ich werde »geschnitten«.

Sie als Direktor:
1. Das werde ich bei der nächsten Dienstberatung zur Sprache bringen; damit schaffen wir die Geschichte aus der Welt.
2. Woran haben Sie das im einzelnen festgestellt?
3. Vielleicht sind Sie persönlich etwas zu empfindlich.
4. Sie fürchten, man will Sie loswerden.
5. Während es zunächst nur um Ihre Methoden ging, fühlen Sie sich jetzt persönlich angegriffen.

6. Wissen Sie, das Klima bei uns ist jetzt, kurz vor den Zeugnissen, ohnehin etwas angespannt. Das wird sich bald wieder legen.

V.
Sie planen mit Ihrer Partnerin den Sommerurlaub. Im letzten Jahr verbrachten Sie gemeinsam die Ferien auf Mallorca, ihrem Wunsch entsprechend. Dafür wollte sie in diesem Jahr mit Ihnen durch Norwegen wandern. Doch nun sagt sie:

Partnerin: Im Reisebüro gegenüber haben sie ein ganz tolles Angebot hereinbekommen: drei Wochen Kreta zum Preis von zwei, und das in der Hauptsaison. Mit Flug nur tausendeinhundert Mark für jeden. Ich hab schon mal nachgefragt; sie haben nur wenige Plätze, wir müßten uns bis morgen mittag entscheiden. Da können wir minoische Kultur mit Badeurlaub verbinden. Da wir wegen unseres Autokredits sparsam planen müssen, sollten wir uns die Chance nicht entgehen lassen.

Sie:
1. Du solltest dich nicht so leichtsinnig über unsere Vereinbarung hinwegsetzen.
2. Du bist begeistert von der Idee, so günstig nach Kreta zu kommen.
3. Das kommt überhaupt nicht in Frage. Wir haben eine Vereinbarung und dabei bleibt es.
4. Du meinst, das rechtfertigt dich, so ohne weiteres unsere Vereinbarung aufzukündigen?
5. Ich hatte gleich das Gefühl, du würdest im letzten Moment unsere Vereinbarung platzen lassen.
6. Es wird immer wieder günstige Sonderangebote geben. Du wirst sehen, im nächsten Jahr finden wir haufenweise andere tolle Gelegenheiten, für wenig Geld viel zu erleben.

Welche Stile es gibt und was sie über unser Gesprächsverhalten aussagen, lesen Sie in der Auswertung im Anhang des Buches. Wenn Sie in Ihren Antworten unterschiedliche Stile angekreuzt haben, ist dies ein Hinweis, daß Sie es von der Situation und Ihren Gesprächspartnern abhängig machen, wie Sie reagieren. Taucht dagegen einer der sechs Stile bevorzugt unter Ihren Antworten auf, sind Sie vom Charakter her auf diesen Stil eingeschworen. Im folgenden Abschnitt lesen Sie, welche erfolgreichen Kommunikationsformen den Mann, der sie anwendet, in einen gesuchten Gesprächspartner verwandelt.

Kommunikationsregeln für den Alltag

Wer nach Stralsund kommt, sollte einmal das mittelalterliche Rathaus besichtigen. Er entdeckt dort eine prächtige Fassade in spätgotischer Backsteinarchitektur. Schaut er aber genauer hin, wird er feststellen, daß sich dahinter nur ein schmuckloser, kleiner Allzweckbau befindet. Der obere Teil der Fassade ragt ohne Hinterbau in den Himmel hinein. Die Erklärung ist einfach. Nach Errichtung der Fassade ging den Ratsherren das Geld aus. Ihr imposant geplantes Repräsentationsgebäude blieb unvollendet.
An dieses Bauwerk fühlt man sich unwillkürlich erinnert, wenn manch blendende Erscheinung unter unseren Zeitgenossen das erste Mal den Mund öffnet und seine Persönlichkeit preisgibt. Nicht hinter jeder blendenden Fassade steckt ein ebenso blendender Kern. Ein originelles Outfit genügt vielleicht, um Aufmerksamkeit zu erregen. Viel schwerer fällt es, auch nach vier Wochen noch Interesse zu wecken. Wer freilich mit einer wachen Neugier für das Leben ringsumher ausgestattet ist, wird immer etwas Spannendes zu erzählen haben. Noch wichtiger aber ist es, seine Gedanken und Erlebnisse unterhaltsam darzubieten und die Partner zu ermuntern, in gleicher Weise von sich zu erzählen. Zum Glück hält die Psychologie eine Reihe von bewährten Kommunikations-

regeln bereit, auf die wir zurückgreifen können, wenn das Gespräch mit unseren neuen Bekannten ins Stocken gerät.

Intensiv zuhören. Die wirksamste Art, sich beliebt zu machen, besteht darin, überhaupt nicht viel zu sagen, sondern andere reden zu lassen. Sie wissen sicher, wie angenehm es ist, aufmerksame Zuhörer zu haben, die Interesse an Ihren Worten zeigen und Sie nicht unterbrechen. Die gleiche Sympathie erzielen Sie bei Ihren Partnern, wenn Sie ein aufmerksamer Zuhörer sind. Gespräche verlaufen um so intensiver, je gleichmäßiger die Redeanteile verteilt sind. Lassen Sie Ihren Freunden einen kleinen Vorsprung, und Sie werden sich vor Gesprächspartnern nicht retten können.

Diese Wirkung können Sie durch aufmerksamen Blickkontakt steigern. Nicken Sie ab und zu und werfen Sie kurze beipflichtende Bemerkungen wie: »Aha«, »Hm«, »Interessant« oder »Ich verstehe« ein.

Einfühlung. Geben Sie gelegentlich eine Rückmeldung, daß Sie nicht nur zuhören, sondern das Gesagte auch verstanden haben. Zu diesem Zweck greifen Sie die letzte Bemerkung Ihres Partners auf, wiederholen sie mit eigenen Worten und versuchen, die Gefühle in Worte zu fassen, die in der Äußerung mitschwingen. »Sie sind also noch einmal zurückgegangen. Bestimmt fühlten Sie sich nicht wohl in Ihrer Haut.« Oder: »Ihr Kollege ist also mit der Sache zu Ihrem Chef gerannt und hat ihm alles brühwarm berichtet. Ich nehme an, Sie waren stinksauer.« Das regt an, den Sachverhalt genauer zu erläutern. Mit andern Worten: sich Ihnen tiefer anzuvertrauen. Und das, obwohl Sie neutral reagierten. Denn in Ihrer Bestätigung haben Sie nur gesagt, daß Sie zuhören und sich um Verständnis bemühen, nicht aber, daß Sie sich genauso verhalten hätten wie Ihr Gegenüber. Sie haben weder positiv noch negativ Stellung bezogen.

Fragen statt argumentieren. Fragen zeigen Interesse und Wertschätzung an. Wer gefragt wird, fühlt sich wegen seiner Erfahrungen und seines Wissens geschätzt. Argumente enthalten dagegen immer die unausgesprochene Botschaft: »Darüber weiß ich besser Bescheid als du.« Ein kluger Verkäufer weiß beispielsweise, daß es nicht viel bringt, seinem Kunden die Vorzüge eines Produktes anzupreisen, sondern daß er besser fährt, wenn er sich erkundigt, was sein Kunde von der Ware erwartet, die er zu erwerben beabsichtigt. Dann kann sich der Verkäufer darauf beschränken, ihm zu zeigen, daß sein Angebot den Erwartungen des Kunden entspricht. Und der Kunde fühlt sich als König.

Sie sind in einer vergleichbaren Situation. Sie wollen sich als sympathische und kompetente Person »verkaufen«. Fragen sind besonders bei Meinungsverschiedenheiten eine wirkungsvolle Kommunikationsmethode. Statt mit Ihrem Partner um die Wette zu argumentieren, ohne daß einer von Ihnen sich geschlagen gibt, fragen Sie – statt zu widersprechen – nach den Gründen für seine abweichende Ansicht. Dadurch erfahren Sie erstens, warum Ihr Gegenüber anders denkt als Sie, und zweitens haben Sie sich als tolerante Person erwiesen, die fremde Meinungen ernst nimmt.

Fragen, aber kein Verhör. Hüten Sie sich jedoch vor dem anderen Extrem, Ihre Gesprächspartner nach persönlichen Dingen auszuforschen. Wieviel verdienen Sie? Wollen Sie Kinder? Woran ist Ihre letzte Beziehung gescheitert? Klar, daß Sie diese Dinge interessieren, aber es gehört eine gewisse Vertrauensbasis dazu, die allmählich wachsen muß, um die Antworten auch zu bekommen.

Um mit der Fragetechnik Erfolg zu haben, helfen folgende Hinweise:

- Stellen Sie keine Frage aus heiterem Himmel, sondern knüpfen Sie inhaltlich am zuletzt Gesagten an.
- Stellen Sie nur eine Frage auf einmal. Bei mehreren Fragen zugleich wird in der Regel nur eine beantwortet, meistens die letzte.
- Stellen Sie nach Möglichkeit offene Fragen. Als offene Fragen bezeichnet man solche, in denen die Antwortrichtung nicht vorge-

geben wird. Das sind Fragen, die mit einem Fragewort (Warum? Wie? Woher?) beginnen. Das Gegenteil sind geschlossene Fragen. Sie lassen meist nur eine kurze Antwort zu und lassen daher das Gespräch leicht ins Stocken geraten. Ein Beispiel soll deutlich machen, was wir meinen. Wenn Sie die geschlossene Frage stellen: »Hattest du eine gute Reise?« So wird die Antwort kurz ausfallen: »Ja«, »Nein« oder »Danke, es geht«. Formulieren Sie Ihre Frage dagegen in die offene Form um, so lautet sie: »Wie war deine Reise?« Wer einsilbig ist, antwortet vielleicht auch nur: »Danke, es geht.« Die meisten werden aber die Gelegenheit nutzen, über Zugverspätungen, überbuchte Flüge, Staus und Parkplatzschwierigkeiten zu berichten.

- Begründen Sie, warum Sie fragen. Damit geben Sie zu erkennen, daß nicht pure Sensationslust oder die Mißachtung der Intimsphäre Sie antreibt. Sondern daß Sie sich bemühen, den Partner besser zu verstehen. Beispiel: »Warum ...? Ich frage, damit ich begreife, weshalb dich diese Sache immer noch beschäftigt.«

Namen nennen. Passen Sie auf, daß Sie sich gleich den Namen Ihrer neuen Bekanntschaft merken. Wenn Sie ihn nicht mitbekommen haben, fragen Sie ruhig nach. Ihr Interesse wird garantiert positiv gewertet, denn jeder weiß aus eigener Erfahrung, wie schwer es ist, neue Namen mitzubekommen und zu behalten. Und sprechen Sie während der Unterhaltung immer wieder mal Ihr Gegenüber mit dem Namen an. Dadurch gelangt ein persönliches Element in das Gespräch. Es schafft ein vertrautes Klima. Außerdem sind Sie nun dagegen gefeit, daß Sie im Wirbel der neuen Eindrücke den Namen gleich wieder vergessen.

Persönlicher Stil. Wer unsicher ist, verbirgt seine Ansprüche gern hinter Allgemeinheiten. Beispielsweise ein Vorgesetzter, der bei der Dienstberatung sagt: »Jemand müßte mal in die Stadt fahren und sich anschauen, ob unsere Werbeplakate auch bemerkt werden.« Oder der Familienvater zu Frau und Kindern: »Jemand müßte mal ein Sechserpack aus dem Keller holen.« Unklare Aufforderungen, die sich an unbestimmte Subjekte wie »jemand«, »man« oder »wir« richten, haben nur eine Konsequenz: Die Mitarbeiter werden den Kopf einziehen und hoffen, daß der Kelch an ihnen vorübergeht.
Sprechen Sie stets von »ich« und »du« (beziehungsweise »Sie«). Sagen Sie nie: »So etwas tut man nicht« oder zu Ihrer neuen Bekannten: »Wir sollten das Gespräch bei Gelegenheit fortsetzen.« Die Bekannte wird antworten: »Das sollten wir«. Und dann? Sie beide gehen mit dieser unklaren Absichtserklärung auseinander und hören nie wieder etwas voneinander. Sagen Sie lieber: »Ich fände es schön, das Gespräch mit Ihnen fortzusetzen. Haben Sie nächste Woche Zeit?«

Gesprächsthemen und Tabus. Manche Leute meiden Stehempfänge, weil sie der Kunst des Small Talks, des Geplänkels über oberflächliche Themen nichts abgewinnen können. Um mit Fremden in eine tiefergehende Diskussion einzusteigen, müssen Sie erst einmal wissen, wer Ihnen gegenübersteht. Für Ihre originellen Gedanken über die aktuelle Bedeutung der Philosophie von Jaspers finden Sie immer noch Gelegenheit, wenn Sie sich zuvor verständigt haben, daß Sie beide, was den Existentialismus betrifft, auf einer Linie liegen und dieses Interesse alle anderen Themen überstrahlt. Vorher ist Small Talk ange-

Ist es Ihnen peinlich, völlig fremde Personen nach ihren Angelegenheiten zu fragen? Zum Glück gibt es eine Reihe unverfänglicher Themen, die sich hervorragend eignen, um einander näher zu kommen:

- Wohnort, Land, Stadt(-viertel), Straße
- Familienstand und Kinder
- Haustiere und Tiere allgemein
- Beruf, Tätigkeit, Studium, Ausbildung
- Hobbys, Sport
- Fernsehen, Kino, Kultur
- Urlaub, Reisen.

sagt, also die Kunst der leichten Konversation, die intime und heikle Gebiete ausspart. Und deshalb auch mit Unbekannten ohne tiefere Vertrauensbasis gelingt. Entscheidende Voraussetzungen für diese Kunst sind Interesse am Mitmenschen, Aufgeschlossenheit und positive Neugierde. Richtig angewandt, ist sie die beste Möglichkeit, neue Beziehungen anzuknüpfen oder wenigstens einige abwechslungsreiche Minuten zu erleben. Dabei darf das Gespräch nicht in ein Abfragen abgleiten (kein Verhör), sondern Sie nehmen den Faden auf, stellen eine Verständnisfrage und sagen Ihre Ansicht, ohne sie als einzig richtige auszugeben. Einsilbige Ja/Nein-Antworten ohne Begründung vermeiden Sie. Wenn es Ihr Gegenüber genauso hält, werden Sie keine Schwierigkeiten haben, gemeinsame Interessen zu finden und an diesen Stellen die Unterhaltung zu vertiefen. Gerät das Gespräch ins Stocken, warten Sie einige Sekunden. Meist nimmt der andere von sich aus innerhalb von drei Sekunden die Unterhaltung wieder auf. Wenn nicht, stellen Sie eine Frage.
Meiden Sie Themen, die Menschen leicht in gegensätzliche Lager spalten.

Für die ersten Kontakte wenig geeignet sind nach Ansicht von Benimm-Experten folgende Themen:
- Politik
- Religion
- Kosmetik, Krankheiten
- Kritik am Essen oder den Gastgebern
- Ehe- oder Partnerschaftsprobleme
- Geld und Geschäfte.

Es gibt Ausnahmen. Auf einem Parteitreffen wird natürlich von Politik gesprochen, allerdings werden Sie mit abweichenden Ansichten ins Fettnäpfchen treten. Eheprobleme und Geschäfte können ein Gesprächsthema werden, wenn Ihr Gegenüber ein Fachmann oder eine Fachfrau ist, für deren Erfahrung Sie sich interessieren. Ihr Fingerspitzengefühl entscheidet, wie weit Sie ins Detail gehen. Sie werden beispielsweise niemals einem Arzt auf einer Party Ihre Krankengeschichte schildern. Verpönt sind auch Rechthaberei und das Auffallenwollen um jeden Preis. Sie haben sicher schon einmal unangenehme Gäste beobachtet, die mit Theatralik, Kreischen, hysterischen Lachanfällen oder dem Erzählen von abgestandenen Witzen versuchten, auf sich aufmerksam zu machen.
Zurückhaltung bei Klatsch und Tratsch.
Durch die neuesten Skandalgeschichten über gemeinsam bekannte Abwesende läßt sich Verbundenheit, Informiertheit und rege Anteilnahme am Leben anderer demonstrieren. Beim Lästern können sich nach wenigen Minuten zwei vorher Fremde wie halbe Verschwörer vorkommen. Aber übertreiben Sie es nicht. Irgendwann fragt sich Ihre neue Bekanntschaft vielleicht, wann und bei welcher Gelegenheit sie von Ihnen durchgehechelt wird. Sie wissen: Der Mensch liebt den Verrat, aber nicht den Verräter. Hören Sie ruhig und mit Wohlwollen zu, wenn über Abwesende getratscht wird, aber beteiligen Sie sich lieber nicht an diesem Spiel. Zurückhaltung macht sich auf lange Sicht bezahlt.
Je verschwiegener Sie sind, was Außenstehende betrifft, um so eher werden Sie als Vertrauensperson akzeptiert.

Sexualität: Erschaffen Sie jeden Tag die Faszination neu

Die Sexualwissenschaftler beobachten in den Neunzigern einen eindeutigen Trend: Männer und Frauen treiben »es« immer weniger miteinander.

Eine amerikanische Studie erregte großes Aufsehen mit folgenden Zahlen: Dreißig Prozent praktizieren nur eine Art von Verkehr – den, für den ein Führerschein erforderlich ist. Ein weiteres Drittel gönnt sich den Spaß miteinander höchstens einmal pro Woche und nur die übrigen 35 Prozent lieben sich zweimal in der Woche oder öfter – was vor zwanzig Jahren als unterste Grenze des noch Normalen galt. Und es wird weiter abwärts gehen: jede zweite Frau gab an, ohne weiteres auf den Rest-Sex verzichten zu können.

Kommt das schlaffe Ende der sexuellen Revolution wie einst ihr Anfang wieder einmal aus Amerika? Weit gefehlt! Als die Studie veröffentlicht wurde, winkten die deutschen Sexperten ab: Längst bekannt! Über die Ursachen streiten sie noch. Zur Auswahl stehen:

Männer und Frauen verstehen einander nicht mehr. Die Frauen haben sich emanzipiert und wollen den Männern gleich sein. Auch im Bett, wo Spannung nur durch die Verschiedenheit der Geschlechter entsteht. Der Mann, der die Forderungen der Frauenbewegung buchstabengetreu zu erfüllen sucht, verwandelt sich in einen Softie, der sich schnell schlappgekuschelt hat. Die politisch korrekte Frau fordert den einfühlsamen Mann, der seinen Anteil an der gemeinsamen Lebenslast trägt. Aber insgeheim träumt sie doch von einem Antonio-Banderas-Typ, der sie in unersättlichem Begehren auf den Teppich wirft, statt auf demselben Staub zu saugen. Wenn beide Geschlechter einander immer ähnlicher werden, folgt daraus die unausweichliche Konsequenz, daß die meisten nach einer Anfangsphase stürmischer Hoffnungen nur noch wie Brüderchen und Schwesterchen zusammenleben. Doch schieben wir die Schuld nicht allein auf die Frauen. Warum geben sich so viele Männer zufrieden, sich als Opfer der Frauenbewegung zu bemitleiden, statt ihre Stärken auszuspielen?

Der Leistungszwang. Haben wir keinen Sex, weil wir soviel arbeiten oder arbeiten wir soviel, weil wir keinen Sex haben? Von Kindheit an stehen wir im Wettbewerb um Zensuren, um Kompetenzen, um Geld und Statussymbole. Je weniger Arbeitsplätze zur Verfügung stehen, um so mehr rackern sich diejenigen ab, die noch einen haben. Frauen und Männer begegnen sich in der Arbeitswelt als Konkurrenten und übertragen dieses Verhaltensmuster ins Privatleben. Auch im Bett kommt es zunehmend auf die Leistung an. Statt Genuß ein weiteres Feld für Streß und Erschöpfung. Bloß kein Versager sein! Kein Wunder, daß sich viele von uns dem sexuellen Leistungsdruck am liebsten ganz entziehen.

Die öffentliche Erotik. Noch nie gab es soviel öffentliche Nacktheit. In Talkshows enthüllen Tag für Tag Männer und Frauen tabulos ihre Neigungen zu Fetischen, Swingerklubs und ausgefallenen Vorlieben aller Art. Je weniger los ist in deutschen Schlafzimmern, um so mehr bemühen sich Journalisten, ihren frustrierten Zuschauern optisch anheizende Ersatzkost zu liefern. Doch was ist das schon gegen richtigen Sex Haut an Haut! Bei dem man eine Venus riecht, schmeckt und fühlt. Hört, wie sie stöhnt, sieht, wie sie sich windet unter den eigenen

Händen, wie sie sich öffnet, fallen läßt und hingibt.
Erotik lebt vom Geheimnisvollen, von Andeutungen, Verschwiegenheit, Verhüllungen und Hindernissen. Wo alles offen zutage liegt, geht die Neugier verloren. Die Konsequenz: statt Abenteuer Langeweile.
Diese Medienwelt ist voll von wunderhübsch gestylten Supermädchen, die uns locken, ein bestimmtes Auto, Jeans oder Zahncreme zu erwerben. Die Produkte verkaufen sich spielend, das Mädchen aber bekommen wir nie. Der einzige Effekt: Wir glauben allmählich, daß die makellosen Schönheiten – die es nur sind, nachdem eine Crew von Visagisten und Kosmetikern an ihnen alles Unebene zugedeckt hat – auch die begehrenswertesten seien. Die wenigen Wesen, die dem Ideal nahekommen, werden so oft angemacht, daß sie auf jedes neue Anbaggern mit Abwehr und Langeweile reagieren. Entweder sind sie überzeugt, daß kein realer Mann ihrer Schönheit wert sei – außer wenn er Don Johnson oder Tom Hanks heißt. Oder sie fürchten, daß der Mann sich nur mit ihnen schmücken will. Viele Männer träumen in der Tat von einer Titelblattschönheit. Bis dahin verzichten sie lieber ganz. Unrealistische Ansprüche verhindern, daß sie mit einer Frau glücklich werden, die ihre Stärken eher in Hingabe und Zärtlichkeit sieht als im Kopieren berühmter Models.
Umweltgifte. Die chemische Industrie verwendet in Unkrautvertilgungsmitteln, aber auch in Reinigungschemikalien Substanzen, die wie das weibliche Hormon Östrogen wirken. Das vermindert die männliche Fortpflanzungsfähigkeit (siehe auch Kapitel 1). Manche Ärzte behaupten, damit wäre auch das männliche Begehren in Gefahr. Wir halten das für zweifelhaft. Alles auf Umweltgifte zu schieben, ist eine bequeme Ausrede – man(n) muß sich dann nicht mehr selbst verantwortlich fühlen. Doch Frauen sind vom Lustverlust genauso betroffen. Daß Männer und Frauen bei einer neuen Liebe durchaus Feuer und Flamme sein können wie in alten Zeiten, beweist, daß die biologische Maschinerie noch funktioniert.

> Was auch immer das mangelnde Interesse an der schönsten Nebensache der Welt ausgelöst haben mag – wir Männer haben sicher unseren Anteil an der Misere. In einer Studie wurden vor einigen Jahren über 10 000 Menschen aus fünfzehn Ländern befragt, wer die besten Liebhaber seien. Fünfzehn Plätze waren zu vergeben – die deutschen Männer landeten abgeschlagen auf Platz elf, noch hinter Russen, Südafrikanern und Kanadiern. Als beste Liebhaber galten natürlich die Franzosen. Besonders schlecht schnitten die Deutschen bei der Frage nach der Befriedigung der Partnerin ab. Nur Thailänder, Polen und Männer aus Hongkong erhielten noch weniger Punkte als wir. Sollte dieses magere Resultat nur auf Einbildung oder Unkenntnis der befragten Frauen zurückzuführen sein?

Deutsche Männer bewerten Liebesqualitäten, wenn man den Untersuchungen glauben darf, genauso wie sie Leistungen im Beruf einschätzen. Sie denken, daß sich der perfekte Lover vor allem durch Kraft, Potenz, Ausdauer und Zuverlässigkeit (»steht jederzeit seinen Mann«) auszeichnet.
Frauen legen in Wahrheit auf ganz andere Eigenschaften Wert. Die meisten werden Sie wiedererkennen. Es sind genau die Qualitäten, die den Neuen Mann auszeichnen (siehe Kapitel 1) – und noch ein paar Extras:
Selbstbewußtsein ohne Arroganz. Sie haben es nicht nötig, durch Imponierverhalten um Beachtung zu werben. Sie wissen, was Sie wollen und geben es offen zu erkennen. Sie konzentrieren Ihre Aufmerksamkeit nicht auf eine perfekte Leistung, da Sie Ihrer sicher sind, sondern allein auf das begehrte Wesen.
Genußfähigkeit. Wer sein Essen nicht herunterschlingt, sondern jeden Bissen genießt, ist erfahrungsgemäß auch in der Liebe einfühlsam. Solche Männer versuchen nicht, so schnell wie möglich an ihr Ziel zu gelangen

– die Frau in minimaler Zeit ins Bett zu bekommen und möglichst fix zum Orgasmus zu kommen – sondern genießen jeden Schritt des Werbens. Für Sie ist Erotik mehr als bloße Rammelei.
Pflege. Sanfte Hände, anregender Körperduft – Frauen wissen es zu schätzen, wenn ein Mann sich mit seiner Wirkung genauso viel Mühe gibt, wie sie es selbst tun. Natürlich dezent und nicht aufgedonnert und vor allem nicht als Dandy kostümiert. Daß ein Mann nach Schweiß riechen und die Haut seiner Partnerin mit einem Stoppelbart aufrauhen muß, ist ein Irrglaube, der glücklicherweise auch unter uns Deutschen allmählich im Schwinden begriffen ist.
Humor. Frauen erwarten nicht unbedingt, daß ein Mann ein unerschütterlicher Steher sein muß. Er sollte aber lachen können und sein Selbstvertrauen nicht verlieren, wenn es mal nicht klappt. Wer bei der ersten Schwierigkeit aus der Rolle des Superhelden kippt und anfängt, sich demütig zu entschuldigen oder gar die Partnerin für alle Mißgeschicke verantwortlich zu machen, hat schnell alle Sympathien verspielt.
Verständnis. Es ist wahr, viele Frauen sind öfter mal launisch. Wer während ihrer wechselnden Stimmungen die Geduld bewahrt und vor allem Nähe nicht mit Verpflichtung zu dauernder Paarungsbereitschaft verwechselt, kann mit doppelter Zuwendung rechnen, sobald sie wieder gut drauf ist. Moderne Männer beweisen ihre Überlegenheit nicht durch Macho-Gehabe, sondern daß sie sich nicht zum Spielball ihrer Launen machen.
Einfühlung. Jede dritte Frau beklagt mangelnde Sensibilität bei Männern – ein guter Liebhaber gibt seine Gefühle zu erkennen. Sinn für Romantik vermissen noch mehr. Er soll Kerzen, Musik und sinnliche Atmosphäre genießen können und sie nicht nur als Mittel zum Zweck einsetzen, damit sie ihm endlich ins Bett folgt.
Begehren. Ein guter Liebhaber zeigt sein Begehren offen. Er sagt, was er will. Er versucht, die Frau seiner Träume von sich zu überzeugen, aber nicht sie zu überlisten oder gar mit Gewalt oder moralischem Druck zum Sex zu zwingen. Er bleibt am Ball, respektiert aber ihre Wünsche und Vorbehalte.
Kreativität. Die überwiegende Mehrheit der Frauen wünscht sich mehr Abwechslung im Bett. Routine, die schnelle Nummer, darf nicht zum Regelfall werden.
Sportlichkeit. Gesucht werden weder Muskelpakete noch Extremsportler, sondern Männer, die gern tanzen, die sich geschickt bewegen können, die über Körperbewußtsein und Lebendigkeit verfügen. Vor allem soll er von der Arbeit nicht so ausgelaugt nach Hause kommen, daß er für die Reize seiner Freundin keine Augen mehr hat.

Die meisten dieser Merkmale sind nicht auf den ersten Blick zu erkennen. Auch wenn sie es nicht immer zugeben: Frauen achten genau wie Männer auf Äußerlichkeiten und ziehen von daher Rückschlüsse auf die verborgenen Qualitäten des potentiellen Liebhabers. Was macht – neben den in Kapitel 7 genannten Merkmalen des Charismas – die erotische Ausstrahlung eines Mannes aus?
Statussymbole. Nur wenige schauen direkt auf Geld und Macht. Viel wichtiger sind indirekte Hinweise, daß sie es mit einem Mann von Klasse zu tun hat. Dazu gehören stilvolle, gehobene Kleidung, gepflegte Hände, zuvorkommende Umgangsformen, aufrechte Körperhaltung plus sicherem Auftreten. Es ist erstaunlich, wie viele Mädchen schon als Teenager auf die Schuhe eines Mannes schauen. In der Tat: es gibt nur wenige Männer, die auch im Alltag gutes, gepflegtes Schuhwerk tragen.
Körpergröße. Sie ist streng genommen auch ein Statussymbol, und zwar ein biologisches. Größere Männer werden als dominanter und überlegener eingeschätzt. Sie hat eine ähnliche Wirkung wie aufrechte Körperhaltung. Partnerschaftsanzeigen in Zeitschriften beweisen, daß Männer unter 1,80 Meter auf diesem Markt kaum eine Chance haben.
Das Gesicht. Strahlende Augen und ein jungenhaftes Lächeln besitzen eine beinahe unwiderstehliche Anziehungskraft. Männer

lächeln im Durchschnitt seltener als Frauen. Um so mehr Aufmerksamkeit erregt jedes Lächeln, das von einem Mann kommt. Es hat Seltenheitswert. Kombiniert mit einem Wechsel von Blickkontakt, Zur-Seite-Schauen und Wieder-Hinschauen entwickelt sich die Sprache des Flirtens. Spielt die Unbekannte mit, kann er es riskieren, sie anzusprechen. Mit guten Aussichten auf Erfolg.

Die Stimme. Jeder kann seine erotische Ausstrahlung steigern, indem er bewußt langsam und »aus dem Bauch heraus« spricht. (Mehr dazu Kapitel 7)

Knackiger Po. Neben dem Gesicht der wichtigste Blickfang. Unbewußt schätzen Frauen an den Formen des männlichen Hinterteils die sportlichen Qualitäten des Unbekannten ab. Und damit zugleich solche Eigenschaften wie Ausdauer, Zielstrebigkeit und Körperbewußtsein. Breite Schultern und schmale Hüften unterstreichen diese Wahrnehmung zusätzlich.

Merke: Auch ein gut aussehender Mann wird mit Humorlosigkeit, schlechten Tischmanieren, falschen Versprechungen und häufigem Zuspätkommen einen positiven ersten Eindruck schnell wieder zerstören.
Ein gepflegtes Äußeres und ein Auftreten, das signalisiert »ich schaffe alles, weil ich von mir überzeugt bin« – diese Kombination ist unwiderstehlich.

Erotische Ausstrahlung wirkt indirekt. Ein Mann, der prahlerisch behauptet: »Ich bin gut«, überzeugt niemanden. Wenn ihm seine Stärke nicht anzumerken ist, ohne daß er erst lauthals auf sie aufmerksam machen muß, wird etwas faul sein an seiner Selbstdarstellung. Nicht Perfektionismus, sondern im Gegenteil sich selbst mit all seinen Fehlern zu mögen, beweist wahre Überlegenheit. Natürlicher Sex-Appeal ist vor allem eine Frage des persönlichen Stils, der individuellen Unverwechselbarkeit.

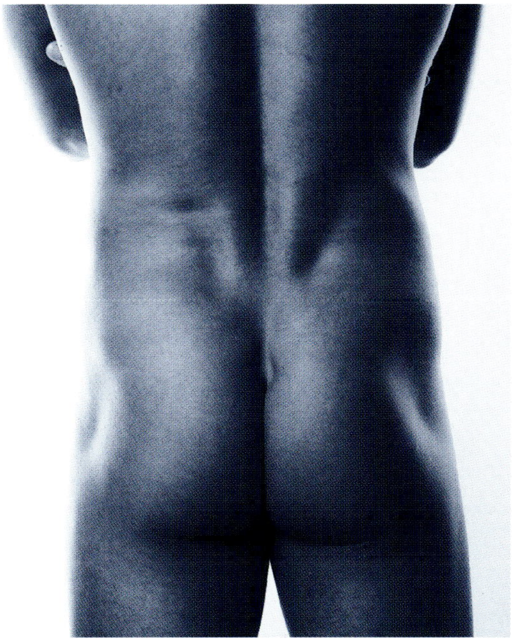

Ein schöner Rücken ist nicht schlecht – ein knackiger Po erst recht

Der Sex-Appeal vieler Männer ist durch Ängste blockiert. Viele von uns spielen nur nach außen den starken Mann. Es ist nicht leicht, zu seinen Ängsten zu stehen und locker damit umzugehen.

Immerhin: Ein Teil der männlichen Ängste ist schlicht überflüssig, die übrigen lassen sich abstellen, wenn man(n) entschlossen gegen ihre Ursachen angeht. Zwar wurde schon in Hunderten von Zeitschriftenartikeln und Büchern alles Wichtige dazu gesagt, aber dennoch halten sich einige Ängste mit erstaunlicher Hartnäckigkeit. Deswegen an dieser Stelle einige Worte zu den vier häufigsten Ängsten, die sich um Sexualität und Erotik drehen:

Auch Frauen haben Ängste – insbesondere, wenn sie sich zum ersten Mal nackt fremden Blicken preisgeben. Der Liebhaber könnte ja entdecken, daß sie nicht wie Kate Moss oder Claudia Schiffer aussieht. Wahrscheinlich ein geringer Trost für den männlichen Part.

Keine Erektion im entscheidenden Moment: Nicht den Humor verlieren. Einen Scherz machen und weiter schmusen. Wenn sie sich abfällig äußert, hat sie ein Problem. Zum Beispiel die uneingestandene Angst, für Sie nicht attraktiv genug zu sein. Ist Ihnen das Versagen peinlich, geben Sie es ruhig zu. Das Eingestehen eines Unvermögens wirkt selbstsicherer als jede noch so gute Ausrede. Nur wenn Ihr Problem öfter auftritt, lohnt eine Frage nach der Ursache. Die Angst, eventuell nachher, wenn es darauf ankommt, nicht zu können, genügt bereits als Auslöser, daß das gute Stück tatsächlich seinen Dienst verweigert. Weitere Gründe können sein: Streß, noch nicht vollendete gefühlsmäßige Ablösung von der letzten Partnerschaft, Alkohol, Krankheiten ...

Vorzeitiger Samenerguß: Wenn nicht zu hohe Erregung nach langer Enthaltsamkeit schuld ist – in diesem Fall unternehmen Sie nach einer Schmusepause einen zweiten Versuch – ist die Ursache meist Angst vor Unzulänglichkeit. Entkrampfen und Gelassenheit helfen. Sich nicht auf den Koitus fixieren, sondern dem Beiwerk mehr Zeit einräumen. Also allem, was man mit Mund, Hand und anderen Körperteilen tun kann.

Abhilfe schaffen kann bei ständigem vorzeitigen Samenerguß auch eine Creme mit den Wirkstoffen Lidocain und Prilocain. In einer Pilotstudie wiesen kanadische Wissenschaftler der Universität Toronto nach, daß diese Creme die Überempfindlichkeit der Eichel mindert und es dem Mann ermöglicht, seinen sexuellen Höhepunkt bis um 20 Minuten hinauszuzögern. Die Cremeanwendung ist schmerzlos und wirkt nicht ejakulationshemmend.

Der durchschnittliche Mann ejakuliert nach dreißig bis sechzig Beckenstößen, was etwa zwei Minuten dauert. Alles, was diesem Zeitrahmen entspricht, fällt nicht unter vorzeitigen Samenerguß. Vor- und Zwischenspiele (oder zwischendurch an die Steuererklärung zu denken) können das sexuelle Beisammensein verlängern. Selbstverständlich läßt sich das sexuelle Durchhaltevermögen wie jede andere Form der Kondition trainieren. Der Nachteil: Dafür benötigen Sie eine Partnerin, die »mittrainiert« und genügend Beherrschung, um den krönenden Abschluß hinauszuzögern. So geht es: Kurz vor dem Ejakulieren muß sie mit drei Fingern unterhalb des Penisschaftes drei bis vier Sekunden lang einen festen Druck ausüben, und schon geht der Ejakulationsdrang zurück. Nach ungefähr einer halben Minute wieder starten mit dem Liebesspiel, und vor dem Samenerguß erneut zudrücken.
Auch ein doppelter Whisky verlangsamt die Ejakulation bis um das Dreifache. Alkohol verkürzt die Zeit bis zur Erektion und verlängert die Zeit bis zum Orgasmus. Leider mindert er zugleich die Ekstase beim Orgasmus. Der Grund: Alkohol dämpft die Impulsgeschwindigkeit der verantwortlichen Rückenmarksnerven.
Aber Vorsicht: Nur geringe Mengen Alkohol haben diese segensreiche Wirkung. Ein wenig mehr, und das beste Stück macht schlapp. Die Sexualforscher Masters und Johnson ermittelten, daß die meisten ihre erste Impotenz im Zustand angehender Trunkenheit erlebten.

Der Penis ist zu klein, zu krumm, zu dünn ...: Ein erigierter Penis von 11,5 bis 17,5 Zentimeter Länge ist guter mitteleuropäischer Durchschnitt, den – entgegen allen anders lautenden Behauptungen – neunzig Prozent aller deutschen Männer weder über- noch unterschreiten. Nur fünf Prozent der Männer haben eine Erektion unter 8,5 Zentimetern. Ein sehr mächtiges Organ beeindruckt in erster Linie andere Männer – Frauen kaum. Zuviel Länge kann für die Partnerin sogar eine schmerzhafte Erfahrung werden. Die stärksten Reizungen entstehen ohnehin außerhalb, an der Klitoris, und dafür ist ein

In einer Umfrage aus dem Jahre 1978 – zu einer Zeit, als sexuelle Revolution und Orgasmusjagd noch in voller Blüte standen – unter mehreren hundert Frauen, was am Manne wichtig sei, nannte nicht eine die Penisgröße. Zu dem gleichen Ergebnis kam Shere Hite in ihrem berühmten Report. Um eine Frau vaginal zu erregen, genügen etwa 3,5 Zentimeter. Dicker ist dabei noch eher wichtig als länger.

kurzes Glied eher von Vorteil, weil es beim Geschlechtsakt immer wieder völlig herausgezogen wird und dabei die Klitoris reizt. Hinter Komplexen wegen des Penis steht der uneingestandene Wunsch, im Vergleich mit anderen Männern nicht nur der Größte zu sein, sondern auch den Größten zu haben. Kurz, die typisch männliche Lust an Wettkämpfen. Frauen bewundern an Männern ganz andere Äußerlichkeiten. Augen, Lächeln, Po ...

Das Alter: Das typische Männermodel ist Anfang bis Mitte zwanzig, hat einen Waschbrettbauch, Muskeln und keine einzige Falte. Es verfügt über unendliche Ausdauer und viel Kraft. Kein Grund für Minderwertigkeitskomplexe! Die meisten Frauen, die dem Teenageralter entwachsen sind, ziehen einen einfühlsamen Mann mit Erfahrung einem gleichaltrigen Schönling vor. Mit gutem Grund. Wenn Sie noch einmal nachlesen, was Frauen an Männern schätzen, werden Sie erkennen, daß eine Reihe dieser Qualitäten Erfahrung und Reife voraussetzt. Einfühlungsvermögen, Verständnis, Selbstbewußtsein, Genußfähigkeit – das sind Eigenschaften, die mit den Jahren wachsen. Wenn Sie sich außerdem pflegen und sich, was den Sport betrifft, nicht auf die faule Haut legen, haben Sie wenig Grund, das Voranschreiten der Jahre zu fürchten.

Und noch einmal: Selbstbewußtsein. Auch wenn die Ergebnisse der sogenannten Attraktivitätsforschung Ihnen den Rest zu geben scheinen – nachdem bereits der Bilderterror der Medien Ihr Selbstbewußtsein stark angeschlagen hat – lassen Sie den dort vorgeführten Schönheitswahn nicht bei sich ausarten in Dysmorphobie, die eingebildete eigene Unattraktivität. Nur weil Sie nicht aussehen wie Götz George, Robert Redford oder Arnold Schwarzenegger müssen Sie doch nicht alle Felle davon schwimmen sehen. Auch wenn viele unserer Geschlechtsgenossen scharenweise in teure Fitneßstudios und zu Bodybuildern rennen und mehrmals im Jahr Schönheitschirurgen aufsuchen – bleiben Sie cool. Körperbewußtheit und ein gepflegtes Aussehen haben mit diesen Übertreibungen nichts zu tun.

Werden Sie immun gegen diesen übersteigerten Schönheitswahn. Kultivieren Sie Ihre Stärken und Manieren, genießen Sie die Freude am eigenen gepflegten Körper und trainieren Sie Ihren Intellekt. Das verhilft Ihnen zu einem gesunden Selbstbewußtsein, positiver Ausstrahlung – und Attraktivität.

Der Neue Mann – unerreichbares Ideal oder bald schon Wirklichkeit?

Als 1970 in Kalifornien das »Berkelys Men's Centre« gegründet wurde, war es das erklärte Ziel der Initiatoren, den Männern ihre »Menschlichkeit« wiederzugeben, sich nicht länger in Wettbewerbe um ein »unmögliches, unterdrückendes, männliches Image« zu stürzen: » – stark, schweigsam, cool, gefühllos, erfolgreich, Beherrscher der Frauen, Führer der Männer, reich, brillant, athletisch und heavy ... Wir möchten uns selbst gernhaben, wir möchten uns gut fühlen und unsere Sinnlichkeit, unsere Gefühle, unseren Intellekt und unseren Alltag zufrieden erleben.«

»Seither«, so Walter Hollstein, Professor für politische Soziologie in Berlin und Mitbegründer der »Internationalen Arbeitsgemeinschaft für Männerforschung«, »geht es uns noch viel schlechter.« Und der amerikanische Psychologe und Soziologe Herb Goldberg äußerte lakonisch: »Vital mit 20, eine Maschine mit 30, ausgebrannt mit 40.«

Das herrschende männliche Leitbild hat unsere Lebenserwartung im Vergleich zu den Frauen verkürzt, läßt uns kränker als diese sein und macht uns fünfmal öfter zu Opfern unserer eigenen Männergewalt.

Die von Kindesbeinen an verinnerlichte Männerrolle hat uns fixiert auf solche Werte wie Erfolg, Geld, Status und Statussymbole. Und bis heute werden wir allenthalben in diesem Streben bestätigt – erinnern Sie sich nur an den Werbespot eines Geldinstitutes, in dem sich zwei ehemalige Schulfreunde nach langer Zeit in einem Restaurant zufällig begegnen und voreinander mit ihrer erfolgreichen Entwicklung prahlen, indem sie als Beweis dafür Fotos ihrer Errungenschaften auf den Tisch knallen: »Mein Haus, mein Auto, meine Yacht, meine Pferde, meine Pferdepflegerinnen ...«

Aber wer seine Identität nur über Arbeit und Einkommen bestimmt, ignoriert, wer er wirklich ist, leidet an innerer Orientierungslosigkeit und Leere. So nimmt es nicht wunder, daß viele diese Leere mit Aktionismus und Süchten zu kompensieren versuchen: Arbeitssucht, Sucht nach Macht, Sexsucht, Nikotinsucht, Alkoholismus oder auch die Sucht nach dem ultimativen Kick bei Extremsportarten wie dem Bungeespringen.

Aber nur wenige Männer können die obersten Sprossen der Erfolgsleiter erklimmen – denn dort ist nur Platz für einige hundert von uns. Das Dilemma der übrigen, so Hollstein, besteht darin, daß sie lohnabhängige Befehlsempfänger sind, ausführende Organe ihrer Vorgesetzten; sie können also den Vorstellungen von Erfolg gar nicht gerecht werden. Die Folgen sind nach Auffassung der Experten: Isolationsgefühle, Sinnverlust, Schuldkomplexe, Süchte, Versagensängste, Selbstverachtung, Hoffnungslosigkeit oder Depressionen. Wir Männer haben kaum Freunde, verstehen es nicht, für uns soziale Netze zu knüpfen und erreichen wichtige Lebensziele wie Zufriedenheit oder Selbstverwirklichung daher nicht.

Diejenigen unter uns, die – geprägt von den Forderungen der Frauenbewegung – ausschließlich die weibliche Seite ihres Wesen zu betonen suchten, sind letztendlich auch nicht weitergekommen. Als Softies oder Weicheier belächelt, fehlt ihnen die gesellschaftliche Akzeptanz – und zwar von beiden Seiten, der der Männer ebenso wie der der Frauen.

Die gesellschaftlichen Umbrüche seit den 70er Jahren sind so gewaltig, daß sie auch das männliche Rollenverständnis nicht unberührt lassen. Wir Männer erleben Frauen nicht mehr als Hausfrauen, die finanziell von ihrem Ehemann abhängig sind, sondern als Konkurrentinnen auf dem Arbeitsmarkt, ja sogar als Chefinnen. Das zwingt uns eine neue Rolle im Arbeitsleben auf und erfordert

aber auch gleichzeitig eine andere häusliche Arbeitsteilung. Die Probleme, die daraus erwachsen, kennen wir alle zur Genüge.
Die Frauen als ebenbürtige Partnerinnen – das bedeutet für uns Männer, daß sie ganz neue Anforderungen an uns stellen: Wir müssen Macht teilen, Hilfe annehmen und geben können, müssen zuhören lernen; wir müssen lernen, unsere und – ihre – Probleme und Sorgen zu artikulieren und zu bewältigen, wir können Trost nicht nur empfangen, sondern müssen ihn auch spenden können. Wir müssen lernen, nicht nur unsere eigenen Bedürfnisse zu ergründen, sondern auch auf die unserer Partnerinnen einzugehen. Und das in allen Bereichen unseres Zusammenlebens, im Arbeitsleben ebenso wie im Privatleben, bis hin zur Sexualität.
Diese Veränderungen des männlichen Selbst bedeuten für uns Männer nicht Verlust, sondern eine neue Qualität: Mut wird nicht länger als Aggressivität gedeutet, Leistungswille nicht als Karrierismus und Durchsetzungsvermögen nicht als Herrschsucht. Der sorgsame Umgang mit unserem eigenen Körper wird nicht länger als unmännlich betrachte. Es ist auch für uns Männer legitim, körperliche Warnsignale zu beachten, für den richtigen Wechsel von Anspannung und Entspannung zu sorgen, Körperpflege, psychische Hygiene und medizinische Vorsorge zu betreiben. Wir bezahlen eine privilegierte Stellung in Gesellschaft und Familie nicht länger mit Abstrichen an unserer Lebensqualität, mit Streß, Krankheit und früherem Tod.
Der Mann, der das dritte Jahrtausend gestaltet, ist körperbewußt, emotional und kein Perfektionist. Seine Stärken sind seine Individualität und seine Bereitschaft, Farbe zu bekennen. Kein glatter Allerweltstyp, sondern eine einzigartige Mischung aus Vertrautem und Neuem. Er läßt sich nicht von seinen Zielen abbringen, und versteht es, Hindernissen mit Flexibilität zu begegnen. Gewalt, Sturheit und Gleichgültigkeit sind »out«. Emotionales Engagement, Humor, Gepflegtheit und eigener Stil sind »in«. Die wichtigste Neuerung: Der Neue Mann hat keine Angst vor starken Frauen. Da er selbst seine innere Unabhängigkeit verteidigt, mag er Frauen, die ebenfalls unabhängig sind. Werte wie eigenständige Charaktere, Aufrichtigkeit, Zivilcourage, Toleranz, Konfliktbereitschaft, Kontakt- und Kommunikationskompetenz sind bei beiden Geschlechtern gefragt. Jenseits dieser Grundwerte ist alles möglich. Ob sanft und sensibel oder energischer Power Player, ob lustig und offenherzig oder cool und in sich gekehrt – gefragt sind Persönlichkeiten mit deutlichen Konturen.

Anhang

1. Auswertung des Psycho-Tests »Akzeptieren Sie sich wie Sie sind?« aus dem Einleitungskapitel (Seite 11)

1. Schauen Sie etwa in die Auswertung, bevor Sie alle zwölf Fragen beantwortet haben? Sollten Sie sich soeben beim Mogeln erwischt haben, dann denken Sie bitte nach, aus welchem Grund Sie schummeln:
a) Sie sind sich unsicher, welche der fünf Möglichkeiten Sie ankreuzen sollten, und wollen sich von der Auswertungstabelle »helfen« lassen. Schwächen in Ihrer Selbstakzeptanz hindern Sie, eine Entscheidung zu treffen und einzusehen, daß Ihre Entscheidung wie jede Entscheidung nicht perfekt sein wird: 10 Punkte Abzug bei der Endauswertung.
b) Sie halten den ganzen Test für Humbug. Sie lösen ihn nicht, sondern wollen nur mal schauen, was die Autoren in ihrer Auswertung so zusammenschreiben. Schade für Sie und den vergeblich entrichteten Kaufpreis für dieses Buch. Wir vermuten, daß es mit Ihrer Selbstakzeptanz nicht zum Besten bestellt ist und Sie deshalb auch den Bemühungen anderer wenig Akzeptanz entgegenbringen. Aus dem gleichen Grund scheuen Sie eine Beurteilung durch andere. Testergebnis: Null Punkte.
c) Sie mogeln absichtlich. Ihr Motto lautet:
Akzeptiert mich wie ich bin
Mogeln ist mein Lebenssinn.
Nun, Sie beweisen zumindest Haltung. Aber Täuschung bringt bestenfalls kurzfristige Vorteile. Wir empfehlen Ihnen, sich fünf Punkte abzuziehen. Aber wenn Sie sowieso mogeln, werden Sie es auch bei dieser Empfehlung tun.

2. Sie haben alle zwölf Fragen nach bestem Wissen beantwortet und schauen erst jetzt in die Auswertung? Herzlichen Glückwunsch! Sie haben nicht gemogelt und sind an einer objektiven Einschätzung interessiert. Sie dürfen sich zehn zusätzliche Punkte gutschreiben.

Jede Antwort ist mit einer Punktzahl zwischen 1 und 5 bewertet. Entnehmen Sie Ihre Punkte der folgenden Tabelle und addieren Sie sie. Einschließlich der zehn Zähler für das Nichtmogeln können Sie maximal siebzig Punkte erzielen.

	a	b	c	d	e
1	3	1	2	5	4
2	1	3	5	2	4
3	1	2	3	4	5
4	2	4	3	1	5
5	1	4	2	3	5
6	5	1	4	3	2
7	4	1	2	5	3
8	3	4	1	2	5
9	3	1	5	4	2
10	1	4	3	5	2
11	3	1	2	5	4
12	4	5	2	1	3

Ihr Ergebnis bedeutet:
Unter 20 Punkte: Zerbrechliche Selbstakzeptanz.
Sie sehen sich selbst und ihre Mitmenschen mit äußerst kritischen Augen. Wahrscheinlich hatten Sie in Ihrer Jugend nur wenige Erfolgserlebnisse. Sie sind eher mit Tadel und Strafen erzogen worden als mit Lob und Anerkennung. Sie nehmen viel Rücksicht auf andere, überlegen aber bei Ihren eigenen Wünschen zweimal, ob es erlaubt ist, ihnen nachzugeben. Das Streben nach Sicherheit und Vorsicht bestimmt Ihre beruflichen und privaten Kontakte. Es dauert lange, bis Sie einer anderen Person Vertrauen schenken und rechnen immer mit Enttäuschungen. Sie denken des öfteren darüber nach, was Sie in der Vergangenheit hätten anders machen

können und hadern mit sich wegen einiger gravierender Irrtümer. Was Ihre Zukunft betrifft, träumen Sie von Erfolgen, sind aber realistisch genug, eher mit Verlusten und Krisen zu rechnen. Sie sollten sich unbedingt jeden Tag mit einer Kleinigkeit verwöhnen und sich Erfolgserlebnisse verschaffen. Erlauben Sie sich mindestens drei Mal in der Woche ein Erlebnis, nur weil Sie sich mögen und sich verwöhnen wollen – ein schaumiges Bad, ein exzellentes Essen, einen Theaterabend oder eine Flasche Champagner.
Brechen Sie Kontakte zu Leuten, die an Ihnen herumkritteln, ab. Denken Sie mehr über ihre Wünsche als über Ihre Pflichten nach, und erinnern Sie sich mehrmals am Tag, daß Sie ein Recht haben, glücklich zu werden.
Widmen Sie sich jeden Tag ausreichend Zeit, um Ihr Erscheinungsbild und Ihr Auftreten so zu verbessern, daß Sie sich am Ende sagen können: Sie haben alles in Ihrer Macht Stehende getan. Überlegen Sie sorgfältig, wie Sie die Empfehlungen dieses Buches für sich nutzen werden. Erwarten Sie keine schnellen Erfolge, aber registrieren Sie jede positive Veränderung in Ihrem Wohlbefinden und in der Reaktion anderer auf Sie – und freuen Sie sich darüber.

21 bis 35 Punkte: Schwankende Selbstakzeptanz.
Ihre Selbsteinschätzung ist stark davon abhängig, wie andere auf Sie reagieren. Werden Sie gelobt oder haben einen unerwarteten Erfolg errungen, fühlen Sie sich glücklich und zufrieden. Wenn ihre Mitmenschen Sie tadeln oder schlichtweg übersehen, hadern Sie mit Ihrem Schicksal. Sie benötigen den häufigen Kontakt zu anderen, um Ihrer selbst sicher zu sein – selbst dann, wenn Streit und harte Auseinandersetzungen an der Tagesordnung sind. Sie besitzen einen realistischen Blick auf die eigenen Stärken und Schwächen und die Ihrer Mitmenschen.
Etwas mehr Vertrauen, Großzügigkeit und Toleranz gegenüber eigenen und fremden Fehlern würde jedoch mehr Wärme in Ihre Beziehungen bringen. Etwas mehr Entgegenkommen ist durchaus kein Zeichen von Schwäche. Überlegen Sie einmal in einer stillen Stunde, welche Eigenschaften Sie an sich mögen. Machen Sie eine Liste von mindestens zehn solcher Qualitäten und schauen Sie sie an, wenn Sie durch Kritik oder Mißerfolge mit sich unzufrieden werden.
Gönnen Sie sich schicke Kleidung und wenden Sie eine Männerkosmetikserie Ihrer Wahl an, nur um sich selbst wohler zu fühlen. Tun Sie es keinesfalls mit der vordergründigen Absicht, anderen mehr zu gefallen (das kommt mit der Zeit von ganz allein). Für Sie sollten die Empfehlungen dieses Buches eine Anleitung sein, sich selbst Ihre Liebe zu sich zu beweisen, sich zu verwöhnen, unabhängig davon, was andere von Ihnen halten.

36 bis 55 Punkte: Erfolgsabhängige Selbstakzeptanz.
Sie wissen, daß Sie unerwartet auftauchende Schwierigkeiten meistern werden. Sie gehen auch Risiken ein und nehmen Mißerfolge in Kauf, weil Sie aus Erfahrung wissen, daß Sie mit ihnen fertig werden. Aus Fehlern und Irrtümern lernen Sie für die Zukunft. Ihr Selbstvertrauen gewinnen Sie aus der Bewältigung der Herausforderungen des Alltags, denen Sie sich in den meisten Fällen ohne Zögern stellen. Sie benötigen immer wieder einmal ein Erfolgserlebnis, um Ihrer Stärken sicher zu sein, doch Sie haben keine großen Schwierigkeiten, sich diese Erfolge zu verschaffen. Sie sind nicht unempfindlich gegen Kritik, aber Sie können mit ihr umgehen. Das Scheitern auf einem Gebiet kompensieren Sie durch vermehrte Anstrengungen auf einem anderen Feld.
Sie werden leicht Nutzen aus diesem Buch ziehen können. Ihre gesunde Selbsteinschätzung macht es Ihnen leicht, herauszufinden, welche Veränderungen für Sie infrage kommen. Sie werden gezielt Ihre Stärken hervorheben und Ihre Schwächen geschickt kompensieren. Erfolge im eigenen Wohlbefinden und in erhöhtem Interesse anderer an Ihnen werden sich bald einstellen.

56 bis 70 Punkte: Unerschütterliche Selbstakzeptanz.
Sie mögen sich zu sehr, als daß Kritik und Fehlschläge Sie in Ihrem Selbstvertrauen erschüttern könnten. Irrtümer sind für Sie eine interessante Chance dazuzulernen. Sie bringen anderen Menschen Sympathie und Verständnis entgegen, selbst dann, wenn Ihr Vertrauen nicht gerechtfertigt wird. Sie vermuten dann, daß der andere Probleme hat. Sie neigen dazu, Gründe für das Scheitern von Plänen und Beziehungen eher in den Umständen und bei anderen zu suchen als bei sich selbst. Das kann dazu führen, daß Sie berechtigte Kritik nicht ernst nehmen. Die Leichtigkeit, mit der sie sich aus schwierigen Situationen herauswinden, ruft den Neid weniger Begünstigter hervor – vor allem dann, wenn Sie zu deutlich Ihre gute Meinung von sich zu erkennen geben.
In diesem Buche erfahren Sie, wie Sie anderen das positive Bild von sich vermitteln, das Sie von sich selbst haben. Da Sie ohnehin mehr Aufmerksamkeit und Kontaktbereitschaft erwecken als die meisten Ihrer Bekannten, werden Sie mehr als andere die Informationen dieses Buches nutzen, neue Horizonte in ihrer Selbstdarstellung zu erkunden. Sie können sich in bisher ungewohnten Situationen erproben und dabei neue Erscheinungsbilder und neue Verhaltensweisen testen.

---

2. Auswertung des Fragebogens »In welchem Stil kommunizieren Sie?« aus dem Kommunikationskapitel[1] (Seite 118)

Diesmal gibt es keine Punkte für richtige Antworten, weil jeder Stil seine guten und problematischen Seiten hat – der eine mehr, der andere weniger. Die verschiedenen Antwortmöglichkeiten der im Fragebogen genannten Fälle entsprechen den sechs nachfolgend beschriebenen Stilen in folgender Reihenfolge:

I.	II.	III.	IV.	V.
1 = D	1 = F	1 = E	1 = E	1 = A
2 = C	2 = E	2 = F	2 = D	2 = F
3 = F	3 = D	3 = A	3 = A	3 = E
4 = A	4 = A	4 = D	4 = B	4 = D
5 = B	5 = B	5 = C	5 = F	5 = B
6 = E	6 = C	6 = B	6 = C	6 = C

Dabei bedeuten:

A = Ihre Antworten sind **wertend**, das heißt, Sie äußern eine moralische Norm, in deren Namen Sie ein zustimmendes oder ablehnendes Urteil über den anderen fällen. Gesprächspartner empfinden ein solches Verhalten als Bevormundung oder Besserwisserei und ärgern sich meist darüber.

B = Ihre Antworten sind **Interpretationen**. Sie bilden sich ein schnelles Urteil darüber, was der andere mit seiner Äußerung eigentlich sagen wollte. Sie lesen das heraus, was Ihnen wichtig erscheint, und suchen nach einer Erklärung. Dadurch entgehen Ihnen leicht wichtige Aspekte. Es besteht das Risiko, daß Sie den Gedankengang Ihres Partners verzerren.

[1] in Anlehnung an R. Mucchielli: Das nicht-direktive Beratungsgespräch. O. Müller Verlag, Salzburg 1972, S.22

Das wirkt auf ihn wie eine Unterstellung. Wenn jedoch die Interpretation zutrifft, wird der andere sich ertappt fühlen und rundweg leugnen.

C = Ihre Antworten haben **tröstenden**, bagatellisierenden Charakter und zielen auf Ermutigung, Beruhigung oder Ausgleich ab. Sie empfinden Mitleid und meinen, daß man die Sache nicht noch weiter dramatisieren sollte. Häufig empfindet der Partner diesen Stil als Herunterspielen und fragt sich, ob Sie ihn nicht ernst nehmen.

D = Ihre Antworten sind **forschend**. Sie bemühen sich, mehr zu erfahren und lenken das Gespräch in die Richtung, die Ihnen wichtig erscheint. Sie haben jedoch den Verdacht, daß Ihr Partner um das Wesentliche drum herum redet und Ihre Zeit verschwendet. Sie wollen durch gezielte Fragen zum Kern der Sache vordringen. Was Ihnen wesentlich erscheint, kann aber für den anderen nebensächlich sein. Ihre Kommunikation ist verstandesorientiert. Sie wollen effektiv sein und sich in kürzester Zeit ein »objektives« Urteil bilden. Bei rationalen Menschen kann dieser Stil gut ankommen. Sensible Personen gewinnen den Eindruck, daß Sie an »technischen« Einzelheiten kleben bleiben und die Frage, wie Sie zu ihr/ihm stehen, unberührt bleibt.

E = Ihre Antworten sind **handlungsanweisend**. Sie halten nicht viel davon, den Konflikt weiter zu diskutieren. Sie warten nicht ab, bis Sie mehr erfahren haben, sondern reagieren durch Handeln und drängen zur Tat – indem Sie das Problem an jemand anderen delegieren oder sofort eine Entscheidung treffen. Sie verzichten auf die Chance, durch ein Gespräch Einfluß zu nehmen. In der Regel werden Sie auf diese Weise den Partner und seine Klagen los.

F = Ihre Antworten zeigen, daß Sie sich in erster Linie um **Einfühlung** bemühen. Sie wollen sich vor allem vergewissern, daß Sie die Äußerungen des andern richtig verstanden haben. Deshalb fassen Sie die Äußerung des andern so zusammen, wie Sie sie verstanden haben und nennen die Gefühle, die Sie beim andern vermuten. Der andere erkennt Ihren Wunsch, sich in seine Problemlage zu versetzen. Das ermutigt ihn, seine Konflikte genauer zu erläutern, solange Sie ihm weiter vorurteilsfrei zu folgen bereit sind. Bei emotionalen Menschen kommt dieser Stil gut an. Rationale Partner werden aber – besonders wenn Sie ausschließlich in diesem Stil kommunizieren – den Eindruck gewinnen, daß das Problem ohne greifbares Ergebnis zerredet wird und Sie sich vor einer eigenen Meinungsäußerung hüten.

Adressen

Alopecia Areata/Kreisrunder Haarausfall, Alopecia Areata Deutschland (AAD) e.V., Merler Allee 50a, 53125 Bonn, Tel.: 0228/25 65 89

Allergieverein in Europa e.V. -SHG, Marienstraße 57, 99817 Eisenach, Tel.: 03691/21 30 88

Arbeitsgemeinschaft Dermatologische Kosmetologie, Prof. Dr. W.-I. Worret, Dermatologische Klinik und Poliklinik der TU München, Biedersteiner Straße 29, 80802 München

Arbeitskreis Camouflage e.V., Vorsitzender: René Koch, Geschäftsstelle Helmstedter Straße 16, 10717 Berlin, Tel.: 030/8 54 28 29, Fax: -/8 54 40 23

Berufsverband der Deutschen Dermatologen, Brackeler Hellweg 133, 44309 Dortmund, Tel.: 0231/20 29 62, Fax: -/20 03 42

Bundesverband Deutscher Kosmetikerinnen e.V. (BDK), Geschäftsstelle, Liesegangstraße 10, 40211 Düsseldorf, Tel.: 0211/36 58 91, Fax: -/ 36 94 080

Bundesverband der Fachkosmetikerinnen in Deutschland e.V., CIDESCO-Sektion Deutschland, Geschäftsstelle, Voerder Str. 61, 58256 Ennepetal, Tel.: 02333/7 66 97, Fax: -/7 14 44

Deutsche Akupunktur Gesellschaft, Goltsteinstraße 26, 40211 Düsseldorf, Tel.: 0211/36 90 99

Deutscher Farbberater Fachverband e.V., Geschäftsstelle, Lililiencronweg 2f, 24939 Flensburg

Deutsche Dermatologische Gesellschaft e.V. c/o Univ.-Hautklinik Freiburg/Br., Hauptstraße 10, 79104 Freiburg/Br.

Deutscher Fachverband für Permanent Make-up e.V., Geschäftsstelle, Hauptstraße 88, 35745 Herborn, Tel.: 02772/22 77, Fax: -/22 03

Deutsche Gesellschaft für Ästhetische Medizin, c/o Kreiskrankenhaus, Friedrichshafener Straße 2, 88131 Lindau

Deutsche Gesellschaft für Ästhetisch-Plastische Chirurgie, Beiertheimer Allee 18b, 76137 Karlsruhe

Deutsche Gesellschaft für Ernährung e.V. (DFG), Im Vogelsgesang 40, 60488 Frankfurt/Main, Tel.: 069/68 03 0, Fax: -/97 68 03 99

Deutsche Gesellschaft für wissenschaftliche und angewandte Kosmetik, Konrad Zirkel-Straße 22, 97769 Bad Brückenau, Tel.: 09741/43 23, Fax: -/39 34

Deutsche Haut- und Allergiehilfe e.V., Fontanestraße 14, 53173 Bonn, Tel.: 02 28/ 35 1091, Fax: 02 28/ 36 37 43

Deutscher Neurodermitikerbund e.V., Spaldingstraße 210, 20097 Hamburg, Tel.: 0 40/ 23 07 44 oder 23 08 10, Fax: 0 40/ 23 10 08, Fax-Service-Telefon: 01 90/ 25 20 52 oder 51

Deutscher Psoriasisbund e. V. - SHG, Oberaltenallee 20 a, 22081 Hamburg Tel.: 040 / 22 33 99, Fax: 040 / 227 09 86

Deutscher Sportärztebund e.V.

Bergheimer Str. 118, 69115 Heidelberg, Tel.: 06221 / 601880, Fax: -/601881

Deutsche Vitiligo Selbsthilfegemeinschaft - SHG, Feldstraße 26 b, 47506 Neukirchen-Vluyn,
Tel.: 028 45 /213 99

Interessenverband Deutscher Farb + Stil Berater e.V., Geschäftsstelle, Wilhelm-Hauff-Straße 28, 86161 Augsburg,
Tel.: 0821/55 45 71, Fax: -/55 05 37

Selbsthilfegruppe für Brandverletzte (Bundesverband), c/o Dr. Petra Krause, Ebelingstraße 26, 31020 Salzhemmendorf, T.: 05153/10 39

Sporttherapie DVGS e.V., Deutscher Verband für Gesundheitssport
Vogelsanger Weg 48, 50354 Hürth,
Tel.: 02233 / 65017, Fax: -/64561

Tulpe e.V., Verein zur Hilfe und Betreuung von Gesichtsversehrten, Kreuzstraße 9, 71634 Ludwigsburg, Tel.: 07141/90 29 46

Verband Medizinische Kosmetik e.V., Geschäftsstelle, Dennewartstraße 25, 52068 Aachen,
Tel.: 02421/96 78 24,
Fax: -/96 78 20

Verein zur Förderung der gesunden Ernährung und Diätetik (VFED) e.V., Friedrich Wilhelm-Platz 7/8, 52062 Aachen,
Tel. + Fax: 0241/40 30 83

Vereinigung der Deutschen Plastischen Chirurgie e.V. Bleibtreustraße 12, 10623 Berlin,
Tel.: 030/8 85 10 63

Zentralverband der Medizinischen Fußpfleger Deutschlands e.V., Johannisstraße 12, 588452 Witten,
Tel.: 02302/8 37 81, Fax: -/ 8 85 37

Literaturverzeichnis

Bönnen, Rolf: Flirten – aber wie? Humboldt Taschenbuch München 1994.

Brewer, Sarah: Das große Gesundheitsbuch für Männer. Econ Taschenbuch Düsseldorf, München 1996.

Buscher, Christel: Farbberatung: Falken Niedernhausen/Ts. 1991/1992.

Das Power Book der gesunden Ernährung. Ullstein Berlin 1997.

Elsner, Charlotte: Wie man eine Frau aufreißt. Tricks, die Sie garantiert noch nicht kennen. Heyne München 1982.

Erdtmann, Johanna E.: Für den ersten Eindruck gibt es keine zweite Chance. Aussehen, Bewegung, Haltung, Umgangsformen. mvg München 1991.

Fassel, Diana: Wir arbeiten uns noch zu Tode. Die vielen Gesichter der Arbeitssucht. Knaur München 1994.

Jackson, Carole/Lulow, Calia: Colo for Men. Unterstreichen Sie Ihre Persönlichkeit durch Ihre Farben. Hallwag Bern, Stuttgart 1984.

Jung, Norbert/Haas, Monika: Welche Signale sendet der andere? Die Körpersprache wahrnehmen und verstehen. Südwest München 1993.

Kleinhempel, Friedrich/Soschinka, Hans-Ulrich: Bader – Barbiere – Friseure. Geschichte und Geschichten aus uraltem Handwerk. R. G. Fischer Frankfurt a. M. 1996.

Koch, René: Löffeln Sie sich fit und schön. Verlag Gesundheit Berlin 1999

Koch, René: Schön wie die Nacht. Ein Beauty-Ratgeber für zärtliche Stunden. Ullstein Frankfurt/M., Berlin 1992.

Koch, René/Hertel, Ursula: Wellness für Haut und Haar. Verlag Gesundheit Berlin 2000.

Koch, René: Camouflage. Make-up für die Seele. Verlag Gesundheit Berlin 1997.

Kochen. 1680 Rezepte, Verlag für die Frau, Leipzig 1979.

Krämer, Walter: Wir kurieren uns noch zu Tode. Rationierung und die Zukunft der modernen Medizin. Ullstein Berlin 1997.

Latz, Jenny: Haar-Los. Der Ratgeber bei Haarproblemen. Verlag Gesundheit Berlin 1998.

Liggett, Arline & John: Die Tyrannei der Schönheit. Heyne München 1990.

M ... Der sinnliche Mann. Rowohlt Reinbek 1980.

Moore, Robert/Gillette, Douglas: König, Krieger, Magier, Liebhaber. Die Stärken des Mannes. Kösel München 1992.

Meir, Gerhard/Seeling, Charlotte: Richtig schön. Mit Tips von Profis und Prominenten. mvg München, Landsberg am Lech 1995.

Naumann, Frank: Wohlfühlintelligenz. Verlag Gesundheit Berlin 2000.

Naumann, Frank: Die Kunst des Smalltalk. Leicht ins Gespräch kommen, locker Kontakte knüpfen. Rowohlt Reinbek 2001.

Naumann, Frank: Miteinander streiten. Die Kunst der fairen Auseinandersetzung. Rowolt Reinbek 1995.

Naumann, Frank: Erste Hilfe für die Seele. Beistand in Notsituationen, Lebenskrisen und Konflikten. Verlag Gesundheit Berlin 1996.

Naumann, Frank: Solo in die Jahre kommen. Auch Singles werden älter. Rowohlt Reinbek 1997.

Naumann, Frank: Mut zur Krankheit oder die Lust am Unwohlsein. Verlag Gesundheit 1998.

Panfilov, Dimitri: Schönheitschirurgie. Fakten und Faszinationen, Möglichkeiten und Grenzen. Verlag Gesundheit Berlin 1998.

Purvis, Kenneth: Das große Buch vom kleinen Mann. Alles über die männliche Anatomie und die Zusammenhänge zwischen Penis, Kopf und Herz. Scherz Bern, München, Wien 1993.

Rohnstock, Katrin (Hrsg.): Lust und Frust der Verführung. Elefanten Press Berlin 1996.

Rohnstock, Katrin (Hrsg.): Sag mir wie die Väter sind. Elefanten Press Berlin 1997.

Rubenstein, Hal (mit Jim Mullen): Auf den Schlips getreten. Was der Mann über Stil wissen muß. Deutscher Taschenbuch Verlag München 1997.

Schürmann, Petra: Das große Buch der Kosmetik und Körperpflege. Naturalis München, Mönchengladbach 1981.

Spillane, Mary: Image Guide für den Mann. Erfolgreich in Beruf und Öffentlichkeit. Hallwag Bern, Stuttgart 1994.

Tautz-Wiessner, Gisela: LebensArt. Erfolgreich und beliebt durch gute Umgangsformen. Ullstein Frankfurt/M., Berlin 1993.

Treuke, Horst (Hrsg.): Was ist dran am Mann? 18 Frauen und ein Thema. Rasch und Röhring Hamburg 1997.

Wadeson, Jacki: Frisuren. Haarpflege, Schnitte, Zöpfe flechten. Bechtermütz Augsburg 1996.

Weber, Eric: Wie angelt man sich ein Mädchen? Die einfachsten Regeln zum größten Erfolg. Bastei Lübbe Bergisch Gladbach 1983.

Weisbach, Christian-Rainer: Professionelle Gesprächsführung. Ein praxisnahes Lese- und Übungsbuch. Beck/Deutscher Taschenbuch Verlag München 1994.

Wessel, K.-F./Naumann, F. (Hrsg.): Kommunikation und Humanontogenese. Kleine Bielefeld 1994.

Wieck, Wilfried: Männer lassen lieben. Die Sucht nach der Frau. Kreuz Stuttgart 1987.

Personenverzeichnis

A
Alexander der Große von Makedonien 105
Alexander III. 17

B
Banderas, Antonio 100, 124
Beatty, Warren 9
Becker, Ben 100
Becker, Boris 7
Bernhardin von Siena 17
Blackman, Paul D. 80
Bowie, David 59, 64

C
Casanova, Giacomo 31
Chlodwig 17
Clairvaux, Bischof Bernhard von 17
Connery, Sean 13
Cook, James 83
Costner, Kevin 100
Crawford, Cindy 96

D
Delon, Alain 100
Depp, Johnny 115
DiCaprio, Leonardo 59, 100, 115
Diogenes von Sinope 62
Domingo, Placido 100

E
Echnaton 63
Elstner, Frank 100

F
Flynn, Errol 31

G
Gates, Bill 109
Gauguin, Paul 29
Giovannucci, Edward 32
Gottschalk, Thomas 100

H
Hanks, Tom 7, 125
Hatschepsut 62
Hill, Damon 24
Hippokrates 86
Hoffmann, Dustin 108
Hollstein, Walter 130

J
Jauch, Günther 96
Jackson, Michael 90
Johnson, Don 125
Jünger, Ernst 43

K
Keller, Gottfried 97
Kerner, Johannes B. 100

L
Ludwig XIV. 17
Lykken, David 105

M
Messner, Reinhold 109
Mestraud, Eric & Maryline 83
Moss, Kate 127

N
Newman, Paul 100
Norwood, Robin 24
Nicholson, Jack 9

P
Picasso, Pablo 43
Pitanguy, Ivo 87
Profitlich, Marcus Maria 15

R
Raab, Stefan 15
Ramses III. 16
Redford, Robert 100
Remigius 17

S
Sade, Marquis de 31
Schiffer, Claudia 96, 127
Schmidt, Harald 7, 97
Schwarzenegger, Arnold 13
Schweiger, Til 9
Selye, Hans 24
Spadacini, Mino 83
Süskind, Patrick 78

T
Tappert, Horst 85
Tiller, Nadja 83

V
von der Lippe, Jürgen 97
Vreeland, Diana 107

W
Walther von der Vogelweide 17
Wieck, Wilfried 10

Sachwörterverzeichnis

A

Accessoire 101, 103f.
Adrenalin 24
After Shave 14, 58, 62
Akne 62, 88
Akupressur 66ff.
Alkohol 18, 28, 33f., 39, 41, 64, 68f., 75, 83, 128
Aloe vera 62, 64, 65, 70, 71
Alopezie 85
Alter 21f., 27ff., 43f., 129
Andropause 29
Anzug 14, 95, 98, 100ff., 118
Aphrodisiakum 30
Arbeitssucht 23ff.,
Arzt 15, 18, 23, 29, 32, 44, 56f., 87ff., 123, 125
Attraktivität 13, 15, 23, 46, 109, 113
Auflauf (Gratin) 38f.
Ausdauertraining 20, 40, 42, 44, 46, 52, 55ff.
Autorität 15, 24, 103
Avocado-Öl 71

B

Beta-Endorphin 19
Blondieren 15
Blutdruck 21, 42, 43,
Body-Lotion 64
Body-Mass-Index (BMI) 35
Body-Shaping 90
Brille 102f.
Brokat 16
Bulimie 18
Burn-out 25

C

Calamister 16
Camouflage 81f., 84, 89
Cellulite 28
Champagner 20
Charakter 9
Charisma 15, 105ff., 116
Clicking 20
Cool down 45, 52

D

Deodorant 58, 75,
Depression 18f., 21, 29, 105
Diabetes 22, 30f., 35, 75
Diät 18ff., 33ff., 41, 56, 85,
Dopamin 19, 105
Duschgel 58, 64

E

Elektroepilation 61, 69, 76
Endorphin 40, 105
Endoskopie 90
Enzyme 34
Erektion 30, 91f. 128

F

Facelifting 89, 92
Farbberatung 14, 98
Feministin 14,
Fett 23, 27, 35, 39, 41, 64, 87ff.
Finasterid 86
Fitneß 27, 43ff.
Fitneß-Studios 44ff.,
Flirt(en) 113, 117, 127
Frauenbewegung 124
Frauenrechtlerin 10
Frisur 72, 74

G

Genuß 15, 18ff., 25, 34, 39, 106, 125, 129
Geschlechtsidentität 14
Gesichtsmaske 71
Gesichtswasser 14, 68,
Gesundheit 18ff, 35, 37f., 55
(Körper-) Gewicht 18, 23
Ginseng 71
Gore-Tex-Implantation 88

H

Haare 16, 58ff., 72ff., 84ff., 97, 99
Haarersatz 85f.,
Haarausfall 16, 21, 74, 84, 86
Haarfärbemittel 16
Haarfärben 73
Haarpflege 16, 72ff.,
Haarschnitt 72
Haartönung 73
Haartransplantation 87, 92
Haarwäsche 72,
Hair-Weaving 86
Haut 21, 28, 34ff., 55, 58f., 60ff., 88ff., 97ff.
Hautkrebs (Melanom) 21, 70
Heilmaske 68, 71
Hemd 58, 99, 101f., 104
Hepatitis 85
Herz 21, 28, 30, 43, 88, 116
Herzinfarkt 24f., 29, 35
Hirnschlag 25
Honighähnchen 40
Hormone 21, 25, 29f., 37, 86, 89
Hornhaut 78
Hühneraugen 78
Humor 9, 109, 126, 128
Hut 104
Hyperhidrose 75

I

Idealgewicht 20
Impotenz 29f., 91
Individualität 9, 10, 11, 15, 94ff.
Intelligenz 13, 15
Intimrasur 76
Iontophorese 75

J

Jeans 15, 94f., 98, 101, 104
Jogger 20
Joggen 25, 55ff., 105
Jojobaöl 71
Jo-jo-Effekt 18
Jugend 21f., 27, 74
Jugendkult 27

K

Kalium 21
Kalzium 28
Karies 23, 41
Karriere 12, 27, 44
Karoshi 25
Kartoffeln 19, 38f.
Kernspintomographie 23
Kleidung 14, 17, 75, 80, 94ff.
Kohlenhydrate 19, 42
Kopfschmerz 21f., 49
Komedonen (Mitesser) 65, 68f., 70

Kommunikation 12, 111ff., 130
Kompetenz, soziale 10, 39
Konflikt 9, 25, 130, 134
Körper 18f., 20ff., 44, 49, 55, 74ff., 88, 109, 111ff.
Körperformquotient (KFQ) 35
Körperpflege 16, 135
Kortikosteroide 89
Krafttraining 28, 42, 45, 46ff.,
Krankheit 21ff., 45, 69, 123, 128
Krawatte 15, 94, 98f.,
Kreativität 15, 105, 126
Kryotherapie 89

L
Labilität 18
Laser 84, 88f.,
Lebenserwartung 23, 43
Leder 16, 78, 101, 103, 104
Leukozytenwert 21
Liposuktion, superfizielle 87
Locken 16, 72
Lycopin 32

M
Macadamia-Öl 71
Macho 9, 126
Magersucht 18
Make-up 14, 80
Maniküre 77
Männergruppen 10
Männermode 17
Männlichkeit 10, 15
Midlife Crisis 29
Mineralien 19, 21, 35, 37f., 77
Mode 14, 16, 72, 95ff., 104
Mundgeruch 69
Muskelschwund 20

N
Nail-Polish 77
Nervensystem 21, 36, 65
Neuer Mann 9, 10, 15, 58, 125, 130
Nikotin 18
Noradrenalin 19, 24, 105
Nudeln 19, 37

O
Ondulierstab 16
One-night-stand 12
Östradiol 14, 29
Östrogen 29f., 125

P
Parfüm 14, 58, 65, 78f.
Peeling 61, 62, 65, 68, 70, 89
Pelze 16
Penis 30, 91f., 128
Penisvergrößerung 91
Perfektionismus 20, 25f., 127
Permanent-Make-up 83
Perücke 16f., 85
Photoaging 60
Phototermolyse, selektive 84
Prostata 31f., 84
Prostatakrebs 21, 31f.
Psoriasis 73, 81, 85
Psycho-Test 11ff., 118ff., 131ff.
Psychotherapie 26, 93

Q
Quarktorte 40

R
Radikale, freie 34, 71
Rasur 14, 61ff.,
Ratatouille 39
Reis 19, 32, 37, 39ff.
Rheuma 21f.,

S
Samenkonzentration 14
Schal 104
Schilddrüse 21
Schlaf 18, 22, 32, 42, 55
Schlaganfall 35
Schmerz 18, 32, 44, 49, 50,
Schmuck 16f.
Schokolade 19
Schönheit 15, 19, 21, 34, 80, 87ff., 95, 125
Seborrhoe 73
Seide 16
Seife 16, 58, 75
Selbstakzeptanz 11ff., 131ff.
Selbstbewußtsein 9, 57, 91f., 125, 129
Selbstdarstellung 15f., 127, 133
Sensibilität 9, 14, 126
Serotonin 19, 105
Sex(ualität) 14, 29, 68, 76, 78, 124ff.
Sheabutter 71
Single 12, 34, 95
Skin Resurfacing 88
Small Talk 122 f.
Socken 58, 78, 102, 104
Softie 9, 10, 124
Sonnenlicht 21
Sport 21, 40, 45, 76, 85, 119, 122, 126
Spermien 14
Sterblichkeitsrisiko 18
Stilberatung 14
Straightie 9
Streß 18f., 23ff., 55, 65, 85, 128
Stretching 45, 49ff.,
Suchtgefahr 18

T
Tattoo 83
Teint 14, 98
Temptoo 83
Tenside 72
Testosteron 30, 86, 91, 109
Toupet 85f.
Traummann 9
Transvestiten 14
Treue 15
T-Shirt 15, 95, 98, 100f., 104

U
Übergewicht 20, 22f., 35,
Untergewicht 19
Unterwäsche 58, 103f.
Urin 21, 28, 32, 35
UV-Strahlen 58, 69f.,

V
Vakuumpumpe 30, 92
Vanille 19
Viagra 30, 92
Virilität 29
Vitamine 19, 21, 33ff., 62, 70, 77
Vitiligo 81f.,

W
Wachs 76,
Workaholic 25f., 59

Y
Yin und Yang 65
Yoga 52ff.

Bildnachweis

Bildarchiv Preußischer Kulturbesitz	Abb. S. 27
Dimitrije Panfilov:	Abb. S. 93
Wolfgang Schedler:	Abb. S. 60
Nike Schenkl:	Abb. S. 46–55, S. 63 unten, S. 66–68
Superbild Berlin:	Abb. S. 20, 22, 24, 58, 74, 105, 114
Ullstein Bilderdienst:	Abb. S. 16, 17, 31, 63 oben
Norbert Vogel:	Abb. S. 10, 11, 18, 21, 33, 34, 38, 65, 107

Farbteil:

Superbild Berlin:	Abb. Feuertyp, Lufttyp, Wassertyp
Tony Stone:	Abb. Erdtyp
Reko-Press:	Abb. Männer und Kosmetik
Nike Schenkl:	Abb. Haarausfall

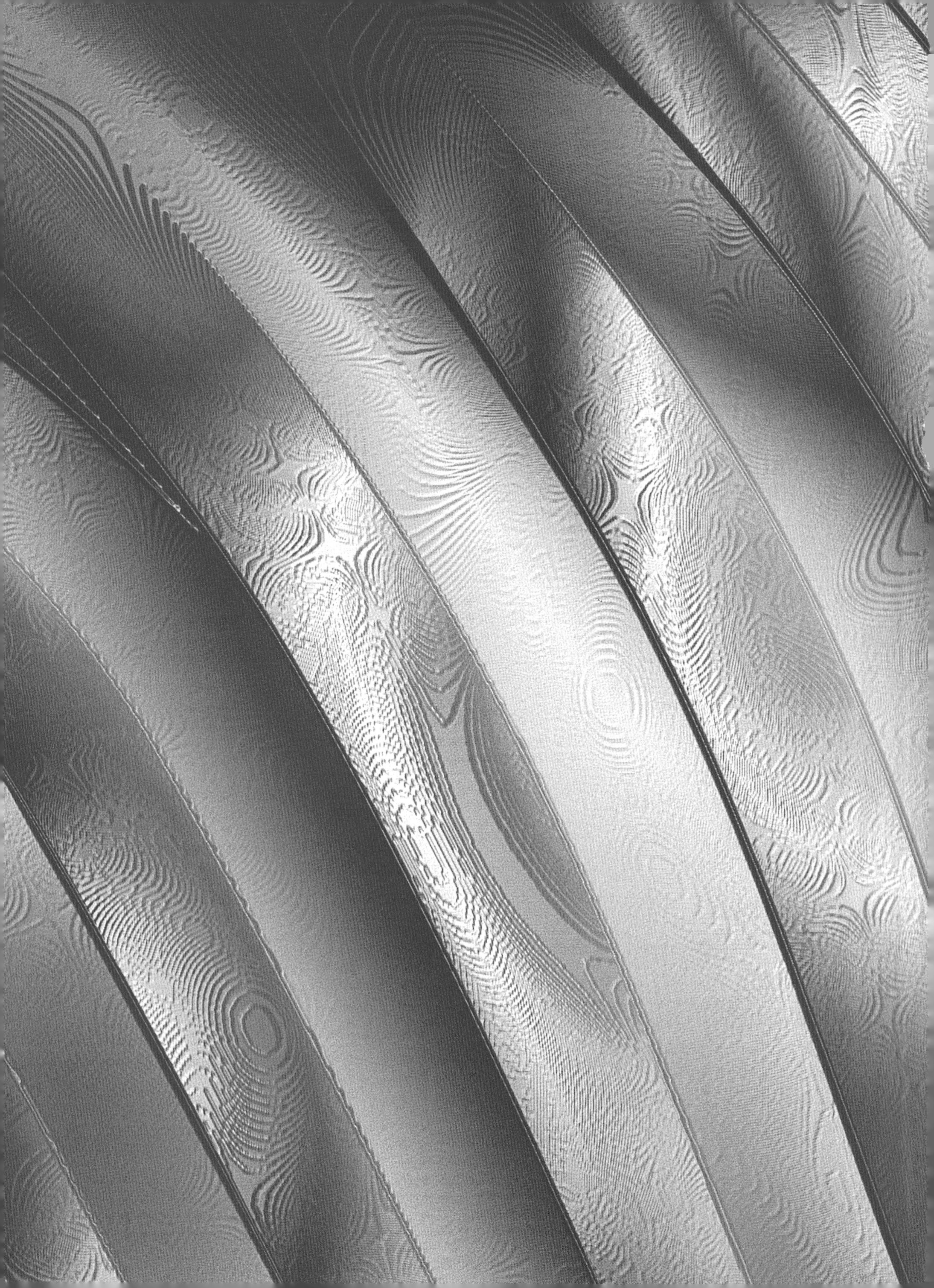